食品类专业系列教材

营养与配餐设计

主　编　刘艳芳　李　阳
副主编　张乾坤　郭　斌

科学出版社
北　京

内 容 简 介

本书内容主要包括绪论、基础营养、食物营养、膳食平衡、膳食调查与膳食评价、特殊人群膳食食谱、健康人群膳食食谱等内容，具有较强的实用性和适用性。

本书可作为职业教育食品类专业课教材，也可作为公众的生活科普读物。

图书在版编目(CIP)数据

营养与配餐设计/刘艳芳，李阳主编．—北京：科学出版社，2024.8

食品类专业系列教材

ISBN 978-7-03-067300-8

Ⅰ．①营…　Ⅱ．①刘…　②李…　Ⅲ．①食品营养-职业教育-教材　②膳食营养-职业教育-教材　Ⅳ．①R151.3

中国版本图书馆 CIP 数据核字（2020）第 253545 号

责任编辑：王　彦　王建洪 / 责任校对：赵丽杰

责任印制：吕春珉 / 封面设计：东方人华平面设计部

科学出版社 出版

北京东黄城根北街 16 号

邮政编码：100717

http://www.sciencep.com

天津市新科印刷有限公司印刷

科学出版社发行　各地新华书店经销

*

2024 年 8 月第 一 版　开本：787×1092　1/16

2026 年 1 月第三次印刷　印张：18 1/4

字数：442 000

定价：59.00 元

（如有印装质量问题，我社负责调换）

销售部电话 010-62136230　编辑部电话 010-62130750

前　言

“健康中国”的持续推进以及人们对美好生活的向往，使广大民众对饮食与健康科学知识的学习需求比以往更为迫切。食品安全与营养关系着每个人、每个家庭的身体健康，只有遵循营养学基本原理，合理营养、平衡膳食，科学日常饮食，才能有健康的体魄。近年来，随着营养科学、生命科学、食品科学等学科的飞速发展，对有益健康的食物成分及饮食与疾病的相互关系的研究不断得到广泛、深入的拓展。通过改善饮食条件与食物组成、发挥食物本身的生理调节功能，以提高人类健康水平，已成为人们的共识。党的二十大报告中提出：“树立大食物观，发展设施农业，构建多元化食物供给体系。”我国在完善食品安全标准体系、提升基层营养服务能力、促进居民平衡饮食等方面作出一系列重要部署，以更好地满足群众日益多元化、健康化、个性化的食物消费和营养健康需求。

本书力求突出高等职业教育教学的特点，适应食品类专业学生的职业发展需求和岗位职业能力需要，以“适度、够用”为原则，注重理论联系实际。同时，也充分关注内容的易读性和可接受性，力求更好地满足社会民众对食物营养和膳食搭配的科学知识的学习需求。本书内容共分两部分，第一部分为基础理论知识，第二部分为营养配餐，每个部分按项目化的形式分述相关内容。

本书由阜阳职业技术学院刘艳芳和新疆轻工职业技术学院李阳担任主编，负责全书大纲编写和统稿工作；安徽海泉投资控股集团张乾坤和阜阳职业技术学院郭斌为副主编。刘艳芳和张乾坤编写绪论；阜阳职业技术学院孙晓璐编写项目一中的任务一和任务二；阜阳职业技术学院廖洪梅编写项目一中的任务三至任务五和任务九；阜阳职业技术学院张德欣、淮南市粮油信息中心孙保祥编写项目一中的任务六和任务七；安徽达亿粮油食品有限责任公司田雪、青海柴达木职业技术学院吴振海编写项目一中的任务八；阜阳职业技术学院王锐烽编写项目二；郭斌编写项目三；李阳编写项目五；阜阳职业技术学院丁寅寅编写项目四和项目六。

本书是安徽省高等学校质量工程规划教材项目建设成果。在编写过程中，得到了阜阳职业技术学院、新疆轻工职业技术学院、安徽海泉投资控股集团、青海柴达木职业技术学院、安徽达亿粮油食品有限责任公司、淮南市粮油信息中心有关领导和教师的大力帮助，并参考了相关教材和文献资料，在此对相关人员和作者表示衷心的感谢。

由于作者水平有限，书中难免存在不足之处，敬请读者提出宝贵意见和建议。

前言

目　录

第二部分　营养配餐

绪　　论

食物是人类赖以生存的物质基础，人类只有每天以膳食的形式从外界摄取食物，从中获取各种各样的营养物质，才能维持正常的生长发育和健康。随着生活水平的不断提高，人们不再只是要求吃饱、吃好，而是要求吃得营养、吃得健康，即做到合理营养、科学饮食。2000多年前的《黄帝内经·素问》提出了“五谷为养，五果为助，五畜为益，五菜为充”的饮食调养原则，既说明了平衡膳食的多样性，又强调了食物要适量搭配、互相补益。可见，合理营养与科学饮食是人类健康发展持续关注的重要问题。

一、食品营养学的基本概念

（一）食物与食品

（1）食物是维持人类生存和健康的物质基础。广义的理解是指供给人类或动物食用的物质，即能被食用并经消化吸收后构成机体组织供给活动所需能量或调节生理功能的无毒物质。从营养学的角度，食物是指供食用、消化、吸收，并至少含有一种营养素的无毒物质。人类的食物，除少数物质（如盐类）外，几乎全部来自于生物界。

（2）食品是指各种供人类食用的天然原料或加工产品，可满足营养、健康、文化或享用需要。食品的作用如下：①为机体提供一定的能量和营养素，满足人体需要，即营养作用，它是食品的主要作用；②满足人们的感官要求，即满足人们不同的嗜好，如对食品色、香、味等的需要；③生理调节功能，即对身体的生理调节作用，这直接或间接地与防病、保健有关。

对于既具有上述营养（第一功能）和感官（第二功能）的基本要求，又具有特定调节和改善人体生理活动（第三功能）的食品通常称为功能食品或健康食品，在我国亦称为保健食品。

（二）营养与营养素

（1）营养，从字面上理解，“营”是谋求的意思，“养”是养生的意思，合起来就是谋求养生，即利用食物或食物中的有益成分谋求养生。营养是指机体摄取食物，经过体内消化、吸收和代谢，利用食物中对身体有益的物质构建机体组织器官、满足生理功能和体力活动需要的过程。因此，营养是人体为了维持生长、发育、代谢等生命活动从外界摄取和利用食物中的营养素的全过程。

（2）营养素是指食物中对机体有生理功效且为机体正常代谢所需的成分，是保证人体健康的物质基础。目前发现的维持人体生命所需的营养素有蛋白质、脂类、碳水化合物、矿物质、维生素、水、膳食纤维七大类。蛋白质、脂类、碳水化合物的需要量在膳食中所占比例大，称为宏量营养素；矿物质和维生素因需要量在膳食中所占比例较小，称为微量营养素。

食物中还含有许多其他成分，如若干生物活性物质等。这些成分也有重要的生理功能或一定的健康保障作用。

营养素来自食物，但是没有一种天然食物含有人体需要的全部营养素，也没有一种营养素具备所有的营养功能。因此，食物中所含的营养素和热量能满足人体营养需要的程度，体现了该食物的营养价值。

（三）营养学

营养学是研究人体营养规律及其改善措施的科学。人体营养规律包括人体在一般生活条件下和特殊生理条件下，或者在特殊环境条件下的营养规律。食品营养学是研究食物与人体健康关系的一门科学。研究内容包括：营养素和其他膳食成分在人体中的生理功能，及其在人体内的消化、吸收、利用与排泄的过程和对人体健康、疾病的作用；营养素之间的相互作用和平衡；营养素需要量和膳食营养参考摄入量；营养缺乏病和营养相关慢性病的预防与营养治疗；特殊人群的营养；食物的营养素保存和营养素强化；植物化学物与保健食品；社区营养管理和营养教育；食物营养政策和营养法规等。

营养学与生物化学、生理学、病理学、临床医学、食品科学等学科有着密切的联系，具有很强的实践性。从应用方面看，它可以指导群体或个体合理安排饮食，防病保健；影响国家的食物生产、分配及食品加工政策；改善国民体质；促进社会经济发展。

（四）膳食营养素参考摄入量

人体每天所需要的营养素和能量都是从饮食中获取的，科学地安排每日膳食，以获取适宜数量和质量的营养素是人体健康的基础。营养学家根据有关营养素需要量的知识，提出了适用于各年龄段、不同性别、各级劳动强度、不同生理状态人群的膳食营养素参考摄入量（dietary reference intakes，DRIs）。膳食营养素参考摄入量是在推荐膳食营养素供给量（recommended dietary allowance，RDA）的基础上发展起来的每日平均膳食营养素摄入量的一组参考值。随着营养学研究的不断发展，2023 年修订的《中国居民膳食营养素参考摄入量》，包括各种营养素的平均需要能量（estimated average requirement，EAR）、推荐摄入量（recommended nutrient intake，RNI）、适宜摄入量（adequate intake，AI）、可耐受最高摄入量（tolerable upper intake level，UL）及与慢性传染病有关的 3 个参数，宏量营养素可接受范围（acceptable macronutrient distribution range，AMDR）、预防非传染性慢性病的建议摄入量（proposed intakes for preventing non-communicable chronic disease，PI-NCD）和特定建议值（specific proposed level，SPL），其中 SPL 值由旧版的 6 个增加到了 13 个。

1. EAR

EAR 是指某一特定性别、年龄及生理状况群体中个体对某营养素需要量的平均值。按照 EAR 水平摄入营养素，根据某些指标判断可以满足某一特定性别、年龄及生理状况群体中 50%的个体需要量的摄入水平，不能满足另外 50%的个体对该营养素的需要。

EAR 是制定推荐摄入量的基础，也可用于评价或计划群体的膳食摄入量，或判断个体某营养素摄入量不足的可能性。针对群体，EAR 可用于评估群体中摄入不足的发生率；针对个体，可检查其摄入不足的可能性。EAR 不是计划个体膳食的目标和推荐量，当用 EAR 评价个体摄入量时，如某个体的摄入量远高于 EAR，则此人的摄入量有可能是充足的；如某个体的摄入量远低于 EAR，则此个体的摄入量很可能不足。某些营养素的研究尚缺乏足够的个体需要量资料，因此并非所有营养素都能制定出 EAR。

2. RNI

RNI 是指可以满足某一特定性别、年龄及生理状况群体中绝大多数个体（97%～98%）需要量的某种营养素摄入水平。长期摄入 RNI 水平，可以满足机体对该营养素的需要，维持机体健康和组织中适当的营养素储备。RNI 相当于传统意义上的 RDA。RNI 的主要用途是作为个体每日摄入该营养素的目标值。

RNI 是根据某一特定人群中体重在正常范围内的个体需要量而设定的。对个别身高、体重超过此参考范围较多的个体，可能需要按每千克体重的需要量调整其 RNI。

群体的能量推荐摄入量直接等同于该群体的能量 EAR，而不是像蛋白质等营养素等于 EAR 加 2 倍标准差。所以能量的推荐摄入量不用 RNI 表示，而使用能量需要量（estimated energy requirement，EER）来描述推荐的人体能量摄入量。

3. AI

当因某种营养素的个体需要量研究资料不足而不能计算出 EAR，进而无法推算 RNI 时，可通过设定 AI 来代替 RNI。AI 是通过观察或实验获得的健康群体某种营养素的摄入量。例如，纯母乳喂养的足月产健康婴儿，从出生到 4～6 个月，他们的营养素全部来自母乳，故摄入的母乳中的营养素数量就是婴儿所需各种营养素的 AI。AI 的主要用途是作为个体营养素摄入量的目标。

AI 和 RNI 的相似之处是两者都可以作为目标群体中个体营养素摄入量的目标，可以满足该群体中几乎所有个体的需要。值得注意的是，AI 的准确性远不如 RNI，且可能高于 RNI，因此，使用 AI 作为推荐标准时要比使用 RNI 更加小心。

4. UL

UL 是指平均每日摄入营养素的最高限量。“可耐受”是指这一摄入水平在生物学上一般是可以耐受的。对一般群体来说，摄入量达到 UL 水平对几乎所有个体均不至于损害健康，但并不表示达到此摄入水平对健康是有益的。对大多数营养素而言，健康个体的摄入量超过 RNI 或 AI 水平并不会产生益处。UL 并不是一个建议的摄入水平。在制定个体和群体膳食时，应使营养素摄入量低于 UL，以避免营养素摄入过量可能造成的危害。但 UL 不能用来评估群体中营养素摄入过多而产生毒副作用的危险性，因为 UL 对健康人群中最易感的个体也不应造成危害。目前有些营养素还没有足够的资料来制定 UL，所以对没有 UL 的营养素并不意味着过多摄入没有潜在的危险。

根据现代风险评估理论，营养素安全摄入范围可避免营养素摄入不足和摄入过量两种风险，保证营养素摄入量的充足和安全。人体每天都需要从膳食中获得一定量的各种必需营养成分。如果人体长期摄入某种营养素不足就有发生该营养素缺乏的危险；当通过膳食或其他途径长期大量摄入某种营养素时就可能发生一定的危害作用。图 0-1 说明营养素摄入水平与随机个体摄入不足或过多的概率。

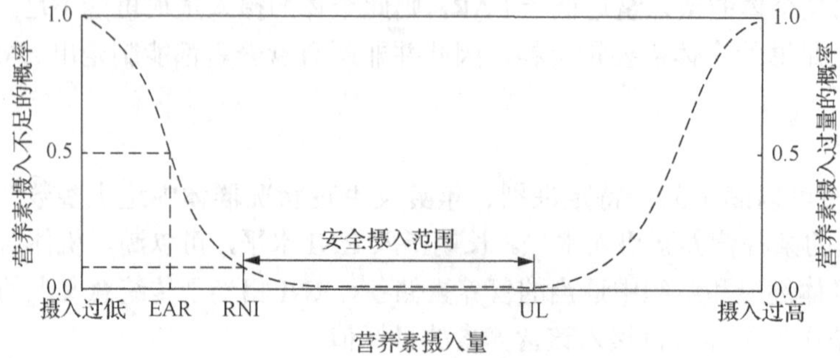

图 0-1　营养素安全摄入范围示意图

当日常摄入量过低时，随机个体摄入不足的概率为 1.0，就是说如果一个个体在一定时间内没有摄入某种营养素就会发生该营养素的缺乏病；如果一个群体长期不摄入某种营养素，该群体将会全部发生该营养素的缺乏病。随着摄入量的增加，营养素摄入不足的概率相应降低，发生缺乏的危险性也逐渐减少。当一个随机个体摄入量达到 EAR 水平时，缺乏该营养素的概率为 0.5，即有 50%的概率缺乏该营养素；一个群体的平均摄入量达到 EAR 水平时，人群中有半数个体的需要量可以得到满足，另外半数个体的需要量得不到满足。当摄入量增加到 RNI 水平时，随机个体摄入不足的概率变得很小，发生缺乏的概率在 3%以下；一个群体的平均摄入量达到 RNI 水平时，人群中有缺乏可能的个体仅占 2%～3%，也就是绝大多数的个体没有发生营养素缺乏的危险。摄入量超过 RNI 后，若继续增加可能达到某一点，此时开始有摄入过量的征象出现，这一点可能就是该营养素的 UL。RNI 和 UL 之间是一个“安全摄入范围”，日常摄入量保持在这一范围内，发生营养素缺乏和中毒的危险性都很小。摄入量超过安全摄入范围继续增加则营养素产生毒副作用的概率随之增加，理论上可以达到某一水平，机体出现毒副反应的概率等于 1.0，即个体一定会或群体全部都发生中毒。在自然膳食条件下这种情况是不可能发生的，但为了避免摄入不足和摄入过量的风险，应当把营养素的摄入量控制在安全摄入范围之内。

5. AMDR

AMDR 是指脂肪、蛋白质和碳水化合物理想的摄入量范围。在该范围内，这些必需营养素满足人体的需要，并且有利于降低慢性病的发生危险，常用占能量摄入量的百分比表示。碳水化合物、脂类、蛋白质这三种被称为宏量营养素。蛋白质、脂肪和碳水化合物都属于在体内代谢过程中能够产生能量的营养素，因此也被称为产能营养素。它们属于人体的必需营养素，但摄入过量又可能导致机体能量储存过多，增加非传染性慢性疾病（non-communicable chronic disease，NCD）的发生风险。因此，有必要提出既能预防营养素缺乏，又能减少摄入产能营养素过量导致慢性病风险的 AMDR。

传统上，AMDR 常以某种营养素摄入量占摄入总能量的比例来表示，其显著的特点之一是具有上限和下限。如果一个个体的摄入量高于或低于推荐的范围，罹患慢性病的可能性增加，或引起必需营养素缺乏的可能性增加。

6. PI-NCD（简称建议摄入量，PI）

PI-NCD 是以非传染性慢性病的一级预防为目标，提出的必需营养素的每日摄入量。某些营养素的 PI 可能高于 RNI 或 AI，如维生素 C、维生素 K 等；而另一些营养素可能低于 AI，如 Na。

NCD 不是特指某种疾病，而是对一类起病隐匿，病程长且病情迁延不愈，缺乏确切的传染性生物病因证据，且有些尚未完全被确认的疾病的概括性总称，其健康损害和社会危害严重。NCD 主要有心脑血管疾病（高血压、冠心病、脑卒中等）、糖尿病、恶性肿瘤、慢性阻塞性肺部疾病、脂肪肝和慢性肝脏疾病、肥胖症、精神异常和精神病等疾病。《中国防治慢性病中长期规划（2017—2025 年）》中定义的慢性病包括心脑血管疾病、癌症、慢性呼吸系统疾病、糖尿病和口腔疾病，以及内分泌、肾脏、骨骼、神经等疾病。

7. SPL

据研究，食物中某些传统营养素以外的一些食物成分具有健康效应。根据流行病学资料及群体干预研究，以充足的证据证明了某些食物成分（其中多数属于食物中的植物化学物）具有改善人体生理功能、预防慢性疾病的生物学作用。

《中国居民膳食营养素参考摄入量（2023 版）》提出的 SPL，专用于营养素以外的其他食物成分，一个人每日膳食中这些食物成分的摄入量达到这个建议水平时，有利于维护人体健康。

二、营养素需要量

（一）营养素需要量的定义

个体对某种营养素的需要量是指机体为维持适宜的营养状况在一定时期内平均每天必须获得的该营养素的最低量。适宜的营养状况是指机体处于良好的健康状态并且能够维持这种状态。个体对某种营养素的需要量随年龄、性别、生理特点、劳动状况等多种因素的变化而不同。即使在个体特征一致的群体内，由于个体生理机能的差异，营养素需要量也各不相同。这里所用的获得的营养素量可能是指由食物中摄入的营养素量，也可能是指实际吸收的营养素量。有些营养素吸收率很高，膳食中供给该营养素的量与机体的吸收量相当接近，因而在实际工作中没有必要区别膳食供给量和机体的吸收量，即可以用摄入量代表吸收量。有的营养素吸收率很低，此时就必须把需要量和摄入量分别进行讨论。所以不同营养素的需要量，含义可以不同，这在具体营养素的讨论中应给予说明。

（二）不同水平的营养素需要量

良好的健康状态可以有不同的认定标准，因此为维持身体健康对某种营养素的需要量也可有不同的水平。人体对营养素的需要量分为 3 个水平：预防明显的临床缺乏病的需要量；满足某些与临床疾病现象有关或无关的代谢过程的需要量；维持组织中有一定储存的需要量。所以在讨论需要量时应明确是何种水平的需要量。为此，联合国粮食及农业组织（Food and Agriculture Organization of the United Nations，FAO）和世界卫生组织（World Health Organization，WHO）联合专家委员会提出 3 个不同水平的营养素需要量。

（1）基本需要量：为预防临床可察知的功能损害所需要的营养素量，满足这种需要，机体能够正常生长和繁育，临床上不会出现缺乏病的显著症状，但该种营养素在组织内储备很少或没有，故短期内膳食供给不足即可造成缺乏。

（2）储备需要量：是指维持组织中储存一定水平该营养素的需要量，这种储备可在必要时用来满足机体的基本需要，从而避免造成临床上可察知的功能损害。虽然一般认为在体内适当的储存营养素可满足机体在某些特殊情况下的需要，但究竟个体应储备多少量为宜这一问题尚未解决。

（3）预防出现明显临床缺乏病的需要量：除上述两种水平的需要量外，出于实用目的对某些营养素还可以使用此概念，此需要量是比基本需要量水平更低的需要量。

（三）群体营养素需要量的分布

我们通常使用或表述的营养素需要量是指群体营养素需要量，是通过测定群体中个体需要量获得的。因为生物学方面的差异，即使在年龄、性别、膳食构成、劳动状况等多种因素相似个体所构成的群体内，各个体对营养素的需要量也存在差异。所以群体营养素需要量是个体需要量分布状态的表达，不可能提出一个适用于群体中所有个体的需要量，只能用群体中个体需要量的分布状态的概率曲线来表达。

（四）能量需要量（EER）

1985 年，FAO/WHO/UNU（United Nations University，联合国大学）联合专家委员会对能量需要量进行了定义：是指能长期保持良好的健康状态，具有良好的体型、机体构成和活动水平的个体达到能量平衡，并能胜任必要的社会活动所需要的能量摄入量。

能量需要量可以满足某一特定群体中 50%个体能量需要的摄入水平。能量需要量的制定需考虑性别、年龄、体重、身高和体力。当某一群体的平均能量摄入量达到其推荐摄入量时，随机个体能量摄入不足或过量的概率各占 50%。但是，当某一群体的平均蛋白质摄入量达到推荐的供给量时，随机个体能量摄入不足的概率仅为 2%～3%。

如图 0-2 所示，能量摄入不足概率曲线表示，当能量摄入量极低时，随机个体能量摄入不足的概率为 1.0，随着能量摄入水平的不断升高，随机个体能量摄入不足的概率逐渐下降。能量摄入过量概率曲线表示，当随机个体能量摄入不足的概率为 1.0 时，能量摄入过量的概率为 0.0，随着能量摄入水平的不断升高，随机个体能量摄入过量的概率逐渐增加。在能量摄入不足概率曲线与能量摄入过量概率曲线的交叉点，随机个体能量摄入不足或过量的概率各占 50%，能量摄入水平即为能量需要量。蛋白质及其他营养素推荐摄入量是满足 95%个体的需要水平，或 97%～98%的个体需要水平。

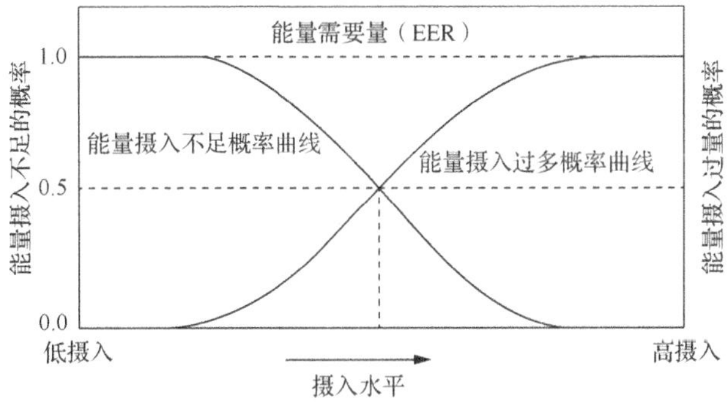

图 0-2 能量摄入水平与随机个体摄入量不足或过量的概率

三、营养配餐

（一）营养配餐的概念

食谱是指按照人体的需要，依据食物中所含的各种营养素，科学地选择和调配食物以达到平衡膳食，满足合理营养需求而制订的膳食计划。食谱的种类很多，按照不同的标准，有不同的分类。食谱按使用周期可分为一餐食谱、一日食谱、一周食谱和一月食谱等；按照人群需求可分为儿童食谱、学生食谱、孕妇食谱、老年人食谱等；按照功能可分为减肥食谱、滋补食谱、疾病食谱、美容食谱等。

营养配餐是设计营养食谱的过程。营养配餐即按配餐对象的营养需求标准或消费水准来设计其一餐、一日、一周乃至一个月的食谱，使其饮食中的营养素种类齐全、数量适宜、比例恰当，既能满足配餐对象的营养需求，又不致营养过剩。营养配餐的核心就是做到营养素与人体需求相平衡，使各营养素之间比例平衡。

（二）营养配餐的目的

1. 计划膳食

计划膳食可以将各类人群的膳食营养素参考摄入量具体落实到配餐对象的每日膳食中，使他们能按照身体需要摄入能量和各种营养素，防止能量、营养素摄入过量或摄入不足，避免因营养过剩或不良引发各类疾病。

2. 平衡膳食

平衡膳食是指根据配餐对象对各种营养素的需要，结合当地食物的品种、生产季节、经济条件和厨房烹调水平，合理选择各类食物，以达到平衡膳食的目的。

3. 管理膳食

通过编制营养食谱，可指导供餐企业管理人员或家庭有计划地管理膳食，有利于成本核算和家庭营养管理。

四、主要学习内容

1. 基础营养

基础营养主要学习了解人体对能量和营养素的需要量，营养素在人体内的生理功能，影响营养素的吸收和利用的因素，能量和营养素摄入过量或不足对人体的危害，以及各种营养素的食物来源。

2. 食物的消化吸收

食物的消化吸收主要学习消化系统的构成，以及其对食物中营养素的消化和吸收作用。

3. 食物的营养

食物的营养主要学习各类食物所含营养素的种类、数量、相互比例；了解某些食物天然营养成分的不足或缺陷，并通过营养强化来提高食品的营养价值。

4. 平衡膳食

平衡膳食主要学习《中国居民膳食指南（2022）》、中国居民平衡膳食宝塔（2022）和营养配餐的基础知识。

5. 膳食调查与评价

膳食调查与评价主要学会运用膳食调查的基本方法，了解不同人群或某个人膳食所摄取的能量和营养素的数量及质量，以此评定正常营养需要得到满足的程度，进而对被评估者给出合适的营养状况判断。

6. 食谱设计

食谱设计主要学习普通人群在不同生理条件下的营养需求，并能对不同生理条件下的普通人群进行合理营养指导和营养配餐；学习常见慢性疾病人群的营养需求，并能根据常见慢性疾病人群的营养配餐原则设计营养配餐。

思考训练题

简答题

1．营养学的基本概念有哪些？

2．食物与食品的区别与联系是什么？

3.《中国居民膳食营养素参考摄入量（2023 版）》包含哪些内容？各有什么含义？如何应用？

4．结合生活实际，列举不良膳食导致健康损害的实例。

第一部分　基础理论知识

项目一　基 础 营 养

知识目标

1. 了解人体消化系统的组成，以及各组成的功能。
2. 掌握能量的单位、三大类供能物质的生理能值及能量的主要来源。
3. 掌握七大营养素的生理功能。
4. 掌握营养素的缺乏症及食物来源。

能力目标

1. 能选择富含某种营养素的食物，指导预防营养缺乏症。
2. 能运用蛋白质互补原理，指导膳食食物的合理选择与搭配。
3. 倡导科学合理地饮水。
4. 能应用血糖生成指数为特殊人群选择合适的食物。

课堂导入 1-1

吃肥肉为什么会恶心

为什么有人喜欢吃肥肉，尤其是经历过物质匮乏的老一辈人，但有的人吃肥肉会觉得恶心，这是不是表明食物的消化吸收有问题？

任务一　食物的消化吸收

食物的消化吸收

一、人体消化系统组成

人体消化系统自口腔至肛门处由消化管和消化腺两大部分组成（图 1-1）。消化系统的主要作用为摄取、消化食物并吸收营养供给机体代谢和生长发育。

（一）消化管

消化管从口腔至肛门的管道长约 9m，根据位置、形态、结构特点和功能的差异，可分为口腔、咽、食管、胃、小肠（又分十二指肠、空肠和回肠）和大肠（又分为盲肠、结肠、直肠和肛管）。临床上通常把从口腔到十二指肠的一段称为上消化道，空肠到肛门的一段，称为下消化道。

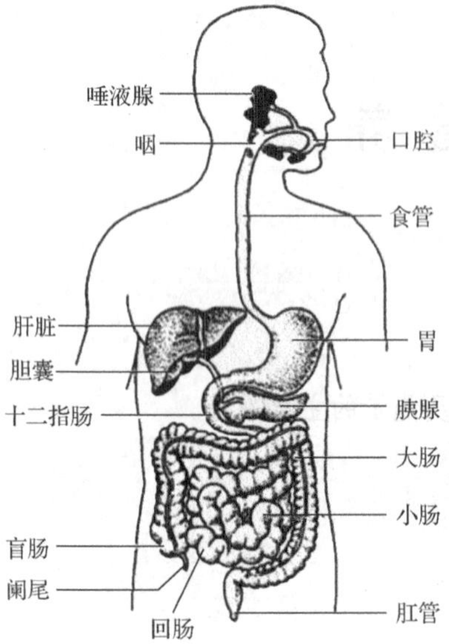

图 1-1 人体消化系统构成

1. 口腔

口腔由两唇、两颊、腭、牙、舌和口腔腺组成。口腔受到食物的刺激后，口腔内腺体即分泌唾液，嚼碎后的食物与唾液混合，借唾液的滑润作用通过食管，唾液中的淀粉酶能部分分解碳水化合物。

2. 咽

咽是呼吸道和消化道的共同通道，按照咽与鼻腔、口腔和喉等的通路，可分为鼻咽部、口咽部、喉咽部 3 个部分，咽的主要功能是完成吞咽这一复杂的反射动作。

3. 食管

食管是一个长条形的肌性管道，全长 25～30cm，食管的主要功能是运送食物入胃。食管有三个狭窄部位，这三个狭窄部位易滞留异物，也是食管癌的易发部位。

4. 胃

胃由贲门、胃底、胃体、胃窦和幽门组成，胃的总容量为 1 000～3 000mL。胃壁黏膜中含有大量腺体，可以分泌胃液。胃液呈酸性，其主要成分有盐酸、钠和钾的氯化物、消化酶、黏蛋白等。胃液的作用很多，其主要作用是消化食物、杀灭食物中的细菌、保护胃黏膜及润滑食物，使食物在胃内易于通过等。

胃的主要功能是容纳和消化食物。食物进入胃以后，胃体中部开始产生蠕动。蠕动的主要作用是使胃液和食物充分混合，形成食糜，便于消化酶发挥作用，并且把食糜推送到幽门部，然后经过幽门进入十二指肠。

5. 十二指肠

十二指肠为小肠的起始段，介于胃与空肠之间，其长度相当于个体 12 个手指的指幅（25～30cm），因此而得名。十二指肠呈 C 形弯曲，包绕胰头，可分为上部、降部、下部和升部 4 个部分。它的主要功能是分泌黏液、刺激胰消化酶和胆汁的分泌，为蛋白质的重要消化场所等。

6. 空肠、回肠

空肠起自十二指肠空肠曲，下连回肠，回肠连接盲肠。空肠、回肠无明显界限，空肠和回肠的长度分别占全长的 2/5 和 3/5，两者均属小肠。空肠、回肠的主要功能是消化和吸收食物。

7. 大肠

大肠为消化道的下段，包括盲肠、阑尾、结肠、直肠和肛管。成人大肠全长 1.5m，起自回肠，全程形似方框，围绕在空肠、回肠的周围。大肠的主要功能是进一步吸收水分和电解质，形成、储存和排泄粪便。

（二）消化腺

消化腺是分泌消化液、参与营养物质化学性消化的器官，包括小消化腺和大消化腺两种。小消化腺分布于消化管管壁（如口腔内的小涎腺、食管腺、胃腺、小肠腺、肠腺等）。大消化腺包括大涎腺三对（腮腺、下颌下腺、舌下腺各一对）、胰腺和肝脏。这些均属于实质性器官，包括分泌部（由腺细胞组成）和导管，分泌物经导管排入消化管，对食物进行化学消化。

二、食物在人体内的消化吸收过程

混合膳食中含有蛋白质、脂肪、碳水化合物、维生素、矿物质、水等营养素，食物中所含的营养素中只有水、矿物质和某些维生素能被人体直接利用，其余的食物营养成分必须通过消化系统分解转变成简单、易于吸收的形式，才能被人体吸收利用，其中无营养价值的残渣和未被吸收的部分，与肠道分泌物及一些肠道微生物一起构成粪便排出体外。食物中的蛋白质、脂肪和碳水化合物等大分子物质，在消化道内被消化酶分解成为可吸收的小分子物质的过程称为消化。消化后的营养成分通过消化道黏膜进入血液循环的过程称为吸收。

食物的消化吸收过程是一个十分复杂的过程，包括咀嚼、吞咽、胃肠运动、消化液分泌及各种营养素吸收。食物的消化有两种形式：一种是靠消化液和消化酶的作用对食物进行化学性分解的化学性消化；另一种是通过牙齿的咀嚼和胃肠的蠕动，将食物磨碎、搅拌并与消化液混合的机械性消化。

1. 口腔内消化

食物在口腔内经牙齿的咀嚼和舌的搅拌与唾液混合，实现机械性消化。唾液中含有唾液淀粉酶，可使食物中的淀粉转化为麦芽糖，因食物在口腔中停留时间短，淀粉不能被完全消化。唾液中不含脂肪和蛋白质相应的特异性酶类，所以脂肪和蛋白质等在口腔中不能被分解。

2. 胃内消化和吸收

食物入胃后暂时储存，在此期间受到胃液的化学性消化和胃壁肌肉的机械性消化。胃壁的蠕动可使食物与胃液充分混合成为食糜。胃液是胃腺各种分泌物的总称，主要含胃蛋白酶原、盐酸（胃酸）、黏液、内因子等成分。成年人每天可分泌 1.5～2.5L 胃液。

胃蛋白酶原经胃酸作用后活化成胃蛋白酶，可将各种水溶性蛋白质分解为蛋白胨。胃酸可将随食物进入胃内的细菌杀死，进入小肠后刺激胰液、胆汁和小肠液的分泌。胃黏液有润滑作用，可减少食物对胃黏膜的摩擦损伤。能防止胃酸和胃酶对胃黏膜的腐蚀作用，故对胃具有保护作用。内因子是由壁细胞分泌的糖蛋白，内因子与摄入的维生素 B_{12} 结合形成复合物，可保护维生素 B_{12} 免受小肠水解酶的破坏。

食糜从胃进入小肠的过程称为胃的排空。胃的排空时间因食物形态、性质和胃蠕动情况而异。一般流体比固体快，碳水化合物排空较快，蛋白质较慢，脂肪最慢，因此人们食用脂肪含量高的食物不易饥饿。一般混合食物的排空时间为 4～5h，胃的吸收功能很弱，只能吸收少量的水和乙醇。

3. 肠内消化和吸收

食糜进入十二指肠后，因带酸性，刺激胰腺分泌胰液、肝胆分泌胆汁、小肠黏膜分泌小肠液，在小肠中，基本完成食物的消化和吸收过程。

胰液是一种碱性消化液，pH 值为 7.8～8.4，成人每天分泌约 1.2L，胰腺中含有的胰淀粉酶能将食物中的淀粉分解成麦芽糖，并在麦芽糖酶的作用下进一步分解成葡萄糖；胰蛋白酶、胰凝乳蛋白酶和羧肽酶可将蛋白质消化成蛋白胨、肽和氨基酸；胰脂肪酶将脂肪消化分解成为脂肪酸和甘油。

胆汁是一种味苦的碱性液体，成人每天可分泌 0.8～1L，其成分包括胆盐、胆红素、胆固醇、卵磷脂、脂肪酸等。胆盐可乳化脂肪，有利于胰脂肪酶的作用，也可增加胰脂肪酶的活性。胆汁中没有消化酶，但胆盐对脂肪的消化吸收有重要的意义。

小肠液是一种弱碱性液体，pH 值约为 7.6，成人每天分泌 1～3L，它主要含有的消化酶是淀粉酶、麦芽糖酶、蔗糖酶、乳糖酶、脂肪酶、肠肽酶等。这些酶和胰液中的消化酶及胆盐相配合，将食物中的多糖和双糖分解成单糖，将脂肪分解成甘油和脂肪酸，将蛋白胨、肽分解成氨基酸，使食物得以彻底消化。

小肠是人体最主要的吸收部位。小肠具有皱褶、大量绒毛及微绒毛，形成巨大的吸收面积（可达 $200m^2$），有利于营养物质的吸收，食物在小肠内停留 3～8h。

吸收作用是一个复杂的过程，包括物理过程和生理过程两个方面：物理过程有滤过、扩散、渗透等作用；生理过程主要是小肠壁上皮细胞膜的主动运输作用。

碳水化合物的吸收几乎全部在十二指肠和空肠，脂肪的吸收主要在十二指肠下部和空肠上部，氨基酸的吸收在小肠上段，水和矿物质的吸收也在小肠。此外，结肠也吸收一部分水、盐类等剩余的营养物质。

食糜在小肠的运动过程中完成上述消化作用，其营养成分绝大部分在小肠壁吸收，剩余的食物残渣形成粪便，到达直肠经肛门排出体外。

知识链接

帮助消化的食物

春节期间，走亲访友，各种聚会不断，大鱼大肉很容易引起消化不良，食用下面几种食物可帮助消化。

1. 山楂

山楂中含有高达20%的粗纤维，可促进肠蠕动。山楂还可以增加胃蛋白酶活性，所含的脂肪酶能促进脂肪分解，起到助消化作用，在消化肉类方面功效尤其显著。它还有降血脂、降血压的作用，对预防心血管疾病及强化心脏分外有益。

2. 苹果

苹果热量低，含丰富的可溶性膳食纤维——果胶。果胶基本不含热量，从人体经过时会带走脂肪、油脂，在帮助减轻体重的同时，还会令皮肤更加光亮润泽。此外，苹果还有帮助消化的功能。

3. 酸梅汤

酸梅汤中的主要原料乌梅、山楂可以有效去除人体内多余油腻，陈皮可以有效抑制剩余糖类转化为脂肪。不仅如此，酸梅汤还是一种碱性饮品，饮用后有助于中和碳水化合物和脂类的酸性效应，加速它们的代谢分解。因此，在食用大鱼大肉时，不妨选择一杯酸梅汤作为解油腻的饮料。

4. 大麦茶

大麦茶含有人体所需的多种微量元素、氨基酸、不饱和脂肪酸和膳食纤维，糖的含量也极低。大麦茶有去油腻、助消化，益气健胃的功效。大麦茶还具有独特的膳食纤维，溶于茶水中的膳食纤维可以将肠胃中的“垃圾”带出体外，使人轻松、健康，同时不会带来任何多余热量和负担。

课堂导入 1-2

为什么年龄越大越易发胖

王女士刚刚过了40岁，和以前一样，平时注意饮食，健身的时间也和以前一样，但是体重仍在增加。为什么王女士和以往保持一样的食量，体重反而会增加呢？

任务二 能 量

能量

一切生物都需要能量来维持其生命活动，蛋白质、脂类、碳水化合物三大产能营养物质供给人体能量，维持机体正常的生理机能。这些物质通过被氧化释放能量，以维持机体代谢、神经传导、呼吸、循环及肌肉收缩等功能，同时在产能过程中释放能量以维持体温。对于健康的人来说，能量代谢的最佳状态应为能量平衡。

一、人体能量的储存形式

人体内的能量主要以脂肪的形式储存在脂肪组织中，少量以肝糖原和肌糖原的形式储存在肝脏和肌肉组织中。当机体需要能量时，肝糖原和肌糖原分解，释放出能量；脂肪氧化分解供能以满足机体需要，蛋白质分解为氨基酸，氧化分解释放能量。

二、能量平衡

能量平衡是指能量摄入与能量消耗之间的动态平衡。能量摄入与能量消耗基本相等（不超过±5%）为平衡；能量摄入大于能量消耗为正平衡；能量摄入小于能量消耗则为负平衡，当人体摄入的能量不足时，机体会动用自身的能量储备甚至消耗自身的组织以满足生命活动的能量需要，人若长期处于饥饿状态则将导致生长发育迟缓、消瘦、活力消失，甚至生命活动停止。长期摄入过多的能量，会使人发生异常的脂肪堆积，引起肥胖。

三、能量单位

能量跟热量之间不需要换算；因为热量在一般情况下指的就是能量，且两者的单位表示也相同，均为焦耳（J）。当系统状态的改变来源于热学平衡条件的破坏，即来源于系统与外界间存在温度差时，就称系统与外界间存在热学相互作用。

多年来，营养学上所使用的能量单位，一直用卡（cal）或千卡（kcal）。国际通用的能量单位是焦耳（J）。1J 指用 1N 力把 1kg 物体移动 1m 所需要的能量。

人们通常将卡与食物热量联系在一起，但实际上它适用于含有能量的任何物质。

简单地说，1cal 的能量或热量可将 1g 水在 1atm 下的温度升高 1℃。1cal 约等于 4.184J，1J 等于 0.239cal。

四、产能营养素及能量系数

1. 产能营养素

产能营养素是指在体内代谢过程中能够产生能量的营养素，包括碳水化合物、脂类和蛋白质。

碳水化合物来源于食物，一般提供机体 60%左右的能量，其能量储存的方式为肌糖原和肝糖原，其中肌糖原主要用来满足机体活动的需要，肝糖原主要用来维持血糖水平和提供脑组织需要的能量；脂类来源于食物，一般提供机体所需能量的 25%左右；蛋白质来源于食物及机体代谢产物，能量不足或消耗过大时可用于机体供能。因为食物在人体内不能被完全消化吸收，所以表现为在体内供能与体外测量的能量值存在差异。三大产能营养素占总能量比例为：蛋白质占 10%～20%，脂类占 20%～30%，碳水化合物占 50%～65%。由此可求得三大产能营养素在各餐中的能量供给量。

2. 食物能值

食物能值是指食物在体内彻底燃烧时所测得的能值，也称“物理燃烧值”或“总能值”。食物中每克碳水化合物、蛋白质、脂肪在体外氧化燃烧时所产生的食物能值分别为 17.15kJ（4.10kcal）、39.54kJ（9.45kcal）和 23.64kJ（5.65kcal）。

3. 生理能值

三大产能营养素在体内不能被完全消化吸收，一般混合膳食中碳水化合物的吸收率为 98%、脂类为 95%、蛋白质为 92%。碳水化合物和脂类在体内氧化的最终产物都是二氧化碳和水，而蛋白质在体内的氧化并不完全，其最终产物有尿素、尿酸、肌酐等含氮物质，随尿液排出体外。

生理能值又称生物卡价、产能系数或能量系数，是指食物中人体可利用的能值。

生理能值=(食物能值−代谢废物能值)×相应的消化吸收率

例如，蛋白质的食物能值为 23.64kJ，代谢产物中含有一定能量的尿素、尿酸、肌酐，它们的能值为 5.44kJ，蛋白质的消化率为 92%。

每克蛋白质的生理能值=(23.64−5.44)×92%≈16.7(kJ)

三大产能营养素的食物能值、消化率及生理能值分别见表 1-1。

表 1-1 三大产能营养素的食物能值、消化率及生理能值

物质	食物能值/kJ	消化率/%	生理能值/kJ
碳水化合物	17.15（4.10）	98	16.8（4.0）
脂类	39.54（9.45）	95	37.6（9.0）
蛋白质	23.64（5.65）	92	16.7（4.0）

注：括号内数据的单位为 kcal。

五、人体的能量消耗

成人的能量消耗主要包括基础代谢（basal metabolism，BM）、身体活动和食物热效应（thermic effect of food，TEF）3 个方面。孕妇的能量消耗还应包括胎儿的生长发育及母体子宫、胎盘、乳房等组织的增长和体脂储备等，哺乳期妇女的能量消耗还应包括合成、分泌乳汁，婴幼儿、儿童、青少年的能量消耗还应包括生长发育。

（一）基础代谢

基础代谢是指维持机体最基本生命活动所消耗的能量，是人体能量消耗的主要部分，基础代谢消耗的能量占总能量消耗的 60%～70%。

FAO/WHO 在 1990 年把基础代谢的定义为：恒温条件（一般为 22～26℃）下，在具有良好的睡眠和空腹（饭后 10～12h）情况下，清醒仰卧、无任何身体活动和紧张的思维活动、全身肌肉放松时所需的能量消耗。此时机体处于能维持最基本的生命活动状态，能量消耗仅用于维持体温、心跳、呼吸、各器官组织和细胞功能。

1. 基础代谢率

基础代谢的水平用基础代谢率（basal metabolic rate，BMR）表示（表 1-2）。BMR 是指人体处于基础代谢状态下，每小时每千克体重（或每平方米体表面积）的能量消耗。BMR 的常用单位为 kJ/（kg·h）或 kcal/（m^2·h）。

表 1-2 人体 BMR [单位：kcal/（m^2·h）]

性别	基础代谢率											
	1 岁	3 岁	5 岁	7 岁	9 岁	11 岁	13 岁	15 岁	17 岁	19 岁	20 岁	25 岁
男性	53.0	51.3	49.3	47.3	45.2	43.0	42.3	41.8	40.8	39.2	38.6	37.5
女性	53.0	51.2	48.4	45.4	42.8	42	40.3	37.9	36.3	35.5	35.3	35.2
性别	基础代谢率											
	30 岁	35 岁	40 岁	45 岁	50 岁	55 岁	60 岁	65 岁	70 岁	75 岁	80 岁	
男性	36.8	36.5	36.3	36.2	35.8	35.4	34.9	34.4	33.8	33.2	33.0	
女性	35.1	35.0	34.9	34.5	33.9	33.3	32.7	32.2	31.7	31.3	30.9	

注：在个体间的差异大于体内，其变异系数约为 8%，1kcal=4.184kJ。

2. BMR 的计算公式及影响因素

BMR 可以代表人体细胞的代谢能力。细胞的生理功能不同，其代谢能力也不同，一般而言，脂肪组织和骨骼组织的代谢作用较小，而瘦肉组织的代谢作用较大。基础代谢量会因年龄、性别、身体组成、激素水平的不同而有所不同。BMR 短期内很难改变，但是它会随着年龄的增长而有逐渐下降的趋势，一般来说，人在婴幼儿时期的 BMR 最高，到了孩童时期会快速下降，等到成人后会逐渐趋于稳定。BMR 可以通过性别、年龄、身高和体重粗略计算。

BMR 的计算公式如下：

女性：

$$BMR=655+(9.6\times 体重)+(1.7\times 身高)-(4.7\times 年龄)$$

男性：

$$BMR=66+(13.7\times 体重)+(5.0\times 身高)-(6.8\times 年龄)$$

例如，王小姐体重 55kg、身高 165cm、年龄 21 岁，她每天的 BMR 是 655+(9.6×55)+(1.7×165)−(4.7×21)=655+528+280.5−98.7=1 364.8(kcal)。

李先生的体重 80kg、身高 180cm、年龄 24 岁，他每天的 BMR 是 66+(13.7×80)+(5.0×180)−(6.8×24)=66+1 096+900−163.2=1 898.8(kcal)。

BMR 的影响因素主要有以下几个方面。

（1）个体体表面积和体型的影响。个体体表面积越大，散热面积就越大，BMR 也越高。人体瘦体组织是代谢的活性组织，包括肌肉、心脏、脑、肝、肾等，其消耗的能量占基础代谢的 70%～80%。脂肪组织是相对惰性的组织，消耗的能量明显低于瘦体组织，因此，瘦体组织占比高的人基础代谢更高。

（2）年龄。生长期的婴幼儿 BMR 最高，随着年龄的增长，BMR 下降。成年以后，每隔 10 年，BMR 下降 2%，60 岁以后下降更多。故一般成人比儿童的 BMR 低。

（3）性别。女性脂肪含量高于男性，因此在相同年龄、相同体重的情况下，一般女性比男性的 BMR 低 5%～10%。妇女在孕期和哺乳期因需要合成新组织，BMR 增加。

（4）环境温度。寒冷地区居民的 BMR 比温带地区居民高 10%左右，而热带居民 BMR 比温带居民低约 10%。

（5）内分泌。许多对细胞代谢起调节作用的“内分泌腺”（如甲状腺、肾上腺）分泌异常时，可影响BMR。甲状腺功能亢进或低下时，BMR可比正常值增加或降低10%以上。

（6）其他。一切应激状态（如发热、创伤、心理应激等）均可使BMR升高；女性在生育年龄BMR会有波动，怀孕期间BMR可增加28%。

一般一个人正常代谢率比较恒定，一个正常的成年人的BMR在20年内不会偏离正常值的5%～10%，同年龄、同体重、同性别正常成年人的BMR差别大多在10%以内。

（二）身体活动

从事体力活动所消耗的能量与劳动强度、劳动持续时间及工作熟练程度有关。用于身体活动的能量消耗一般占总能量的15%～30%。

每日从事各种活动消耗的能量，主要取决于体力活动的强度和持续时间。身体活动一般分为职业活动、交通活动、家务活动和休闲活动等，其中以职业活动消耗的能量差别最大，如静态或轻体力活动者，其身体活动的能量消耗约为基础代谢的1/3；而重体力活动者，如运动员，其总能量消耗可达到基础代谢的2倍或以上。

1. 身体活动水平

身体活动水平（physical activity level，PAL）是指总能量消耗与基础能量消耗的比值。它涵盖了职业和工作强度及工作以外的体力活动强度，如家务活动、社会活动及身体锻炼等信息。

2. 中国人群成人PAL分级

中国营养学会专家委员会在制定中国居民营养素参考摄入量时，将中国人群成人的PAL划分为轻体力活动水平、中体力活动水平及重体力活动水平3个等级（表1-3）。

表1-3 我国成人活动水平分级

PAL水平分级	职业工作时间分配	工作内容举例	PAL值 男	PAL值 女
轻	75%的时间坐着或站立 25%的时间站着活动	办公室工作、修理计算机或钟表、售货、酒店服务、化学实验操作、讲课等	1.55	1.56
中	40%的时间坐着或站立 60%的时间特殊职业活动	学生日常活动、机动车驾驶员、车床操作、金工切割等	1.78	1.64
重	25%的时间坐着或站立 75%的时间特殊职业活动	非机械化农业劳动、炼钢、舞蹈、体育活动、装卸、采矿等	2.1	1.82

注：PAL值，即24h总能量消耗量除以24h基础代谢。

（三）食物热效应

食物热效应是指由于进食而引起能量消耗增加的现象。营养学家把这种因为摄食而引起的能量的额外消耗称为食物热效应（表1-4），又叫食物的特殊动力作用。

表 1-4 不同能量物质的食物热效应 （单位：%）

食物成分	食物热效应（占成分能值）
脂类	0～5
碳水化合物	5～10
蛋白质	20～30
成人混合性膳食	10

食物热效应只能增加体热的外散，而不能增加可利用的能量。换言之，食物热效应对于人体是一种损耗而不是一种收益，此项额外的能量不是无中生有的，而是来源于体内的营养贮备。因此，为了保存体内的营养贮备，人们在进食时必须考虑食物热效应额外消耗的能量，使摄入的能量与消耗的能量保持平衡。

（四）生长发育

婴幼儿、儿童、青少年的生长发育需要能量，主要包括机体生长发育中形成新的组织所需要的能量，以及新生成的组织进行新陈代谢所需要的能量。3～6 个月婴儿生长发育所消耗的能量占总消耗能量的 15%～30%；儿童每增加 1kg 体重约需增加 20kJ 的能量摄入。

（五）怀孕

怀孕期间，胎儿、胎盘的增长和母体组织（如子宫、乳房、脂肪储存组织等）的增加及维持代谢需要额外的能量。

（六）哺乳

哺乳期的能量由两部分组成：一是乳汁中含有的能量；二是产生乳汁所需要的能量。营养良好的乳母哺乳期所需要的附加能量可部分来源于孕期储存的脂肪。

六、总能量消耗的测定

人体总能量消耗的测定是预测能量需要量的关键。从 1985 年开始，WHO 建议各国应尽可能以实际测定的能量消耗量为基础，来确定人体的能量需要量。

FAO/WHO/UNU 联合专家委员会的报告中指出，要运用不同的方法进行测定，以获得人体能量消耗及相应的消耗模式方面的信息，从而为制定不同身体活动模式人群的能量需要量提供基础数据。能量消耗的测定方法有计算法、直接测热法、间接测热法及双标水法等方法。

（一）计算法

详见“五、人体的能量消耗”。

（二）直接测热法

直接测热法是通过特殊的封闭隔热装置，直接收集并测量人体在一定时间内向环境散发的所有热量，直接获得总能量消耗量（total energy expenditure，TEE）的方法。具体做法：将受试者居于特殊隔热的小室中，保持安静状态，通过测定一定时间内流经隔热室的水的温度变化和流量，即可计算出受试者单位时间内释放的总能量。

直接测热法测定原理简单，所得数据准确，但测定装置结构复杂且昂贵，操作烦琐，不适合人群现场的实际检测，因此该方法主要用于代谢性相关疾病的研究，实际应用受到限制。

（三）间接测热法

间接测热法是基于三大产能营养素在体内氧化分解代谢过程中必须消耗氧和产生二氧化碳的原理，测量受试者安静状态下一定时间内人体的二氧化碳产生量（V_{CO_2}）和氧消耗量（V_{O_2}），获得人体的基础能量消耗的方法。具体做法：通常采用密闭的装置收集在一定时间、一定活动条件下人体的呼出气体，通过气量计等测试仪测出呼出气体的量，根据吸入气体和呼出气体中氧和二氧化碳的容积百分比的差值和呼出气体的量，计算出该段时间内耗氧量和二氧化碳产生量，继而通过计算二氧化碳产生量与氧消耗量的比值，即呼吸商（respiratory quotient，RQ）［RQ=二氧化碳产生量（mol 或 mL）/氧消耗量（mol 或 mL）］，可以得到该 RQ 下消耗每升氧所产生的能量，再乘以受试者每分钟耗氧量就可得到每分钟该项活动所消耗的能量，将 24h 各项身体活动的能量消耗相加，即可以得到一日总的能量消耗。测定呼吸商也可以用来估算一定时间内机体利用能量的主要来源。

在生理情况下，机体能量主要来源于碳水化合物和脂肪的氧化，蛋白质的氧化代谢量可忽略不计。一定时间人体内的碳水化合物和脂肪氧化时二氧化碳产生量和氧消耗量之比称为非蛋白呼吸商（non-protein respiratory quotient，NPRQ），得到相应的碳水化合物和脂肪氧化的百分比及氧热价（kJ/L），将氧热价乘以耗氧量，即可得到受试者在该段时间内的产热量。例如，人体摄入混合膳食时，非蛋白呼吸商是 0.82，对应的氧热价为 20.20kJ/L，再与受试者实际耗氧量相乘，就可以得出受试者的产热量。间接测热法测定结果准确、可信，尤其是采用改进后的测定装置。

（四）双标水法

双标水法（doubly labeled water，DLW）是采用稳定同位素（双标水）法测定人体一定时间（一般为 7～15d）内日常生活和工作环境中自由活动的总能量消耗量的方法。具体做法：受试者摄入一定量的含有氢（^{2}H）和氧（^{18}O）两种稳定同位素的水（$^{2}H_2{}^{18}O$），当 ^{2}H、^{18}O 这两种标记的稳定同位素在机体达到平衡时，收集受试者的尿液或唾液样本，通过检测两种同位素浓度的变化，获得其相应衰减速率，通过对比其差别，可计算出二氧化碳产生量，再根据 RQ 即可计算出单位时间内总能量的消耗量。目前认为，双标水法具有有效、可靠、安全、样本收集容易、受试者活动自由等特点，可用于检测自由活动的人群，尤其适用于不易合作或活动无法限制和干预的研究对象，但因其检测费用高、仪器精度要求高，应用受限。

（五）心率监测联合运动感应器法

心率与人体能量代谢及机能活动状态密切相关，因心率和间接测热法测量的二氧化碳生成量之间存在线性关系，可以通过连续（3～7d）监测实际生活中的心率，估算出总能量的消耗量。以运动感应器测量的结果来验证心率改变反映能量代谢及身体活动强度的改变，则可提高估算总能量的消耗量的准确性，可应用于预测自由活动人群和个体的经食管超声心动图（Tran Esophageal Echocardiography，TEE）和身体活动强度。应用该方法时，应注意控制心理和环境因素的干扰作用。

（六）行为记录法

对受试者进行 24h 专人跟踪观察，详细记录受试者生活和工作中各种身体活动及持续的时间，一般连续记录 3d 或 7d，然后，根据受试者身体活动强度（physical activity intensity）、持续活动的时间及体重变化，估算出一日总能量消耗量。具体为通过查阅身体活动的代谢当量表，再结合受试者身体活动持续的时间和体重改变的情况，计算出受试者的总能量的消耗量。该方法可以估计群体水平的总能量消耗量，但存在回忆偏倚导致的记录误差、影响身体活动的因素导致的估算误差等问题。

七、人体能量的推荐摄入量和主要食物来源

（一）人体能量的推荐摄入量

能量需要量是指能长期保持良好的健康状态，维持良好的体型、机体构成及理想活动水平的人或人群，达到能量平衡时所需要的膳食能量摄入量。这一概念也包括维持儿童的适宜生长发育水平、孕期母体和胎儿的组织生长及乳母分泌乳汁所需的能量附加量。

碳水化合物、脂类和蛋白质这三种产能营养素在代谢中可以互相转化，但彼此不能完全替代，因为它们在人体内有独特的生理功能，所以在膳食中应保持恰当的比例。根据中国人的膳食特点和习惯，成年人膳食中碳水化合物的能量应占 50%～65%，脂类的能量应占 20%～30%，蛋白质的能量应占 10%～20%。

能量的摄入必须满足机体对能量的需求，一般成人能量的摄入和消耗保持平衡，就能维持人体的健康和正常体力活动的需要。一般人体的能量需要与其食欲相适应，当正常食欲得到满足时，其能量需要也可以满足。处于生长期的个体，其身高、体重逐渐增加，所以能量的摄入量应随之增加，以满足生长发育的需要。中年以后，人体的 BMR 下降，活动量减少，因而能量的摄入量应适当降低，以避免发胖。孕妇和乳母的能量摄入量应适当增加，以保证胎儿的正常发育和分泌乳汁的需求。

（二）能量的主要食物来源

根据中国居民平衡膳食宝塔（2022），第五层的油属于能量密度高的食品，第三层

中的禽、肉等动物性食物次之，第一层中的谷薯类能量密度适中，第三层中的水产品等动物性食物能量密度较低，第四层中的奶及奶制品能量密度更低些，第二层的蔬菜水果属于能量密度最低的食物。

人的能量来源于食物中的碳水化合物、脂类和蛋白质，按照等能定律，从能量供给上讲，三种物质比例的变化并不影响能量的摄取，可以在一定程度上相互代替。1g 碳水化合物=0.45g 脂类=1g 蛋白质，因而在特殊情况下可以摄取一种或两种，这也是制造特殊食品的重要依据。不同营养素有其独特的生理作用，长期摄取单一会造成营养不平衡，影响健康。

一般条件下，碳水化合物是主要的能量来源，其次是脂类，蛋白质的主要作用不是供能。碳水化合物、脂类和蛋白质广泛存在于各类食物中。粮谷类和薯类含碳水化合物较多，是我国膳食能量的主要来源；油料作物中富含脂肪，大豆和坚果类含丰富的油脂和蛋白质，是膳食能量的辅助来源之一；蔬菜、水果含能量较少。动物性食品含较多的动物脂肪和蛋白质，也是膳食能量的重要构成部分。从能量合理摄入的角度，采用以植物性食物为主的膳食，并与动物性食物相平衡，避免经常性的高能量、高脂肪膳食是必要的。在能量满足的前提下，应保证三大供能营养素摄入的恰当比例。

知识链接

限制能量膳食

限制能量膳食是为了减少体脂储存、降低体重，或者减轻机体能量代谢负担，使膳食中所提供的能量低于正常需要量。

1. 适用对象

需要减轻体重者，如单纯性肥胖患者；为控制病情、减少机体代谢负担的病人，如糖尿病患者、高血压症患者、高脂血症患者、冠心病患者等。

2. 配膳原则

根据病情限制能量供给，其他营养素基本符合 DRIs，营养素之间保持合适比例，使人体需要和膳食供给建立平衡关系。能量减少应逐次进行，以利于机体动用、消耗储存的脂肪，防止出现不良反应。

3. 食物选择

（1）宜用食物：粗粮、豆制品、叶菜类蔬菜和低糖的水果等。

（2）限制食物：谷类、水产品、瘦肉、禽类、蛋类、全脂乳奶类、豆类。烹调方法以清淡为宜，多采用蒸、煮、拌、炖等无油的做法。

（3）忌用食物：油煎、油炸食品。避免油腻的食物和甜食，如肥肉、动物油脂（猪油、牛油、奶油等）、花生油、糖果、甜点、白糖、红糖、蜂蜜等。

课堂导入 1-3

郴州“大头娃娃”

2020 年 3 月 30 日，有十几位家长在“问政湖南”上发表《郴州“大头娃娃”父母们联名请求政府处理郴州假奶粉事件》的“联名信”，称自家孩子发育迟缓，头骨突出，畸形酷似“大头娃娃”，经医生诊断这些孩子所患疾病为佝偻病。调查发现，这些孩子都食用了一款名为“倍氨敏”的“特医奶粉”，这款“奶粉”是一种固体饮料，是普通食品，不是婴幼儿配方奶粉，更不具有特医奶粉资质，其蛋白质和营养素含量远低于婴幼儿配方乳粉和特殊医学用途配方食品。

问题：蛋白质对婴幼儿的发育有什么作用？

任务三　蛋白质与氨基酸

蛋白质与氨基酸

蛋白质是以氨基酸为基本单位，通过肽键连接起来的一类含氮大分子有机化合物，是膳食中氮元素的主要来源。蛋白质是一切生命的物质基础，是组成一切细胞和组织结构的基本材料，它与各种生命活动紧密相关。无论动物还是植物，蛋白质组分都占活细胞干重的 50%以上。一般来说，肉蛋类食物的蛋白质含量较高，植物性食物中豆类的蛋白质含量较高。

一、蛋白质的分类和功能

蛋白质是构成生命的基本物质，其元素构成比较稳定，均含有碳、氢、氧、氮 4 种元素，多数蛋白质含有硫和磷，有些蛋白质还含有铁、铜、锰、锌等矿物质。

（一）蛋白质的分类

蛋白质按照化学组成可以分为单纯蛋白质和结合蛋白质。单纯蛋白质仅由氨基酸组成，而结合蛋白质除氨基酸组分，还含有非氨基酸物质。

蛋白质按照形状可以分为球状蛋白和纤维状蛋白，其中球状蛋白多与酶、分泌蛋白等生理功能有关，而纤维状蛋白主要参与结构构架功能。

食物蛋白质的营养价值取决于所含氨基酸的种类和数量，所以食物蛋白质根据营养价值可以分为完全蛋白质、半完全蛋白质和不完全蛋白质。

（1）完全蛋白质所含的必需氨基酸种类齐全、数量充足、比例适当，不但能维持成人的健康，而且能促进儿童生长发育，如奶类中的酪蛋白、乳白蛋白，蛋类中的卵白蛋白、卵磷蛋白，肉类中的白蛋白、肌蛋白，大豆中的大豆蛋白，小麦中的麦谷蛋白，玉米中的谷蛋白等。

（2）半完全蛋白质所含的必需氨基酸种类齐全，但有的氨基酸数量不足，比例不适当，可以维持生命，但不能促进生长发育，如小麦中的麦胶蛋白等。

（3）不完全蛋白质所含的必需氨基酸种类不全，既不能维持生命，也不能促进生长发育，如玉米中的玉米胶蛋白、动物结缔组织和肉皮中的胶质蛋白、豌豆中的豆球蛋白等。

（二）蛋白质的功能

（1）作为生物催化剂。体内诸多生化反应或消化吸收都离不开酶的作用，酶的主要成分为蛋白质，如胃蛋白酶、乳酸脱氢酶等。

（2）调节功能。一些蛋白质或肽具有激素的功能，可以调节身体代谢过程，如胰岛素、生长素等。

（3）作为载体运输氧气或各种营养物质，如血红蛋白、载脂蛋白等。

（4）参与机体运动，参与机体组成、组织更新。例如，身体中维持心脏跳动的平滑肌、四肢运动的骨骼肌等参与机体运动；而组蛋白、核蛋白、膜蛋白等参与细胞或组织的构成，是人体重要的组成部分。

（5）参与机体的防御。蛋白质可形成抗体，维持机体抵抗力。

（6）调节水盐代谢和酸碱平衡。

（7）供给能量。蛋白质的主要功能是用于组织蛋白的合成和修复，但当机体摄入糖分或脂类不足时，首先供给能量，以维持生命活动。每克蛋白质大约可以提供 16.7kJ 的能量。

二、构成蛋白质的氨基酸

自然界中存在的、构成蛋白质的氨基酸有 20 多种。天然的氨基酸基本为 L-α-氨基酸（除甘氨酸、脯氨酸外），其中碱性氨基酸有 3 种（赖氨酸、精氨酸和组氨酸），酸性氨基酸有两种（天冬氨酸和谷氨酸），其余均为中性氨基酸。氨基酸的组成不同，也决定了蛋白质的物理和化学性质存在差异。

（一）氨基酸的物理性质

氨基酸一般都溶于水，不溶或微溶于乙醇和乙醚。除甘氨酸外，均具有旋光性，可通过测定旋光度来鉴定氨基酸的纯度。因为氨基酸带有旋光性，所以由氨基酸组成的蛋白质也具有旋光的特性。

不同的氨基酸具有不同的呈味感：甘氨酸、丙氨酸、丝氨酸、苏氨酸等具有明显的甜味；缬氨酸、亮氨酸、异亮氨酸、甲硫氨酸、组氨酸等具有苦味；而谷氨酸具有很强的鲜味，是味精的主要成分。

（二）氨基酸的化学性质

氨基酸由于带有羧基和氨基，故羧基和氨基的解离状态就决定了氨基酸的带电状态。一般情况下，氨基酸既带有正电荷又带有负电荷，呈两性解离状态。当处于某一 pH 值时，氨基酸的正电荷量等于负电荷量，则该 pH 值为该氨基酸的等电点（pI）。当溶液 pH 值大于等电点时，氨基酸带负电荷，当溶液 pH 值小于等电点时，氨基酸带正电荷。

氨基酸能与茚三酮反应产生紫色物质，通过该反应可以检测蛋白质或氨基酸的存在。

（三）必需氨基酸和氨基酸模式

在组成蛋白质的 20 多种氨基酸中，按照自身合成是否能够满足机体需要而分成必需氨基酸、条件必需氨基酸和非必需氨基酸。

（1）必需氨基酸是指机体必需但自身不能合成或合成的速度不能满足机体的需要，必须从食物中摄入的氨基酸，包括缬氨酸、异亮氨酸、亮氨酸、苯丙氨酸、赖氨酸、蛋氨酸、苏氨酸、色氨酸、组氨酸 9 种。有文献认为组氨酸为婴幼儿必需氨基酸，而成人的需求量较少。

（2）条件必需氨基酸是指人体内合成能力较低，在生长发育期或机体需要增多时，必须从食物中部分摄入的氨基酸，如谷氨酰胺、精氨酸被认为是长期使用营养支持疗法的病人的条件必需氨基酸；牛磺酸被认为是早产儿的条件必需氨基酸。半胱氨酸和酪氨酸在体内可分别由蛋氨酸和苯丙氨酸转变而成，如果膳食中能直接提供这两种氨基酸，则人体对蛋氨酸和苯丙氨酸的需要量可分别减少 30%和 50%。所以半胱氨酸和酪氨酸也称为条件必需氨基酸或半必需氨基酸。

（3）非必需氨基酸是指人体内能自行合成或由其他氨基酸转变而来，不必由食物供给就能满足人体需要的氨基酸，如甘氨酸、丙氨酸、谷氨酸等。膳食中必需氨基酸与非必需氨基酸应该有一定的比例，一般认为膳食中必需氨基酸以占维持所需氨基酸总量的 30%为宜。

机体在利用蛋白质代谢过程中，对每种必需氨基酸的需要和利用都处在一定的范围内，某种氨基酸过多或过少都会影响另外一些氨基酸的利用，所以，为了满足机体蛋白质合成的要求，各种必需氨基酸之间应有一个适宜的比例，这种必需氨基酸之间相互搭配的比例关系称为氨基酸模式。计算方法是将蛋白质中各种必需氨基酸的含量除以色氨酸含量，得到以色氨酸为 1.0 的一系列比值，这一比值就是该种蛋白质的氨基酸模式（表 1-5）。食物蛋白质的氨基酸模式与人体蛋白质的氨基酸模式越接近时，必需氨基酸被机体利用的程度就越高，该食物蛋白质的营养价值也越高，称为优质蛋白质，亦称完全蛋白质，如鱼、肉、蛋、奶及大豆蛋白质。反之，如果食物蛋白质中一种或几种必需氨基酸相对含量较低（或缺乏），即可使其他的必需氨基酸不能在体内充分利用而浪费，从而降低蛋白质的营养价值，这些含量相对较低的必需氨基酸称为限制氨基酸，其中含量最低的称为第一限制氨基酸，如谷类食物中的赖氨酸为第一限制氨基酸，这种蛋白质为不完全蛋白质。

表 1-5 人体和几种常见食物蛋白质的氨基酸模式

氨基酸	人体	全鸡蛋	牛奶	牛肉	大豆	面粉	大米
异亮氨酸	5.0	3.2	3.4	4.4	4.3	3.8	4.0
亮氨酸	9.8	5.1	6.8	6.8	5.7	6.4	6.3
赖氨酸	7.5	4.1	5.6	7.2	4.9	1.8	2.3

续表

氨基酸	人体	全鸡蛋	牛奶	牛肉	大豆	面粉	大米
蛋氨酸+半胱氨酸	3.7	3.4	2.4	3.2	1.2	2.8	2.8
苯丙氨酸+酪氨酸	6.3	5.5	7.3	6.2	3.2	7.2	7.2
苏氨酸	3.8	2.8	3.1	3.6	2.8	2.5	2.5
缬氨酸	6.5	3.9	4.6	4.6	3.2	3.8	3.8
色氨酸	1.0	1.0	1.0	1.0	1.0	1.0	1.0

资料来源：杨月欣，2005．中国食物成分表2004[M]．北京：北京大学医学出版社．

三、蛋白质的消化、吸收和代谢

人体中蛋白质的消化从胃部开始，吸收过程主要集中在小肠。

（一）蛋白质的消化和吸收

食物蛋白进入胃后，刺激胃黏膜分泌胃泌素，进而刺激胃黏膜壁细胞分泌盐酸，主细胞分泌胃蛋白酶原。胃蛋白酶原经盐酸和自身催化作用转换为活性胃蛋白酶，从而发挥水解蛋白质的作用。因为食物在胃中停留的时间短，对蛋白质的消化并不完全，所以小肠才是蛋白质消化的主要部位。未经消化或消化不完全的蛋白质被进一步水解成氨基酸和具有 2～3 个氨基酸的短肽。氨基酸和短肽的吸收都是耗能的主动运输过程，氨基酸的吸收通过 3 种主动运输系统来进行，分别转运中性氨基酸、酸性氨基酸、碱性氨基酸。结构相似的氨基酸在共同使用同一转运系统时，具有竞争性抑制作用。短肽的吸收依靠小肠黏膜上的转运体系进行。

（二）蛋白质的代谢

机体内的蛋白质一直处于不断合成新蛋白质和降解旧蛋白质的平衡中。存在于人体各组织、器官、体液中的游离氨基酸称为氨基酸池。从食物中吸收的氨基酸进入氨基酸池中。氨基酸池中的氨基酸具有一定的构成比，为体内合成蛋白质提供原料。

（三）氮平衡

氮平衡（nitrogen balance，NB）是研究蛋白质代谢的一个重要指标，它反映机体摄入氮（I）和排出氮（E）间的关系，可用下面数学式表示：

$$NB=I-E=I-(F+U+S)$$

式中，F 为粪氮；U 为尿氮；S 为皮肤氮。粪氮除了未被消化的食物氮外还包括肠道死亡微生物、消化液及肠黏膜脱落细胞氮，这部分氮称为粪代谢氮（F_m）；尿氮除了机体利用过的氮外，还包括尿道黏膜脱落细胞氮，这部分氮称为尿内源氮（U_m）。机体每天由皮肤、毛发、分泌物等排出的氮，以及粪代谢氮、尿内源氮总共约为 3.5g，这是机体不可避免的氮消耗，称为必要氮损失（obligatory nitrogen loss，ONL）。

当摄入氮和排出氮相等时，为零氮平衡，健康的成人应维持在 0～5%的范围。当摄入氮大于排出氮时，为正氮平衡，处于生长期的儿童、孕妇、康复期的病人及需要增加肌肉的运动员等，应保证适当的正氮平衡，以满足机体对蛋白质的额外需要。当摄入氮小于排出氮时，为负氮平衡，人体在饥饿、疾病及年老时一般处于这种状况下，若因饥饿或消耗性疾病等长期处于负氮平衡，对于成人会产生消瘦、营养不良症，而对于婴儿会出现水肿或发育迟缓、智力低下等现象。

四、食物蛋白质的营养评价

食物中蛋白质营养价值的高低，主要取决于其所含必需氨基酸的种类、含量及其相互比例是否与人体内的蛋白质相近似。食物蛋白质营养价值应从食物蛋白质的含量、蛋白质的消化率和蛋白质的利用率 3 个方面进行综合评价。

（一）蛋白质的含量

食品中蛋白质的含量是评价其营养价值的基础。即使蛋白质中必需氨基酸的比例完美，但是含量过少也不能起到明显的作用。因为蛋白质中氮的含量相对固定，为 16%，所以一般情况下，食物的总氮含量乘以 6.25 的系数即可换算出食物的蛋白质含量。若需要精确推算，则需要参考《食品安全国家标准 食品中蛋白质的测定》（GB 5009.5—2016）附录 A 中列出的具体转换系数。

目前常用的蛋白质的测量方法是凯氏定氮法，特点是方法简单、测量准确度高、成本低，是比较经典的蛋白质含量的测量方法。

（二）蛋白质的消化率

消化吸收是膳食蛋白质被机体利用的先决条件。蛋白质的消化率是指在消化管内被吸收的蛋白质占摄入蛋白质的百分数，是评价食物蛋白质营养价值的生物学方法之一。蛋白质的消化率越高，则被机体吸收利用的可能性越大，其营养价值也就越高。根据是否考虑内源粪代谢氮因素，可分为表观消化率和真消化率。

（1）表观消化率，即不计内源粪氮的蛋白质消化率。通常以动物或人体为实验对象，在实验期内，测定实验对象摄入的食物氮和从粪便中排出的氮（粪氮），然后按下式计算：

$$\text{蛋白质表观消化率} = \frac{\text{摄入氮} - \text{粪氮}}{\text{摄入氮}} \times 100$$

（2）真消化率，考虑粪代谢时的消化率。粪氮实际上有两个来源：一是来自未被消化吸收的食物蛋白质；二是来自脱落的肠黏膜细胞及肠道细菌等所含的氮。通常以动物或人体为实验对象，首先设置无氮膳食期，即在实验期内给予无氮膳食，并收集无氮膳食期内的粪便，测定氮含量，无氮膳食期内的粪氮即粪代谢氮。成人 24h 内粪代谢氮一般为 0.9～1.2g。其次设置被测食物蛋白质实验期，实验期内摄取被测食物，再分别测定摄入氮和粪氮。从被测食物蛋白质实验期的粪氮中减去无氮膳食期的粪代谢氮，才是摄入食物蛋白质中真正未被消化吸收的部分，故称蛋白质真消化率。计算公式为

$$蛋白质真消化率=\frac{摄入氮-(粪氮-粪代谢氮)}{摄入氮}\times100$$

由于粪代谢氮测定十分烦琐，且准确性低，故在实际工作中通常不考虑粪代谢氮，特别是当膳食中的膳食纤维含量很少时，可不必计算粪代谢氮；当膳食中含有大量膳食纤维时，成年男子的粪代谢氮值，可按每天每千克体重 12mg 计算。几种食物蛋白质真消化率见表 1-6。

表 1-6 几种食物蛋白质真消化率 （单位：%）

食物	蛋白质真消化率	食物	蛋白质真消化率	食物	蛋白质真消化率
鸡蛋	97±3	花生酱	88	玉米	85±6
面粉（精制）	96±4	大米	88±4	小米	79
牛奶	95±3	大豆粉	87±7	菜豆	78
肉、鱼	94±3	燕麦	86±4	中国混合膳食	96

食物蛋白质的消化率除受人体差异影响外，还要受食物因素的影响，如食物的品种、加工和烹调方法、抗营养因子的存在等。一般植物性蛋白质因受纤维物质的包裹，难与消化酶接触，因此其消化率通常比动物性蛋白质低。在一般烹调加工条件下，动物性蛋白质（如乳、蛋、肉类）的消化率可达 90%以上，而植物性食物（如米饭、面食）的蛋白质消化率仅为 80%左右。有的食物中含有蛋白质酶抑制剂，如大豆中的胰蛋白酶抑制剂，蛋清中的抗生物素等，都可降低蛋白质的消化率。

（三）蛋白质的利用率

蛋白质的利用率是指食物蛋白质被消化吸收后在体内被利用的程度，是食物蛋白质营养评价常用的生物学方法。

1. 生物价

生物价（biological value，BV）是反映食物蛋白质消化吸收后被机体利用程度的指标。生物价越高，表明其被机体利用程度越高，即蛋白质营养价值越高，最高值为 100。常见食物蛋白质的生物价见表 1-7。

$$生物价(BV)=\frac{储留氮}{吸收氮}\times100$$

$$储留氮=吸收氮-(尿氮-尿内源氮)$$

$$吸收氮=摄入氮-(粪氮-粪代谢氮)$$

表 1-7 常见食物蛋白质的生物价

食物蛋白质	生物价	食物蛋白质	生物价	食物蛋白质	生物价
全鸡蛋	94	大米	77	小米	57
脱脂牛奶	85	小麦	67	玉米	60
鱼	83	生大豆	57	白菜	76
牛肉	76	熟大豆	64	红薯	72
猪肉	74	扁豆	72	马铃薯（土豆）	67
面粉（精制）	52	蚕豆	58	花生	59

2. 净利用率

蛋白质净利用率（net protein utilization，NPU）是指食物中蛋白质实际被利用的程度，即机体的储留氮与食物氮之比。

$$\text{蛋白质净利用率(NPU)}=\frac{\text{储留氮}}{\text{食物氮}}\times 100=\text{生物价}\times\text{消化率}$$

3. 蛋白质功效比值

蛋白质功效比值（protein efficiency ratio，PER）是用处于生长阶段中的幼年动物（一般用刚断奶的雄性大白鼠），在实验期内其体重增加和摄入蛋白质的量的比值来反映蛋白质营养价值的指标。因为所测蛋白质主要被用来提供生长需要，所以该指标被广泛用作婴幼儿食品中蛋白质的营养评价。

$$\text{蛋白质功效比值(PER)}=\frac{\text{动物增加体重克数}}{\text{摄入蛋白质克数}}$$

几种常见食物蛋白质功效比值：全鸡蛋为 3.92，牛奶为 3.09，鱼为 4.55，牛肉为 2.30，大豆为 2.32，面粉（精制）为 0.60，大米为 2.16。

4. 氨基酸评分

氨基酸评分（amino acid score，AAS）亦称蛋白质化学分，是评定单一或混合食物蛋白质营养价值的常用方法，可以反映蛋白质构成和利用的关系。

$$\text{氨基酸评分(AAS)}=\frac{\text{被测蛋白质每克氮(或蛋白质)中氨基酸含量}}{\text{参考蛋白质每克氮(或蛋白质)中氨基酸含量}}\times 100$$

氨基酸评分是指食物蛋白质中的必需氨基酸和理想模式或（参考蛋白质中相应的必需氨基酸）的比值。食物蛋白质氨基酸的模式与人体蛋白质构成模式越接近，其营养价值越高，氨基酸评分能评价其接近程度（表 1-8）。天然动物性食物的蛋白质营养价值高，而植物性食物缺少赖氨酸、苏氨酸，氨基酸评分低，使得其营养价值比动物性食物低。

表 1-8　人体氨基酸模式和鸡蛋蛋白质氨基酸含量　（单位：mg/g）

必需氨基酸	人体氨基酸模式	鸡蛋蛋白质氨基酸含量
异亮氨酸	40	49
亮氨酸	70	81
赖氨酸	55	66
蛋氨酸+半胱氨酸	35	47
苯丙氨酸+酪氨酸	60	86
苏氨酸	40	45
色氨酸	10	17
缬氨酸	50	54

确定某一食物蛋白质氨基酸评分步骤：①计算被测蛋白质每种必需氨基酸的评分值；②在上述计算结果中，找出第一限制氨基酸评分值，即为该蛋白质的氨基酸评分。参考蛋白质可采用 WHO 人体必需氨基酸模式，也可用鸡蛋或母乳。常见食物蛋白质的功效比值和氨基酸评分见表 1-9。

表 1-9　常见食物蛋白质的功效比值和氨基酸评分

食物蛋白质	蛋白质功效比值	氨基酸评分
全鸡蛋	3.92	1.06
全牛奶	3.09	0.98
鱼	4.55	1.00
牛肉	2.30	1.00
大豆	2.32	0.63
面粉（精制）	0.60	0.34
大米	2.16	0.59
马铃薯（土豆）	—	0.48

5. 蛋白质消化率校正的氨基酸评分

蛋白质消化率校正的氨基酸评分（protein digestibility-corrected amino acid score，PDCAAS）可替代蛋白质功效比值，对除孕妇和 1 岁以下婴儿以外的所有人群的食物蛋白质进行评价。

$$PDCAAS=氨基酸评分\times 真消化率$$

几种食物蛋白质的 PDCAAS 见表 1-10。

表 1-10　几种食物蛋白质的 PDCAAS

食物蛋白质	PDCAAS	食物蛋白质	PDCAAS
酪蛋白	1.00	斑豆	0.63
全鸡蛋	1.00	燕麦粉	0.57
大豆分离蛋白	0.99	花生粉	0.52
牛肉	0.92	小扁豆	0.52
豌豆粉	0.69	全麦	0.40
菜豆	0.68		

（四）蛋白质的互补作用

因为不同食物蛋白质中必需氨基酸的组成及含量比值不同，所以生物学价值也不一样。为了提高膳食蛋白的质量，人们可以把富含某种氨基酸的食物和缺乏该种氨基酸的食物混合食用，取长补短，以提高其生物学价值。这种将富含某种必需氨基酸的食物与缺乏某种必需氨基酸的食物互相搭配而混合食用，使混合食物蛋白质的必需氨基酸成分更接近合适的比值，从而提高蛋白质的生物学价值，称为蛋白质互补作用。例如，玉米中赖氨酸含量较低，蛋氨酸含量较高，大豆中赖氨酸含量较高，蛋氨酸含量较低，将其混合食用，可取长补短。若将玉米（生物价为 60）、小米（生物价为 57）和大豆（生物价为 64）按 2∶2∶1 混合食用，生物价可提高为 73。混合膳食一直是我国人民的传统饮食习惯，应予以发扬。

发挥食物蛋白质互补作用的 4 个原则（营养原则）如下：①食物种类越多越好，氨基酸种类齐全，有利于发挥互补作用；②食物种属越远越好，动物与植物间种属远，动植物食物搭配，有利于提高蛋白质的生物学价值；③互补作用的食物同时吃，人体所需氨基酸只有同时到达人体组织，才能构成组织蛋白质，所以同时吃（一般不超过 5h）有利于提高生物价；④注意混合进食的蛋白质的适宜比例。

总之，养成良好的饮食习惯，不偏食，不挑食，尽量杂食，有利于提高食物蛋白质的营养价值。

五、蛋白质-能量的缺乏与过量

（一）蛋白质缺乏

当人体蛋白质丢失大于 20%时，生命活动就会被迫停止。蛋白质-能量营养不良（protein-energy malnutrition，PEM）是指蛋白质和能量摄入不足引起的营养缺乏病，是所有营养不良中最致命的。该病在成人和儿童中均可发生，但处于生长发育阶段的儿童最为敏感。轻度的蛋白质缺乏主要影响儿童的体格生长，导致低体重增长缓慢、生长发育迟缓。长期蛋白质-能量摄入不足将导致人体多种激素水平和身体成分含量发生明显改变，体重明显下降，各组织器官明显萎缩，出现严重的负氮平衡。

成人蛋白质摄入不足可引起体力下降、水肿、抗病力减弱等。这种情况见于饥饿人群和久病的恶病质病人。蛋白质缺乏的临床表现为疲倦、体重减轻、贫血、免疫和应激能力下降、血浆蛋白质含量下降，尤其是白蛋白降低，并出现营养性水肿。蛋白质-能量营养不良一般分为消瘦型、水肿型和混合型 3 种类型。

（1）消瘦型蛋白质-能量营养不良主要是能量严重不足所致，临床表现为消瘦、皮下脂肪消失、皮肤干燥松弛、体弱无力等。病人体重常低于其标准体重的 60%，消瘦型蛋白质-能量营养不良的患病人群一般多见于 2 岁以下的幼儿。

（2）水肿型蛋白质-能量营养不良（夸休可尔症）是指能量摄入基本满足而蛋白质严重不足，以全身水肿为其特点，患者虚弱、表情淡漠、生长滞缓、头发干燥无光泽且变脆易脱落、易感染其他疾病，矮小、水肿和腹部突出为该种蛋白质-能量营养不良的典型表现。水肿型蛋白质-能量营养不良的患病人群主要为 3～13 岁的儿童。

（3）混合型蛋白质-能量营养不良是指蛋白质和能量同时缺乏，临床表现为上述二型的混合。常同时伴有维生素和其他营养素缺乏。

（二）蛋白质过量

蛋白质摄入不足对人体有较大的危害，但是蛋白质尤其是动物性蛋白质摄入过多对人体的危害更大。首先，蛋白质摄入过多，会加重肾脏代谢负担；其次，过多的动物性蛋白质摄入，会导致胆固醇、饱和脂肪酸和脂肪的摄入量增加，以及含硫氨基酸的摄入过多，从而加速骨骼中钙的丢失，易产生骨质疏松症。

有研究显示，健康成人摄入每千克体重 1.9～2.2g/d 蛋白质膳食一段时期，会产生胰岛素敏感性下降、尿钙排泄量增加、肾小球滤过率增加、血浆谷氨酸浓度下降等代谢变化。有人在猪的实验中发现与正常组（蛋白质供能比 15%）相比，实验组在摄入蛋白质供能 35%的高蛋白膳食 8 个月后，会出现肾脏损害，表现为肾小球容积增大 60%～70%，组织性纤维化增加 55%，肾小球硬化增加 30%。

WHO/FAO/UNU 建议人们每日摄入的蛋白质以不超过推荐摄入量的 2 倍为宜。

六、蛋白质的膳食参考摄入量和主要食物来源

（一）蛋白质的膳食参考摄入量

蛋白质的摄入量应占总能量摄入量的 10%～20%，至少要达到供能比的 8%。蛋白质的需要量随着年龄的不同有一定差异，10 岁前无性别差异；正常成人蛋白质的摄入量为每千克体重 1g/d；RNI 男性为 65g/d、女性为 55g/d；孕妇为了满足体重的增加和胎儿生长的需要，妊娠中期和晚期分别增加 15g/d 和 30g/d；乳母蛋白质的增加实际上是满足每日泌乳的需要，增加 25g/d（表 1-11）。正常成人优质蛋白质的摄入量应大于所摄入蛋白质总量的 30%，老年人、儿童、青少年、孕妇、乳母等其他人群优质蛋白质的摄入量可增加至 50%以上。

表 1-11 中国居民膳食蛋白质参考摄入量 （单位：g/d）

年龄或生理阶段	男性		女性	
	EAR	RNI	EAR	RNI
0～		9（AI）		9（AI）
0.5 岁～	15	20	15	20
1 岁～	20	25	20	25
2 岁～	20	25	20	25
3 岁～	25	30	25	30
4 岁～	25	30	25	30
5 岁～	25	30	25	30
6 岁～	25	35	25	35

续表

年龄或生理阶段	男性		女性	
	EAR	RNI	EAR	RNI
7 岁～	30	40	30	40
8 岁～	30	40	30	40
9 岁～	40	45	40	45
10 岁～	40	50	40	50
11 岁～	50	60	45	55
14 岁～	60	75	50	60
18 岁～	60	65	50	55
妊娠中期			+10	+15
妊娠晚期			+25	+30
哺乳期			+20	+25

注：AI 表示数据为适宜摄入量。

（二）蛋白质的主要食物来源

蛋白质的食物来源可分为动物性食物和植物性食物两大类。动物性食物有各种肉类、奶类和蛋类等，植物性食物有大豆、谷类和花生等。其中，动物性食物蛋白质和大豆蛋白质是人类膳食中优质蛋白质的来源。植物性食物蛋白质中，谷类食物的蛋白质含量在 8%左右，是中国居民的主食，摄入量大，也是膳食蛋白质的主要来源。

一般要求动物性食物蛋白质和大豆蛋白质应占膳食蛋白质总量的30%～50%。目前，我国许多地区居民膳食蛋白质为粮谷类蛋白质，应增加优质蛋白质的摄入量。各类食物的蛋白质含量见表 1-12。常见食物中蛋白质的含量见表 1-13。

表 1-12　各类食物的蛋白质含量　　（单位：%）

食物	蛋白质含量	食物	蛋白质含量
大豆类	35～40	蛋类	12～14
奶粉	25～27	谷类	6～10
鱼类	22～24	食用菌（鲜）	3
杂豆类	20～24	鲜奶	1.5～4
食用菌（干）	20～30	薯类	2～3
坚果类	15～25	蔬菜	≤3
肉类	10～20		

表 1-13　常见食物中蛋白质的含量　　（单位：g/100g）

食物（可食部分）	蛋白质含量	食物（可食部分）	蛋白质含量
黄豆	35.0	核桃（鲜）	12.8
奶酪（干酪）	25.7	鸭蛋	12.6
绿豆	21.6	鹅蛋	11.1
猪瘦肉	20.3	小麦粉（富强粉，特一粉）	10.3
牛肉（肥瘦）	19.9	小米	9.0

续表

食物（可食部分）	蛋白质含量	食物（可食部分）	蛋白质含量
鸡（平均）	19.3	面包（平均）	8.3
羊肉（肥瘦）	19.0	豆腐（平均）	8.1
鹅	17.9	粳米（标一）	7.7
河蟹	17.5	籼米（标一）	7.7
草鱼	16.6	玉米（鲜）	4.0
海参	16.5	牛乳（平均）	3.0
河虾	16.4	酸奶（平均）	2.5
鸭（平均）	15.5	香菇	2.2
鸡蛋（平均）	13.3	梨（平均）	0.4
猪肉（肥瘦）	13.2	苹果（平均）	0.2

知识链接

构成人体蛋白质的氨基酸及其对应的英文见表 1-14。

表 1-14 构成人体蛋白质的氨基酸及其对应的英文

氨基酸名称		英文	氨基酸名称		英文
必需氨基酸	异亮氨酸	Isoleucine（Ile）	非必需氨基酸	天冬氨酸	Aspartic acid（Asp）
	亮氨酸	Leucine（Leu）		天冬酰胺	Asparagine（Asn）
	赖氨酸	Lysine（Lys）		谷氨酸	Glutamic acid（Glu）
	蛋氨酸	Methionine（Met）		谷氨酰胺	Glutamine（Gln）
	苯丙氨酸	Phenylalanine（Phe）		甘氨酸	Glycine（Gly）
	苏氨酸	Threonine（Thr）		脯氨酸	Proline（Pro）
	色氨酸	Tryptophan（Trp）		丝氨酸	Serine（Ser）
	缬氨酸	Valine（Val）	条件必需氨基酸	半胱氨酸	Cysteine（Cys）
	组氨酸[①]	Histidine（His）		酪氨酸	Tyrosine（Tyr）
非必需氨基酸	丙氨酸	Alanine（Ala）			
	精氨酸	Arginine（Arg）			

① 组氨酸为婴儿必需氨基酸，成人需要量可能较少。

课堂导入 1-4

减 肥 饮 食

减肥一直是诸多爱美人士关注的话题，为了能轻松方便地减肥，人们想出了各种各样的“绝招”。其中有一种低糖饮食方式就曾经得到了广大减肥人士的推崇。这种饮食方式是通过减少或者断绝碳水化合物的摄入，代之以肉类，从而达到减轻体重的目的。

问题：这种减肥方式科学吗？通过减少碳水化合物的摄入量能够达到减肥的目的吗？

碳水化合物

任务四　碳水化合物

碳水化合物在生物化学中称为糖类化合物，由 C、H、O 三种元素构成，由于其大多数分子中所含的氢原子和氧原子比例为 2∶1，和水的结构相似，故称为碳水化合物，其分子结构式为 $C_m(H_2O)_n$。

碳水化合物在人体代谢中有着举足轻重的作用，是人体摄取能量的主要来源。按照分子的构成，碳水化合物可以分为单纯糖、结合糖和糖衍生物等；按照分子中单糖分子的数量，碳水化合物可以分成单糖、双糖、低聚糖（三糖、四糖等）和多糖等（表 1-15）。

表 1-15　膳食中的主要碳水化合物存在方式

碳水化合物名称		单体成分	存在的食物及其含量
糖	单糖	葡萄糖	许多食物的主要成分
		果糖	大量存在于水果、蜂蜜中
		半乳糖	少量，主要存在于发酵奶制品中
	双糖	蔗糖	大量存在于植物中
		麦芽糖	少量，主要存在于葡萄糖糖浆中
		乳糖	仅存在于奶制品中
低聚糖（寡糖）	三糖	棉子糖	少量，存在于豆类和蔬菜中
		麦芽寡糖	少量，主要存在于葡萄糖糖浆中
	四糖	麦芽糖醇	少量，主要存在于葡萄糖糖浆中
		水苏糖	少量，存在于豆类和蔬菜中
	五糖	毛蕊花糖	微量
多糖		淀粉	大量存在于谷类、薯类食物中

一、碳水化合物的分类

碳水化合物是由多羟基醛或多羟基酮衍生或聚合形成的化合物。根据 FAO/WHO 专家组（1998）的建议，碳水化合物根据其聚合度（degree of ploymerization，DP）分为糖、寡糖和多糖。糖单位大于等于 3DP 和小于 10DP 的为寡糖和多糖的分界点，其亚组按照生理学消化吸收的概念区分。糖（1～2 个单糖组成）分为单糖、双糖、糖醇；寡糖组（3～10 个单糖组成）分为异麦芽低聚寡糖、棉子糖、低聚果糖等；多糖组（10 个以上单糖组成）分为淀粉、非淀粉多糖（纤维素、半纤维素、果胶、亲水胶质物）等。

按生理学或营养学的理解也可分为可消化利用碳水化合物（如淀粉、糖原、乳糖等）和不可消化利用碳水化合物（如纤维素、半纤维素等）。

（一）单糖

单糖是构成碳水化合物的基本结构，是不能被水解的最简单的碳水化合物。根据官能团的不同分为醛糖和酮糖；根据分子中所含碳原子数目分为丙糖、丁糖、戊糖、己糖等。分子中碳原子数大于等于 3 的单糖因含有不对称碳原子，所以有 D-型及 L-型两种构型，天然存在的单糖多为 D-型（图 1-2）。链状的单糖分子可以产生分子内缩合反应，形成环形结构。环形结构的单糖分子可以依据 C_1 位上羟基空间位置的差别分为 α 和 β 两种空间构型。

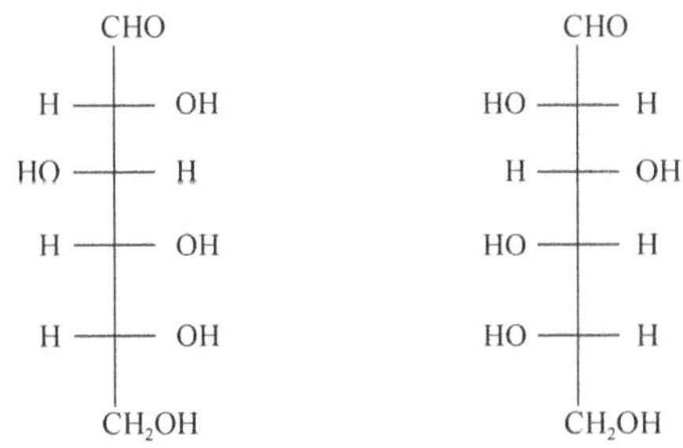

（a）D-型葡萄糖结构式　（b）L-型葡萄糖结构式

图 1-2　葡萄糖的结构式

碳水化合物最简单的化学公式用 $(CH_2O)_n$ 表示，n 表示 3～8 的任何整数，见图 1-3。

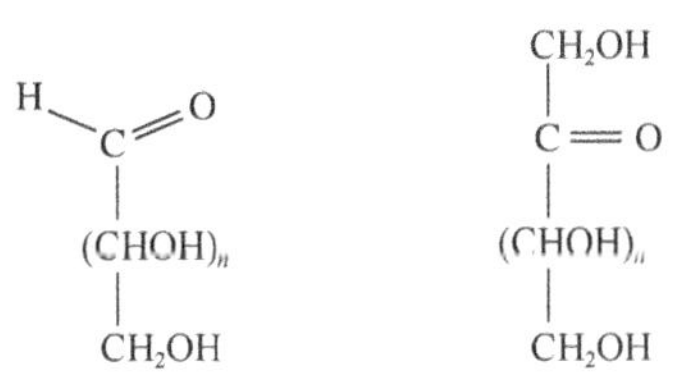

（a）醛糖结构式　（b）酮糖结构式

图 1-3　单糖的结构式

膳食中常见的单糖有葡萄糖、果糖、半乳糖等。常见的醛糖单糖的分子结构见图 1-4。

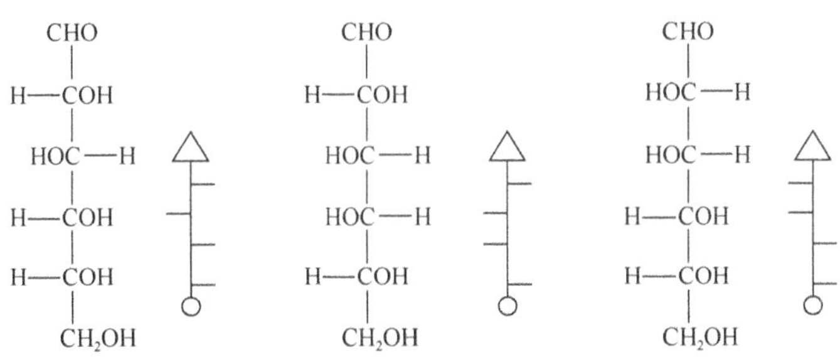

（a）D-葡萄糖的分子结构　（b）D-半乳糖的分子结构　（c）D-甘露糖的分子结构

图 1-4　常见的醛糖单糖的分子结构

常见的酮糖单糖的分子结构见图 1-5。

1. 葡萄糖

葡萄糖主要存在于各种植物性食物中，人体利用的葡萄糖主要由淀粉水解而来，此外还有来自蔗糖、乳糖等的水解。葡萄糖不经消化过程就能直接被人体小肠壁吸收，是为人体提供能量的主要原料。因此，血液中的葡萄糖（即血糖）浓度保持恒定对人体具有极其重要的生理意义。

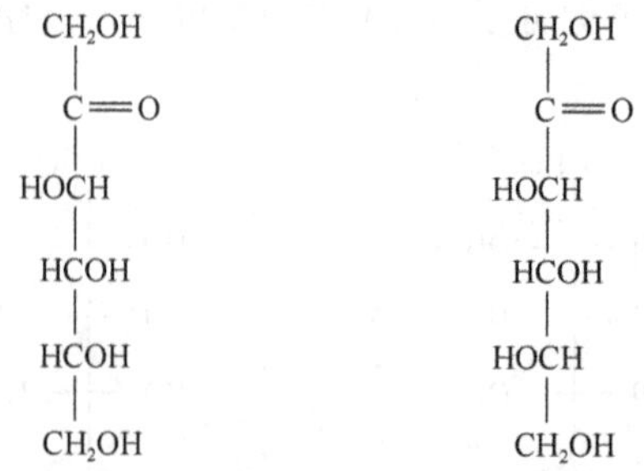

（a）D-果糖的分子结构　（b）L-山梨糖的分子结构

图 1-5　常见的酮糖单糖的分子结构

2. 果糖

果糖的甜度很高，是糖类中最甜的物质。果糖主要存在于水果和蜂蜜中，易于被人体吸收，并在吸收后转变为肝糖原，再分解为葡萄糖。

过去人们认为，使用果糖代替砂糖在相同甜度下可以减少热量的摄取，其血糖生成指数也很低，果糖在预防及控制糖尿病上效果较佳。现代医学认为，果糖只是“不会醉的酒精”（会造成脂肪肝、肥胖及成瘾性），必须限制及预防上瘾，否则可能导致新陈代谢紊乱，使人罹患心脏病和糖尿病的概率增加。高果糖浆会刺激食欲，并可能使肝脏将更多的威胁心脏安全的甘油三酯输出到血液中。另外，果糖可抑制体内的微量元素铬，而正三价的铬在维持血糖、胰岛素和胆固醇的正常水平方面有着重要的作用。

3. 半乳糖

乳糖经消化后，一半转变为半乳糖，一半转变为葡萄糖。半乳糖不单独存在于天然食物中，但乳汁和脑髓里都含有半乳糖成分，是神经组织的重要成分。

知识链接

蜂蜜中的糖

蜂蜜的甜味取决于果糖和葡萄糖。在甜度上，果糖>蔗糖>葡萄糖，膳食中添加果糖可以增加甜味。另外，葡萄糖和果糖属于单糖，单糖富有羟基，具有很好的亲水性，因此将蜂蜜添加到食品中可以起到保湿或者吸湿的作用。

（二）双糖

双糖由两个单糖分子通过糖苷键连接而形成的化合物的统称。常见的双糖有蔗糖、麦芽糖、乳糖等。

1. 蔗糖

蔗糖是植物界分布广泛的一种双糖，在甘蔗（主要产自我国北方）和甜菜（主要产自我国南方）中含量很高，它们是制糖工业中的重要原料。蔗糖由 1 分子葡萄糖和 1 分子果糖缩合形成。蔗糖结构式见图 1-6。日常食用的绵白糖、砂糖、红糖的主要成分都是蔗糖。

多吃蔗糖容易引起龋齿，而肥胖症、糖尿病、动脉硬化、冠心病等也与摄入大量糖类有关。

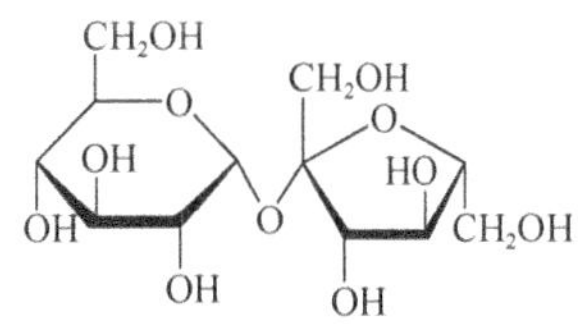

图 1-6 蔗糖结构式

2. 麦芽糖

麦芽糖是由 2 分子葡萄糖缩合而成的，在麦芽中含量最高。麦芽糖结构式见图 1-7。人们吃米饭、馒头时，在细细咀嚼中感觉到的甜味就是由淀粉水解的麦芽糖产生的。麦芽糖在饴糖、高粱饴、玉米糖浆中大量存在，是食品工业中重要的糖质原料。

3. 乳糖

乳糖是动物乳汁中特有的糖，甜味是蔗糖的 1/6。乳糖分子由 1 分子葡萄糖和 1 分子半乳糖缩合而成，乳糖结构式见图 1-8。乳糖是婴儿主要食用的碳水化合物。乳糖是哺乳动物乳腺分泌的一种特有的碳水化合物，一般仅存在于奶制品中。乳糖在不同动物奶中含量略有不同，常见的几种动物奶中的乳糖浓度：人奶为 7.0%；牛奶为 4.7%；马奶为 2.6%；绵羊奶为 4.4%；山羊奶为 4.6%。

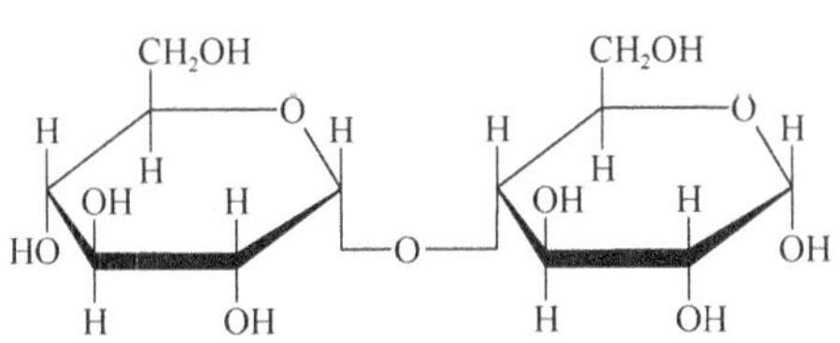

图 1-7 麦芽糖结构式

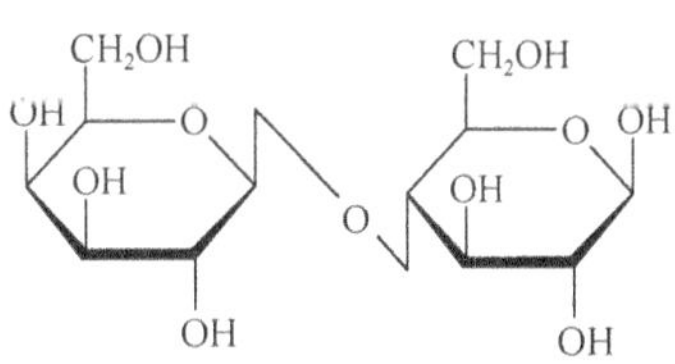

图 1-8 乳糖结构式

婴幼儿脑细胞发育和整个神经系统的健全需要大量的乳糖，乳糖分解产生的半乳糖是构成大脑和神经组织糖脂质的成分。乳糖较难溶于水，在消化管中吸收较慢，有利于保持肠道中合适的肠菌丛数，并能促进钙的吸收，故对婴儿有重要的营养意义。有研究表明，乳糖酶通过转糖苷作用产生低聚糖，可以促进婴幼儿肠道中有益菌生长、抑制致病菌繁殖。

知识链接

乳糖不耐受症

乳糖不耐受症是指小肠黏膜乳糖酶缺乏或乳糖酶活性降低而导致乳糖消化吸收

障碍，从而引起的以腹胀、腹痛、腹泻为主的一系列临床症状。婴儿断乳后，乳糖酶活性随年龄的增长而逐渐减少，一部分人终因乳糖酶缺乏而导致乳糖不耐受症。这种属于原发性乳糖酶缺乏导致的乳糖不耐受症，对人体没有明显的危害。先天性乳糖酶缺乏，是指自出生时机体乳糖酶活性就低下或缺乏，是机体常染色体隐性遗传所致，这种类型很少见到。继发性乳糖酶缺乏，是指各种原因致使小肠上皮损伤而导致的暂时性乳糖酶活性低下，常见病因（如感染性腹泻）多在机体康复后才能恢复正常。我们通常提到的多是指原发性乳糖酶缺乏导致的乳糖不耐受症。

中国营养专家对中国儿童乳糖不耐受症的发生率的研究表明，3～5 岁、7～8 岁、11～13 岁组儿童中，乳糖不耐受症发生率分别为 12.2%、32.2%、29%，乳糖酶缺乏发生率分别为 38.5%、87.6%、87.8%。随着年龄的增长，乳糖酶缺乏率也在增长。临床医学专家的调查结果表明：我国健康成人的乳糖吸收不良率高达 92%。

（三）低聚糖

低聚糖（或寡糖）是指其分子结构由 2～10 个单糖分子以糖苷键相连接而形成的糖类总称。分子量为 300～2 000，介于单糖（葡萄糖、果糖、半乳糖）和多糖（纤维、淀粉）之间。低聚糖可分为普通性低聚糖和功能性低聚糖，普通性低聚糖主要包括蔗糖、乳糖、麦芽糖等，主要作为甜味剂和人体供能营养素；功能性低聚糖是指具有特殊生物学功能，特别有益于胃肠健康的一类低聚糖。它们常常与蛋白质或脂类共价结合，以糖蛋白或糖脂的形式存在。寡糖有低聚果糖、麦芽糊精、棉子糖、水苏糖、低聚木糖、低聚半乳糖、低聚异麦芽寡糖等，在人体胃肠道内没有水解它们（除异麦芽酮糖外）的酶，因而它们不被消化吸收而直接进入大肠，优先被双歧杆菌利用，是双歧杆菌的增殖因子。另外，这些低聚糖还带有不同程度的甜味（除低聚龙胆糖外），一般甜度相当于蔗糖的 30%～60%。功能性低聚糖已被广泛应用于食品工业中。

低聚糖的获得有 4 种方法，分别为天然原料提取法、微波固相合成方法、酸碱转化法、酶水解法。低聚糖具有多种功能，主要表现在以下几个方面。

（1）低聚糖可以改善人体内微生态环境，有利于双歧杆菌和其他有益菌的增殖，经代谢产生有机酸使肠内 pH 值降低，抑制肠内沙门氏菌和腐败菌的生长，调节胃肠功能，抑制肠内腐败物质，改变大便性状，防治便秘，并增加维生素合成，提高人体免疫功能。

（2）低聚糖类似水溶性植物纤维，能改善血脂代谢，降低血液中胆固醇和甘油三酯的含量。

（3）低聚糖属非胰岛素依赖，不会使血糖升高，适合高血糖人群和糖尿病人食用。

（4）低聚糖由于难被唾液酶和小肠消化酶水解，发热量很低，很少转化为脂肪。

（5）低聚糖不被龋齿菌形成基质，也没有凝结菌体作用，可防龋齿。

因此，低聚糖作为一种食物配料被广泛应用于乳制品、乳酸菌饮料、双歧杆菌酸奶、谷物食品和保健食品中，尤其是应用于婴幼儿和老年人的食品中。在保健食品系列中，也有单独以低聚糖为原料制成的口服液，直接用来调节肠道菌群、润肠通便、调节血脂、调节免疫等。表 1-16 为常见的功能性低聚糖及其功能。

表 1-16 常见的功能性低聚糖及其功能

功能性低聚糖名称	主要成分和连接方式	主要功能
麦芽低聚糖	葡萄糖（α-1,4-糖苷键结合）	滋补营养性，抗菌性
低聚异麦芽糖	葡萄糖（α-1,6-糖苷键结合）	防龋齿，促进双歧杆菌增殖
环状糊精	葡萄糖（环状 α-1,4-糖苷键结合）	低热值，防止胆固醇蓄积
龙胆二糖	葡萄糖（β-1,6-糖苷键结合）	苦味，能形成包装接体
果糖低聚糖	果糖（β-1,2-糖苷键结合）蔗糖	促进双歧杆菌增殖
潘糖	葡萄糖（α-1,6-糖苷键结合）果糖	防龋齿
木低聚糖	木糖（β-1,4-糖苷键结合）	水分活性调节
海藻糖	葡萄糖（α-1,1-糖苷键结合）果糖	防龋齿，优质甜味
大豆低聚糖	半乳糖（α-1,6-糖苷键结合），蔗糖	促进双歧杆菌增殖

（四）多糖

多糖为 DP 大于等于 10 的碳水化合物。由许多单糖分子通过糖苷键结合而成，一般为 1,4-糖苷键及 1,6-糖苷键。构成多糖的单糖形式、数量、连接方式等不同，造成多糖结构极其复杂、数量种类庞大。大多数多糖没有固定的分子量，部分多糖的分子结构尚不清晰。营养学上具有重要作用的多糖有 3 种，即糖原、淀粉和纤维。

1. 糖原

糖原又称动物淀粉，是存在于动物肝脏和肌肉组织中类似于植物淀粉的一类物质。它也由葡萄糖组成，是人体储存碳水化合物的主要形式，在维持人体能量平衡方面起着十分重要的作用。肝糖原可以维持正常的血糖水平，肌糖原可提供运动所需能量。食物中糖原含量较少，不是有意义的碳水化合物的食物来源。

2. 淀粉

食物中绝大多数碳水化合物以淀粉的形式存在，它的基本构成单位是葡萄糖。淀粉按照葡萄糖分子的结合方式可以分为直链淀粉和支链淀粉；按照能否被酶解消化吸收可以分为可吸收淀粉和抗性淀粉。

1）可吸收淀粉

可吸收淀粉是一类由数量不等的葡萄糖以 α-1,4-糖苷键所组成和 α-1,6-糖苷键连接的大分子，可以被人体消化酶消化吸收的植物多糖。可吸收淀粉主要储存在植物细胞中，尤其以谷类、薯类和豆类中含量丰富，是人类碳水化合物的主要来源。

2）抗性淀粉（resistant starch，RS）

抗性淀粉又称为抗酶解淀粉，它在小肠中不能被酶解，但在结肠中可被生理性细菌发酵，其发酵产物是短链脂肪酸和气体，主要是丁酸和二氧化碳，二氧化碳可调节肠道有益菌群和降低粪便的 pH 值。抗性淀粉有完整植物细胞壁的保护，α-淀粉酶无法将其水解，为生理上不被人体接受的淀粉。

目前把抗性淀粉分为 4 类：RS1 为封闭于植物细胞壁内的淀粉，主要存在于未研磨的或轻度研磨的谷类、种子和豆类食品中；RS2 为生淀粉，对 α-淀粉酶具有高度抗性，主要存在于生的马铃薯、香蕉中；RS3 为富含 B 型晶体结构的直链淀粉经加工后回生产生的变性或老化淀粉，主要存在于放冷的熟马铃薯、熟大米和高直链玉米淀粉中；RS4 为用基因改造或化学方法引起分子结构变化的改性淀粉。

抗性淀粉具有降低餐后血糖和血胰岛素应答，提高机体对胰岛素的敏感性；减少肠道机能失调及结肠癌发病率；降低血清胆固醇和甘油三酯；促进矿物质吸收；降低和控制体重等功能。

3. 纤维

纤维是指存在于植物体中不能被消化吸收的多糖，也称非淀粉多糖。

1）纤维素

纤维素是以 β-1,4-糖苷键联结 β-D-葡萄糖构成的线状结构，是植物细胞壁的主要成分，一般不能被肠道微生物分解（图 1-9）。纤维素由无定型区和结晶区构成。

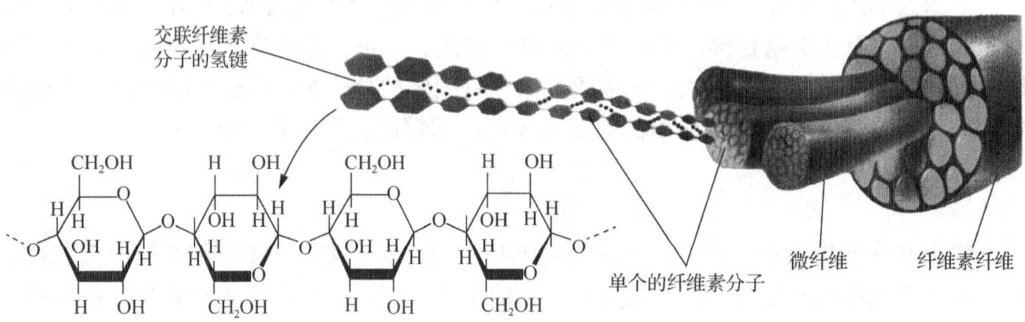

图 1-9　纤维素结构示意图

目前，市场上也有一些改性纤维素在食品中，如用作增稠剂、黏合剂的羧甲基纤维素（CMC）等。

2）半纤维素

半纤维素是一些与纤维素一起存在于植物细胞壁中的多糖的总称，半纤维素是谷类纤维的主要成分。纤维素和半纤维素在谷类麸皮中含量较多，有些半纤维素是可溶解的。人体因缺少水解纤维素的酶，故不能利用食物纤维，而动物体内含有水解纤维素的酶，能够利用食物纤维。

3）木质素

木质素是一种广泛存在于植物体中的、无定形的，分子结构中含有氧代苯丙醇或其衍生物结构单元的芳香性高聚物。食物中木质素含量较少，主要存在于蔬菜的木质化部分和种子中，如草莓籽、老化的胡萝卜和花茎甘蓝。

4）果胶

果胶是植物细胞壁的成分之一，存在于相邻细胞壁的中胶层，由 D-吡喃半乳糖醛酸以 α-1,4-糖苷键相连，带有部分甲酯化。按照甲酯化程度，果胶可以分为原果胶、果胶和果胶酸 3 种形态。原果胶是高度甲酯化的形态，只存在植物的细胞壁中，不溶于水。

果胶常存在于水果和蔬菜中，尤其是柑橘类和苹果中含量较多。果胶分解后产生甲醇和果胶酸，这就是过熟或者腐烂的水果中及各类果酒中甲醇含量较多的原因。

5）树胶和黏胶

树胶和黏胶是由不同的单糖及其衍生物组成的，阿拉伯胶、瓜拉胶属于这类物质。

在上述纤维中，纤维素、半纤维素和木质素属于不溶性纤维，而果胶、树胶和黏胶属于可溶性纤维，部分半纤维素也可以溶于水。

二、碳水化合物的功能

1. 提供和储存能量

膳食中碳水化合物是人类获取能量的最经济和最主要的来源。维持人体健康所需要的能量中，55%～65%由碳水化合物提供。所有的碳水化合物在体内消化后，主要以葡萄糖的形式被吸收，并迅速氧化为机体提供能量，氧化的最终产物为二氧化碳和水。每克葡萄糖可以产生 16.7kJ（4kcal）的能量。正常状况下，脑组织、骨骼肌和心肌活动都只能靠碳水化合物供给能量，血糖的 2/3 被大脑消耗。

2. 构成机体的重要物质

碳水化合物是构成机体的重要物质，并参与细胞的多种活动。糖和脂肪形成的糖脂是细胞膜和神经组织的重要成分，对维持神经组织系统的机能活动有特别作用。糖与蛋白形成的糖蛋白是抗体、酶、激素、核酸的组成成分，核糖及脱氧核糖是核酸的重要组分。

3. 节约保护蛋白质

当体内葡萄糖供给不足时，机体为了满足自身对葡萄糖的需要，会通过糖原异生作用产生葡萄糖。因为脂肪一般不能产生葡萄糖，所以主要动用体内蛋白质，甚至是器官中的蛋白质，如肌肉、肝脏、肾、心脏中的蛋白质，对人体及各器官造成伤害。不当节食减肥的危害性也与此有关。碳水化合物有利于机体的氮储留，摄入充足的碳水化合物，可以节省体内蛋白质或其他代谢物的消耗，使氮在体内的储留增加，这种作用称为碳水化合物对蛋白质的节约作用。

4. 抗生酮作用

脂肪在体内的代谢也需要碳水化合物的参与。在脂肪代谢过程中，如果碳水化合物供应不足，脂肪氧化便会不完全而产生过量酮体（丙酮、乙酰乙酸等）。酮体是酸性物质，它在血液中的浓度过高会引起酸中毒。足量的糖类具有抗生酮作用。人体每天至少需要 50g 碳水化合物才可以防止酮血症的产生。

5. 参与肝脏的解毒作用

碳水化合物经糖醛酸途径生成的葡萄糖醛酸是重要的解毒物质。肝脏中的糖原储备充足时，葡萄糖醛酸在肝脏中能与少许有害物质（如细菌毒素、乙醇、砷等）结合，以消除或减轻这些物质的毒性或生物活性，从而起到解毒作用。

6. 增强肠道功能

非淀粉多糖类（如纤维素和果胶）以及抗性淀粉、功能性低聚糖等抗消化的碳水化合物，能刺激肠道蠕动，有助于正常消化和增加排便量。

三、碳水化合物的消化吸收和结肠发酵

（一）消化吸收

可消化的碳水化合物的主要消化场所是小肠。在口腔中，唾液淀粉酶会让人感觉咀嚼米饭馒头之后产生一点点甜味，但这个过程中只有少量淀粉被消化成麦芽糖。在胃里，食物被混匀、软化，但碳水化合物的消化程度仍然很低。在小肠当中，它们被胰淀粉酶、麦芽糖酶、蔗糖酶和乳糖酶等作用于α-1,4-糖苷键，使之水解成为α-糊精、麦芽寡糖、麦芽糖，再经小肠黏膜上皮细胞刷状缘的α-糊精酶、麦芽糖酶等继续分解成为葡萄糖，并主要以葡萄糖形式吸收入血。分支多的淀粉更容易被酶分解，而分支少的淀粉分子酶解速度慢一些，故而食用后血糖升高的速度也慢一些。葡萄糖被人体主动吸收入血，而果糖靠扩散入血，故而果糖引起的血糖升高缓慢，葡萄糖则速度较快。

（二）结肠发酵

对于碳水化合物来说，发酵是结肠的一种消化方式。在小肠中，不消化的碳水化合物到达结肠后，被结肠菌群分解，产生氢气、甲烷、二氧化碳和短链脂肪酸。所产生的气体经体循环转运并通过呼气和直肠排出体外。乙酸入血并被肝脏、肌肉和其他组织吸收。在反刍类动物（如羊和牛）中，丙酸是葡萄糖的前体，但不是人类的主要代谢途径。丁酸能够调节上皮细胞的更新，从而影响细胞凋亡。不消化碳水化合物的酵解产物对肠道有良好的健康作用，如促进肠道特定菌群的生长繁殖，因此被称为“益生元”。

四、血糖生成指数

（一）血糖生成指数的定义

血糖生成指数（glycemic index，GI）是指在标准定量（一般为50g）下，某种食物中碳水化合物引起血糖上升所产生的血糖时间曲线下面积和标准物质（一般为葡萄糖）所产生的血糖时间下面积之比再乘以100，它反映了某种食物与葡萄糖相比升高血糖的速度和能力。

食物GI越高，说明这种食物升高血糖的效应越强。当GI小于55时，可认为该食物为低GI食物；当GI为55～75时，该食物为中等GI食物；当GI大于75时，该食物为高GI食物。

（二）影响食物血糖生成指数的因素

食物中碳水化合物的类型、结构、食物的化学成分和含量及食物的物理状况和加工

制作过程都影响 GI。

1. 食物中碳水化合物的类型和结构

不同的碳水化合物食物在肠胃内消化吸收的速度不同，而消化、吸收的快慢与碳水化合物本身的结构（如支链和直链淀粉）、类型（如淀粉或非淀粉多糖）有关。一般果糖含量和直链淀粉含量高的食物，GI 偏低。

2. 食物的化学成分和含量

膳食纤维高，一般 GI 低，可溶性纤维也能降低食物 GI（如果胶和瓜尔豆胶），脂肪可延长胃排空和减少淀粉糊化，因此脂肪也有降低 GI 的作用。

3. 食物的加工烹饪方法和形状特征

食物的颗粒大小、软硬、生熟、稀稠、加工时间、烹饪温度、压力环境等都对 GI 有影响。食物被加工得越精细，淀粉颗粒越小，其内含有的纤维素越少就越容易被水解，酶催化其转化为葡萄糖就越容易，摄入体内后被消化和吸收得就越快，血糖升高得也就越快。较大颗粒的食物需经咀嚼和胃的机械磨碎过程，其消化和吸收的时间延长了，血糖反应缓慢、温和。同为米饭的糙米饭和精米饭，后者加工程度较高，二者的 GI（70/83.2）不同。另外，烹调的方法也很重要，同样的原料烹调时间越长，淀粉颗粒在水和热作用下，有不同程度膨胀，甚至破裂分解变得很容易消化，其 GI 就越高，如煮粥的时间越长，对血糖影响越大。

4. 胃的排空时间

柑橘等偏酸性食物，摄入后消化吸收过程较慢；脂肪类需要更长时间才能被胃消化，因此薯条、炸鸡等食物的 GI 比烤土豆的 GI 低；坚果和肉类所含碳水化合物极少或没有，所以当它们与淀粉或蔗糖一起食用时，会减慢后者的消化和吸收。由此可见，将高 GI 和低 GI 的食物合理搭配，可以将血糖维持在一个合适的水平。

GI 较低的食物是很好的纤维素来源，增加食物中膳食纤维的含量不仅有利于降低 GI，还有利于改善肠道菌群等。总之，越是容易消化吸收的食物，GI 就越高。常见食物的 GI 见表 1-17。

表 1-17 常见食物的 GI

食物	GI	食物	GI	食物	GI	食物	GI	食物	GI
葡萄糖	100	果糖	20	蔗糖	60	麦芽糖	108	乳糖	90
玉米粥	80	胡萝卜	71	蜂蜜	75	香蕉	62	鸡肉	45
大米	72	土豆	80	巧克力	91	牛奶	36	芹菜	25
糯米	66	面包	69	苹果	39	黄豆	15	鱼丸	52
馒头	75	南瓜	88	腰果	29	扁豆	29	豌豆	33

五、碳水化合物的膳食参考摄入量和主要食物来源

（一）碳水化合物的膳食参考摄入量

世界上大多数国家的居民是以碳水化合物为主要能量来源的。除1岁以内的婴儿外，碳水化合物的AI占人类总能量的50%～65%，1～10岁的儿童和成人总碳水化合物的摄入量为120g/d，11～17岁的青少年总碳水化合物的摄入量为150g/d，孕妇和乳母比成人分别增加10g/d和40g/d，其中额外加糖占总能量的10%以下。这些碳水化合物应来自包括复合碳水化合物淀粉、不消化的抗性淀粉、非淀粉多糖和低聚糖等不同来源。要限制纯热能食物（如糖）的摄入量，提倡摄入营养素/热能密度高的食物，以保障人体热能和营养素的需要，以及改善胃肠道环境和预防龋齿的需要。

（二）碳水化合物的主要食物来源

膳食中淀粉的来源主要是粮谷类和薯类食物。粮谷类食物一般碳水化合物含量为60%～80%，薯类食物中碳水化合物含量为15%～29%，豆类食物中碳水化合物含量为40%～60%。单糖和双糖的来源主要是蔗糖、糖果、甜点、甜味水果、含糖饮料和蜂蜜等。常见食物的碳水化合物含量见表1-18。

表1-18 常见食物的碳水化合物含量 （单位：g/100g）

食物	含量	食物	含量	食物	含量	食物	含量
粉条	83.6	木耳	35.7	葡萄	9.9	番茄	3.5
粳米（标二）	77.7	鲜枣	28.6	酸奶	9.3	牛奶	3.4
籼米（标一）	77.3	甘薯	23.1	西瓜	7.9	芹菜	3.3
挂面（标准粉）	74.4	香蕉	20.8	杏	7.8	带鱼	3.1
小米	73.5	黄豆	18.6	梨	7.3	白菜	3.1
小麦粉（标粉）	71.5	柿子	17.1	花生仁	5.5	鲜贝	2.5
莜麦面	67.8	马铃薯	16.5	南瓜	4.5	猪肉	2.4
玉米	66.7	苹果	12.3	萝卜	4	黄瓜	2.4
方便面	60.9	辣椒	11	鲫鱼	3.8	冬瓜	1.9
小豆	55.7	桃子	10.9	豆腐	3.8	鸡蛋	1.5
绿豆	55.6	橙子	10.5	茄子	3.6	鸡肉	1.3

课堂导入 1-5

深海鱼油

随着生活水平的提高，人们对自己饮食的要求也越来越讲究，不但要求吃好，还要讲究营养的全面性。20世纪末，深海鱼油这种产品开始进入大众的消费视野，很多人不惧其较高的价格疯狂购买。与此相同的还有人们对橄榄油的大为青睐……

问题：深海鱼油和橄榄油对人体有什么益处？

任务五 脂 类

脂类

此处所指的脂类是脂肪和类脂的总称，即生物体中的脂肪、类似脂肪及能够被有机溶剂抽提出来的化合物统称。它们都有以下特征：不溶于水而溶于有机溶剂；由脂肪酸与醇组成；能被生物体利用，可构造、修补组织或供能。营养学上重要的脂类有甘油三酯、磷脂、固醇类。食物中的脂类 95%是甘油三酯，5%是其他脂类。正常体重的成人体内脂类的含量：男性为 10%～15%，女性为 15%～22%。人体内储存的脂类中，脂肪高达 99%。脂肪细胞显微图见图 1-10。

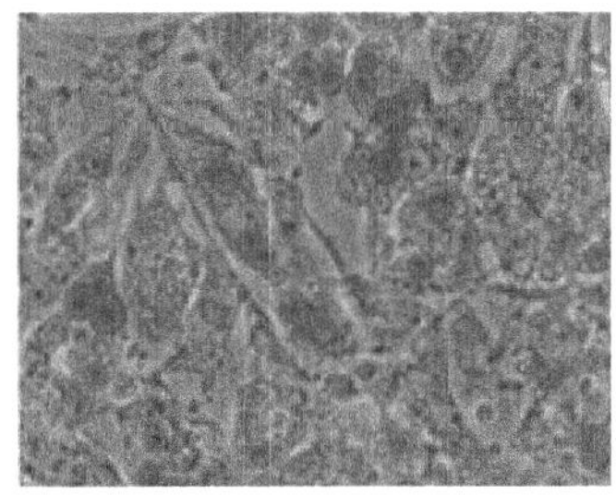

图 1-10 脂肪细胞显微图

一、脂类的组成和分类

（一）脂肪

脂肪即甘油三酯，也称作三酰甘油，是天然脂质中最丰富的一类。脂肪作为能量储存的主要形式，主要分布在脂肪组织中。

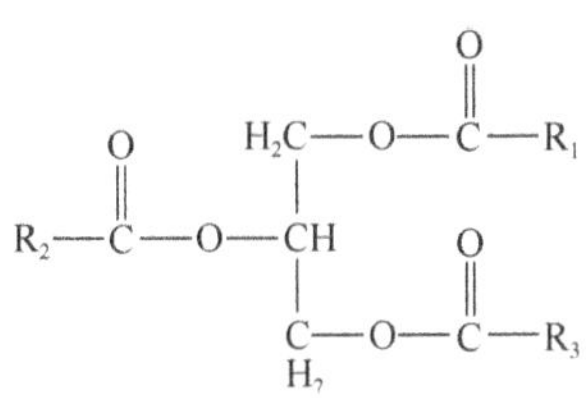

图 1-11 甘油三酯的结构通式

图 1-11 为甘油三酯的结构通式，它是由 3 个脂肪酸分子（R_1、R_2、R_3）与一个甘油（丙三醇）分子脱水缩合而成。3 个脂肪酸侧链可以相同也可以不同，当 3 个脂肪酸侧链相同时，为简单三酰甘油；当 3 个脂肪酸侧链不同时，为混合三酰甘油。

甘油三酯水解时，可以产生 1 分子甘油和相应的脂肪酸。构成甘油三酯的脂肪酸可以是饱和脂肪酸，也可以是不饱和脂肪酸，含碳数量也可以多变。因此，脂肪的性质和特点主要取决于脂肪酸，不同食物中的脂肪所含有的脂肪酸种类和含量不同。自然界有 40 多种脂肪酸，因此可形成多种脂肪酸甘油三酯。甘油三酯在人体中起到了供能、储能、保温和保护内脏的作用。表 1-19 为各种食物中脂肪的含量。

表 1-19 各种食物中脂肪的含量 （单位：%）

食物	脂肪含量	食物	脂肪含量	食物	脂肪含量
花生	39.2	松子	63.3	奶酪	28.8
干黄豆	18.4	榛子	49.7	牛肉（肥）	19.1
葵花子	51.1	芝麻	61.7	羊肉（瘦）	13.6
核桃	63.0	面粉（精制）	1.5	鸡肉	2.5
杏仁	49.6	方便面	21.1	鸡蛋	11.6

1. 脂肪酸

脂肪酸（fatty acid，FA）的结构通式可以表达为 R—COOH，当甘油三酯水解后就会产生游离的脂肪酸。脂肪酸按照是否含有不饱和键可以分为饱和脂肪酸和不饱和脂肪酸；不饱和脂肪酸按照含有不饱和键的数目又可分为单不饱和脂肪酸（monounsaturated fatty acid，MUFA）和多不饱和脂肪酸（polyunsaturated fatty acid，PUFA，即含 2 个以上不饱和键的脂肪酸）。

脂肪酸按照其碳链的长短可以分为短链脂肪酸（含 2～6 个 C）、中链脂肪酸（含 8～12 个 C）和长链脂肪酸（含 14 个以上 C）。动物油脂多为饱和脂肪酸，而植物油脂和水产中多为不饱和脂肪酸。

天然的脂肪酸含碳数多为偶数，不饱和脂肪酸的双键一般位于 $C_{9\sim10}$、$C_{12\sim13}$、$C_{15\sim16}$ 且为顺式结构。食物中常见的饱和脂肪酸有软脂酸 C_{16}、硬脂酸 C_{18}、花生酸 C_{20} 和月桂酸 C_{12} 等。通常 4～12 碳的脂肪酸都是饱和脂肪酸。软脂酸常与硬脂酸一起存在于所有的脂肪中，多数动物油含有丰富的软脂酸，牛、羊脂中含量可达 20%～25%；花生酸存在于花生油中，月桂酸存在于椰子油中。已有研究证明，饱和脂肪酸可增加肝脏合成胆固醇的速度，提高血胆固醇的浓度。摄取过多的饱和脂肪酸会增加引发冠心病的危险。

食物中最常见的单不饱和脂肪酸为 C_{18} 的油酸。单不饱和脂肪酸（MUFA）在降低血胆固醇、甘油三酯等方面与多不饱和脂肪酸相近，但不具有多不饱和脂肪酸潜在的不良作用，如促进机体脂质过氧化、促进化学致癌作用和抑制机体的免疫功能等。所以膳食中为了降低饱和脂肪酸，以单不饱和脂肪酸取代部分饱和脂肪酸有重要意义。

食物中重要的多不饱和脂肪酸是亚油酸（$C_{18:2}$，linoleic acid，LA）、α-亚麻酸（$C_{18:3}$，α-linolenic acid，ALA）、花生四烯酸（$C_{20:4}$，arachidoic acid，ARA）、二十碳五烯酸（$C_{20:5}$，eicosapentaenoic acid，EPA）和二十二碳六烯酸（$C_{22:6}$，docosahexenoic acid，DHA），其中，ARA，EPA 和 DHA 在体内可由其他脂肪酸代谢生成。多不饱和脂肪酸中按照双键的位置可以分为 ω-3 系列和 ω-6 系列（表 1-20）。

表 1-20　必需脂肪酸及其衍生物的转化途径

亚油酸 ω-6 系列	α-亚麻酸 ω-3 系列
↓ Δ^6 去饱和酶	↓ Δ^6 去饱和酶
γ-亚麻酸（18:3ω-6）	十八碳四烯酸（18:4ω-3）
↓ 延长酶	↓ 延长酶
二十碳三烯酸（20:3ω-6）	二十碳四烯酸（20:4ω-3）
↓ Δ^5 去饱和酶	↓ Δ^5 去饱和酶
花生四烯酸（ARA, 20:4ω-6）	二十碳五烯酸（EPA, 20:5ω-3）
↓ 延长酶	↓ 延长酶
二十二碳四烯酸（22:4ω-6）	二十二碳五烯酸（DPA, 22:5ω-3）
↓ 延长酶	↓ 延长酶
二十四碳四烯酸（24:4ω-6）	二十四碳五烯酸（24:5ω-3）
↓ Δ^6 去饱和酶	↓ Δ^6 去饱和酶
二十四碳五烯酸（24:5ω-6）	二十四碳六烯酸（24:6ω-3）
↓ β 氧化	↓ β 氧化
二十二碳五烯酸（22:5ω-6）	二十二碳六烯酸（DHA, 22:6ω-3）

知识链接

反式脂肪酸及其危害

反式脂肪酸（trans fatty acid，TFA）是分子中含有一个或多个反式（trans）双键的非共轭不饱和脂肪酸。由它构成的脂肪称为反式脂肪。天然脂肪酸中的双键多为顺式（cis），氢原子位于双键碳原子的同侧，反式双键的两个氢原子位于碳链的两侧，如图 1-12 所示。反式脂肪酸比顺式脂肪酸的熔点更高，热力学稳定性更好，性质更接近饱和脂肪酸。自然情况下也存在反式脂肪，不过含量较少。我们关注的主要是在植物油精炼、高温加工及植物油氢化产生的反式脂肪酸。在植物油精炼、高温加工过程中约产生占总量 10%以内的反式脂肪酸；而在植物油氢化过程中会产生 10%～50%的反式脂肪酸。植物油氢化是膳食中反式脂肪酸的主要来源。

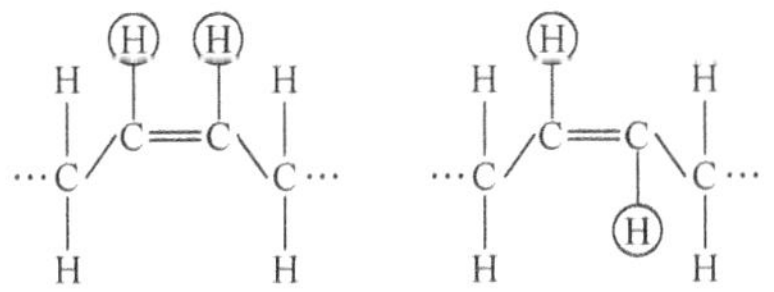

图 1-12 天然脂肪酸中的双键和反式脂肪酸中的双键

研究表明，TFA 能增加低密度脂蛋白胆固醇，降低对人体有益的高密度脂蛋白胆固醇，增加心脏病和肥胖病的发生概率；可能导致肿瘤（乳腺癌等）；能经胎盘转运给胎儿，通过干扰必需脂肪酸的代谢、抑制必需脂肪酸的功能等而干扰婴儿的生长发育。流行病学调查也认为，TFA 摄入量越高，患动脉硬化、心脏病及大脑衰退的概率也越高。TFA 提高了人体内的胰岛素水平，降低了红细胞对胰岛素的反应水平，有导致患糖尿病的危险。

2. 必需脂肪酸

必需脂肪酸（essential fatty acid，EFA）是指人体维持机体正常代谢不可缺少而自身又不能合成，或合成速度慢无法满足机体需要，一定要由食物供给的脂肪酸。必需脂肪酸不仅能够吸引水分滋润皮肤细胞，还能防止水分流失。它是机体的润滑剂。

必需脂肪酸可分为 ω-3 系列多不饱和脂肪酸和 ω-6 系列多不饱和脂肪酸两种。

1）ω-3 系列多不饱和脂肪酸

ω-3 系列多不饱和脂肪酸有 α-亚麻酸（ALA）、二十碳五烯酸（EPA）、二十二碳六烯酸（DHA）。这些多不饱和脂肪酸在人和哺乳动物组织细胞中一系列酶的催化下，可转变为前列腺素（prostag landin，PG）、血栓素及白三烯等重要衍生物，几乎参与所有的细胞代谢活动，具有广泛的生物学效应，还有增强机体免疫功能的作用。EPA 具有降血脂、降低血液黏稠度、预防动脉硬化、脑血栓和脑梗死的作用；DHA 具有使心脑血管柔软、富有弹性，使其供血流畅的作用，同时还具有增进智力发育和改善视力、缓解眼干燥症的作用。

2）ω-6 系列多不饱和脂肪酸

ω-6 系列多不饱和脂肪酸是由亚油酸衍生而来，包括γ-亚麻酸（gamma linolenic acid，GLA）、二高 γ-亚麻酸（dihydrolipoic acid，DHLA）、花生四烯酸（ARA），其中最重要的 ω-6 系列多不饱和脂肪酸是亚油酸和花生四烯酸。花生四烯酸是合成 PG 的前体物质，PG 具有调解血液凝固、血管的扩张和收缩、神经刺激传导、生殖和分娩的正常进行、水代谢平衡等作用，母乳中 PG 可防止婴儿消化管损伤，因此 ARA 常被添加到婴儿配方奶粉中，以增强婴儿的免疫功能。

3）必需脂肪酸的生理功能

必需脂肪酸在人体内具有重要的生理功能：①是组织细胞的组成成分，对线粒体和细胞膜的结构特别重要；②通过参与磷脂的合成，并以磷脂的形式出现在线粒体和细胞膜中；③参与胆固醇的代谢，胆固醇与必需脂肪酸结合后才能在体内转运进行正常代谢；④参与动物的精子形成，缺乏必需脂肪酸可出现不孕症，授乳过程亦会出现障碍。膳食中长期缺乏必需脂肪酸，就会发生必需脂肪酸缺乏症。在人体中尚未发生过缺乏症的全部症候群，但婴儿缺乏亚油酸可出现湿疹，长期摄入不含脂肪膳食的人会发生皮炎和伤口难以愈合等问题，长期缺乏 α-亚麻酸时对调节注意力和认知过程会有不良影响。表 1-21 为食物中不同脂肪酸的含量。

表 1-21 食物中不同脂肪酸的含量

食物	SFA	MUFA	多不饱和脂肪酸	
		油酸	ω-6 族	ω-3 族
黄油	64	30	2	2
猪油	40	47	11	1
橄榄油	14	77	8	1
大豆油	14	22	56	8
玉米胚油	13	30	55	1
向日葵油	11	22	66	1
核桃油	9	17	60	14
菜籽油	6	59	20	9
羊油	57.3	33.0	2.9	2.4
牛油	61.8	28.8	1.9	1.0
棕榈油	43.4	44.4	12.1	—
棉籽油	24.3	25.2	44.3	0.4
芝麻油（香油）	14.1	39.2	45.6	0.8
亚麻籽油	13	22	14	49
茶油	10.0	78.8	10.0	1.1
胡麻油	9.5	17.8	37.1	35.9
紫苏油	6	17	16	61
三文鱼油	22	29	5	26

（二）类脂

类脂是组成细胞特定结构并赋予细胞特定生理功能所必不可少的物质，含量相对稳定，故又称为固定脂。类脂包括磷脂、固醇类等。

1. 磷脂

磷脂按其组成结构可以分为两类：一类是磷酸甘油酯，包括磷脂酸、磷脂酰胆碱（卵磷脂）、磷脂酰乙醇胺（脑磷脂）、磷脂酰丝氨酸和磷脂酰肌醇。磷酸甘油酯结构见图 1-13。

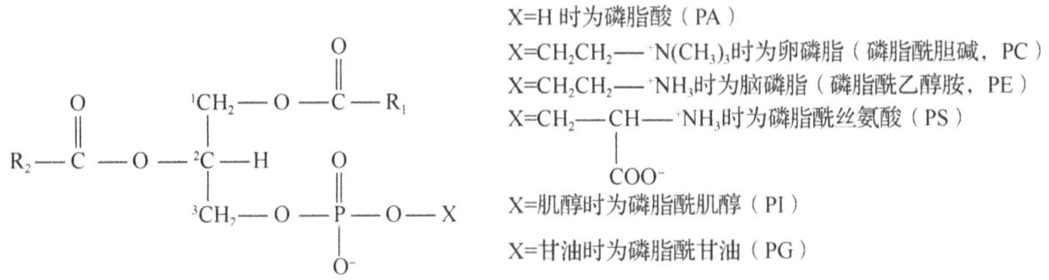

图 1-13　磷酸甘油酯结构

由图 1-13 可知，磷酸甘油酯之间的区别只是在于 X 位的取代基团的不同。另一类是神经鞘脂。机体主要的神经鞘脂是神经鞘磷脂，其分子结构中不含甘油，但含有脂肪酰基、磷酸胆碱和神经鞘氨醇，富含于神经胶质细胞和红细胞中。神经鞘磷脂结构图见图 1-14。

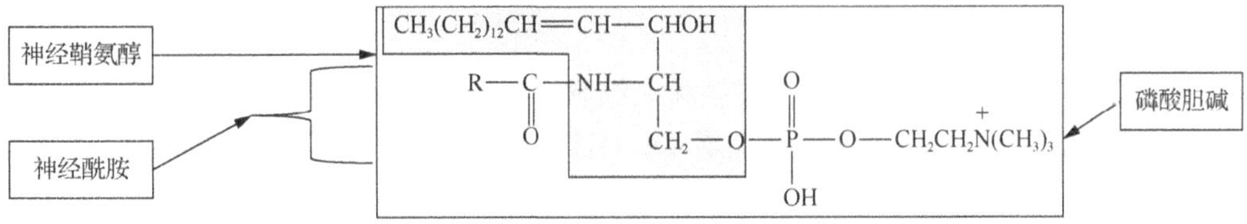

图 1-14　神经鞘磷脂结构图

其中，鞘氨醇的氨基通过酰胺键与脂肪酸相连，构成神经酰胺。鞘磷脂可以水解成神经酰胺和磷酸胆碱，神经酰胺是一种内源性调节剂。

磷脂是生物膜的重要组成成分，对脂肪的吸收、运转及脂肪酸的储存，特别是不饱和脂肪酸，能防止脂肪肝的形成，有利于胆固醇的溶解和排泄，防止动脉粥样硬化。据 WHO 专门委员会报告，一般成人每天需补充 6～8g 磷脂，食用 22～83g 的磷脂可以降低血中的固醇，且无任何副作用，因此磷脂是重要的保健食品。

人们从食物（如大豆、蛋黄、瘦肉、脑、肝及肾中）可以获得磷脂，但机体也能自行合成所需要的磷脂。食物中含有的磷脂主要为卵磷脂和脑磷脂。大豆卵磷脂降血脂的作用优于蛋黄中的卵磷脂，因为其更易于运输胆固醇，使胆固醇不沉积于动脉壁。

2. 固醇类

固醇类是一类含有环戊烷多氢菲结构的脂类化合物，为一些类固醇激素的前体，如

7-脱氢胆固醇即为维生素 D_3 的前体。固醇类按照来源可分为植物固醇和动物固醇两类；按照是否酯化可以分为游离固醇和固醇酯两类。

（1）植物固醇。以麦角固醇（图 1-15）为代表，植物固醇为植物细胞的重要组分，不能被动物吸收利用。国内外研究表明，植物固醇在肠道内可以与胆固醇竞争，可减少胆固醇的吸收，促进饱和脂肪酸和胆固醇代谢，具有降低血中胆固醇的作用，因此人们将其添加在人造黄油和食用油脂中。植物固醇主要存在于植物油、种子和坚果中，其含量以豆固醇和谷固醇最多。

（2）动物固醇。胆固醇是最重要的动物固醇，又称胆甾醇。人体内胆固醇的来源主要有两种：一部分是内源性的，即由肝脏合成的，这部分约占总胆固醇的 70%；另一部分是外源性的，即来自食物中的胆固醇，约占 30%。胆固醇在人体有两种存在形式，即游离胆固醇和胆固醇酯，酯化发生在 C_3 位的羟基上。图 1-16 中 ABCD 四个环形成的就是环戊烷多氢菲结构。

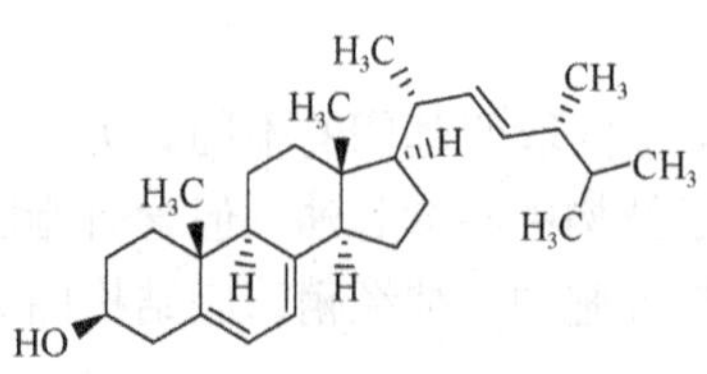

图 1-15　麦角固醇结构图

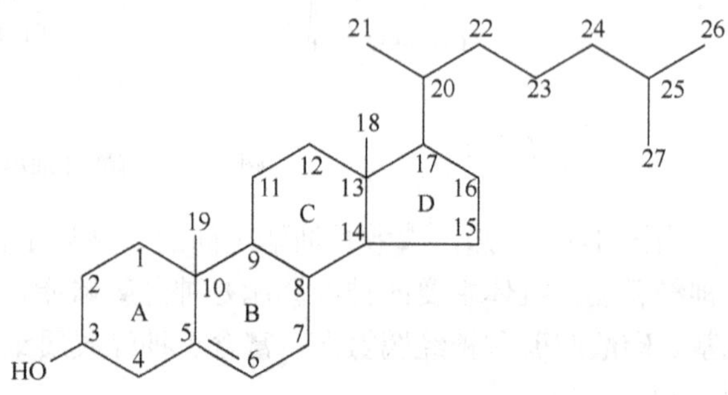

图 1-16　环戊烷多氢菲结构

胆固醇是脑、神经、肝、肾、皮肤和血细胞生物膜的重要组成成分，是合成类固醇激素和胆汁酸的必需物质，也是维生素 D_3 的前体物质，对人体健康非常重要。人体血液中胆固醇浓度太高，可能有引起心血管疾病的危险。但是，血液中的胆固醇过低，对身体也会造成损害，研究表明人体缺少胆固醇时，细胞膜组织就会遭到破坏，噬异变细胞白细胞的功能及活性减弱，不能有效地识别、杀伤和吞噬包括癌细胞在内的变异细胞，人体就会罹患癌症等疾病。资料显示，机体内胆固醇过低的人，患结肠癌的机会是胆固醇水平正常人的 3 倍，其他癌症的患病率也大大提高。合理饮食是控制人体内胆固醇水平的重要因素。

胆固醇主要存在于动物性食物中，以动物内脏、动物脂肪中的胆固醇含量较高，尤其脑中的胆固醇含量丰富，蛋黄、鱼子、蛤贝类中的胆固醇含量也较高，鱼类和奶类中的胆固醇含量较低。

二、脂类的消化吸收

（一）脂肪的消化吸收

膳食中脂肪的消化吸收主要在十二指肠下部和空肠上部中进行。脂肪在胰液和胆汁的作用下，与胆盐混合均匀乳化，在小肠分泌的脂肪酶的作用下将甘油三酯分解成游离脂肪酸和甘油单酯。吸收后的长链脂肪酸与甘油单酯在小肠黏膜细胞内重新结合成甘油三酯，并和磷脂、胆固醇及蛋白质结合形成乳糜微粒，经淋巴系统进入血液循环，成为血脂的主要部分。

中链脂肪酸由于其水溶性好，不需胆汁乳化，可直接被小肠吸收，吸收后无须形成乳糜微粒，可经门静脉进入肝脏，在细胞内可快速氧化产生能量，代谢中可增加 8%～35%能量消耗不等；极少再合成甘油三酯、胆固醇，不在体内蓄积和提高胆固醇水平等。所以这类脂肪在婴幼儿配方奶粉、运动员食品等特殊食品生产中添加，临床上可以用来治疗高脂血蛋白血症，急性、慢性肾功能不全等。但是中链脂肪酸氧化产生的酮体较多，过多使用对人体有副作用。

吸收后的脂肪大部分作为能量储备，储存于脂肪组织。一部分可用于合成新细胞，多存在于肝、脑、心、脾、肺等重要器官；一部分在肝内转变为磷脂和糖原进行储存；还有一部分经氧化分解成二氧化碳和水，释放出能量。

一般而言，熔点低的脂肪易于吸收；摄入量少时吸收率高；由 UFA 构成的脂肪比由 SFA 构成的脂肪易于吸收。婴儿脂肪吸收率低而易发生消化不良；老年人的脂肪吸收和代谢比年轻人慢。此外，由中短链脂肪酸构成的脂肪，不需要胆盐乳化即可被吸收，经门静脉入肝脏。通常情况下，食物脂肪几乎完全被吸收：餐后 2h 吸收 24%～41%，4h 吸收 53%～71%，6h 吸收 68%～86%，12h 吸收 97%～99%。

（二）类脂的消化吸收

1. 磷脂

活化的磷脂酶在小肠可将膳食中的磷脂水解成脂肪酸和溶血磷脂，或继续水解。卵磷脂水解成甘油、磷酸及胆碱，脑磷脂水解成甘油、磷酸及乙醇胺。小部分磷脂在胆盐的协助下，可不经消化而直接被吸收。被吸收的磷脂水解产物在肠黏膜细胞内重新合成磷脂并与甘油三酯等组成乳糜微粒经淋巴系统进入血液循环。

2. 胆固醇

食物中的胆固醇酯可经胰液和肠液中的胆固醇酯水解酶水解成胆固醇和脂肪酸。胆固醇借助胆盐的乳化被肠黏膜细胞吸收。被吸收的 2/3 胆固醇在肠黏膜细胞内重新酯化为胆固醇酯。胆固醇酯、游离胆固醇、磷脂、甘油三酯及由肠黏膜细胞合成的脱辅基蛋白共同形成乳糜微粒，经淋巴系统进入血液循环。淋巴和血液中的胆固醇大部分以胆固醇酯的形式存在。未被吸收的胆固醇在小肠下段被细菌转化为类固醇，由粪便排出。

三、脂类的生理功能

1. 构成人体的重要成分，为机体提供和储存能量

脂肪是体内的一种能量储备形式和主要供能物质。脂肪占正常人体重的 14%～19%，是构成人体的重要物质。合理膳食能量中的 20%～30%由脂肪供给。体内氧化每克脂肪可产生 9kcal 的能量，故脂肪是食物中能量密度最高的营养素，它在体内氧化产生的能

量比碳水化合物和蛋白质氧化产生的能量高 1 倍。机体摄入过多的能量时，多余的部分将以脂肪的形式储存在体内，当机体能量消耗大于摄入量时，储存的脂肪即可随时补充机体所需的能量。

2. 构成生物膜

脂类特别是磷脂和胆固醇，是所有生物膜的重要组成成分，如细胞膜、内质网膜、核膜、神经髓鞘膜等。按质量计，生物膜含蛋白质约 20%，含磷脂 50%～70%，含胆固醇 20%～30%。磷脂上的多不饱和脂肪酸赋予膜流动性，如卵磷脂是细胞膜的主要结构脂，也是体内胆碱的储存形式。鞘磷脂和鞘糖脂不仅是生物膜的重要组分，还参与细胞识别和信息传递。

3. 提供必需脂肪酸

必需脂肪酸中亚油酸（ω-6）和 α-亚麻酸（ω-3）必须靠膳食脂肪提供。必需脂肪酸的衍生物具有多种生理功能，如二十二碳六烯酸（DHA，ω-3）、ARA（ω-6）是脑、神经组织及视网膜中含量最高的脂肪酸，故对脑及视觉功能发育有重要的作用。此外，源于 ARA（ω-6）所产生 PG2、TX2 及 LT4 和源于 EPA（ω-3）所产生 PG3、TX3 及 LT5 共同参与体内免疫、炎症、心率、血凝及血管舒缩的调节，但不同来源的产物在功能上差异很大甚至相互拮抗，如 TX2 扩张血管，TX3 收缩血管；PG2 致心律失常，而 PG3 抗心律失常；PG2 促炎症反应，而 PG3 被认为是炎症消散因子。EFA 还能显著地降低甘油三酯和极低密度脂蛋白（very low density lipoprotein，VLDL）水平，发挥调节血脂的作用。

注：ARA 为花生四烯酸，EPA 为二十碳五烯酸，PG2、PG3 分别为两种不同结构的前列腺素；TX2、TX3 分别为两种不同结构的血栓素；LT4、LT5 分别为两种不同结构的白三烯。

4. 促进脂溶性维生素的吸收

脂肪是脂溶性维生素的良好载体，食物中的脂溶性维生素常与脂肪并存，如鱼肝油和奶油富含维生素 A、维生素 D，麦胚油富含维生素 E。脂肪可刺激胆汁分泌，协助脂溶性维生素吸收和利用。膳食缺乏脂肪或脂肪吸收障碍时，会引起体内脂溶性维生素不足或缺乏。

5. 维持体温、保护脏器

脂肪可阻止体热的散发，维持体温的恒定。此外，体脂也能防止和缓冲因震动而造成的对脏器、组织、关节的损害，发挥对器官的保护作用。

四、脂类的膳食参考摄入量和主要食物来源

（一）脂类的膳食参考摄入量

2023 年 9 月中旬，中国营养学会发布了《中国居民膳食营养素参考摄入量（2023 版）》时，参考各国不同人群脂肪 RDA，结合我国膳食结构的实际情况，提出成人膳食脂肪

及脂肪酸 AI，见表 1-22。

表 1-22 膳食脂肪及脂肪酸 AI

年龄/阶段	总脂肪	饱和脂肪酸	n-6 多不饱和脂肪酸	n-3 多不饱和脂肪酸	亚油酸	亚麻酸	EPA+DHA
	AMDR/%E	AMDR/%E	AMDR/%E	AMDR/%E	AI/%E	AI/%E	AMDR/AI/（$g \cdot d^{-1}$）
成人	20～30	<10	2.5～9.0	0.5～2.0	4.0	0.60	0.25～2.00（AMDR）

（二）脂类的主要食物来源

脂肪的来源主要是烹调油，也包括食物本身所含的油脂。不同油脂中脂肪酸构成不同，通常，动物脂肪含饱和脂肪酸较多，而植物油含不饱和脂肪酸多，是人体必需脂肪酸的良好来源，食用油脂多样化是保证各种脂肪酸摄入比例合理的有效措施。一般认为，植物油中大豆油、花生油、芝麻油、玉米油、米糠油等营养价值高，动物脂肪中奶油、蛋黄油、鱼脂、鱼肝油的营养价值较高。除食用油脂含约 100%的脂肪外，含脂肪丰富的食品为动物性食物和坚果类。

动物性食物以畜肉类含脂肪最丰富，且多为饱和脂肪酸，猪肉含脂肪量在30%～90%之间，仅腿肉和猪肉（瘦）脂肪含量在 10%左右；牛肉、羊肉含脂肪量比猪肉低很多，如牛肉（瘦）脂肪含量仅为 2%～5%，羊肉（瘦）多数为 2%～4%。一般动物内脏除大肠外含脂肪量皆较低，但蛋白质的含量较高。禽肉一般含脂肪量较低，多数在 10%以下，但北京烤鸭和肉鸡例外，其含量分别为 38.4%和 35.4%。鱼类脂肪含量基本在 10%以下，多数在 5%左右，且其脂肪含不饱和脂肪酸多，所以老年人宜多吃鱼少吃肉。蛋类以蛋黄含脂肪量高，约为 30%，但全蛋仅为 10%左右，其组成以单不饱和脂肪酸为多。

除动物性食物外，植物性食物中以坚果类（如花生、核桃、瓜子、榛子、葵花子等）含脂肪量较高，最高可达 50%以上，不过其脂肪组成多以亚油酸为主，所以是多不饱和脂肪酸的重要来源。常见食物中脂肪含量见表 1-23。

表 1-23 常见食物中脂肪含量 （单位：g/100g 可食部）

食物	含量	食物	含量	食物	含量
黄油	98.0	芝麻酱	52.7	牛肉干	40.0
奶油	97.0	酱汁肉	50.4	维生素 C 饼干	39.7
酥油	94.4	腊肉（生）	48.8	北京烤鸭	38.4
猪肉（肥）	88.6	马铃薯片（油炸）	48.4	猪肉（肥瘦）	37.0
松子仁	70.6	腊肠	48.3	鸡蛋粉（全蛋粉）	36.2
猪肉（猪脖）	60.5	羊肉干	46.7	咸肉	36.0
猪肉（肋条肉）	59.0	奶皮子	42.9	肉鸡（肥）	35.4
核桃干（胡桃）	58.8	炸素虾	44.4	鸭蛋黄	33.8
鸡蛋黄粉	55.1	香肠	40.7	春卷	33.7
花生酱	53.0	巧克力	40.1	麻花	31.5

五、食物脂肪的营养价值评价

食用脂肪的营养价值主要从以下 4 个方面进行评价。

（1）食物脂肪的消化率：食物脂肪含不饱和脂肪酸和短碳链脂肪酸越多，其熔点越低，营养价值越高，机体越容易消化，利用率高。

（2）必需脂肪酸的含量：必需脂肪酸的含量与组成是衡量食物油脂营养价值的重要方面，植物油中含较多的必需脂肪酸，其营养价值高。动物油脂不含双键，必需脂肪酸少，营养价值低。

（3）脂溶性维生素含量：植物脂肪含丰富的维生素 E，特别是谷类种子的胚中含量丰富。动物储藏脂肪不含维生素，一般动物器官中含有少量维生素，如肝脏的脂肪中含有维生素 A、维生素 E；奶和蛋脂肪中含维生素 A、维生素 D。

（4）油脂的稳定性：耐储藏、稳定性高的油脂不易发生酸败。

六、食物脂肪的缺乏与过量

（一）食物脂肪缺乏

身体内如果缺乏脂肪的补充，会造成人体内摄入的脂溶性维生素 A、维生素 D、维生素 E、维生素 K 等不完全吸收，具体表现为儿童大脑发育、神经系统生长受到影响，阿尔茨海默病提前。同时，由于大脑组织、神经系统、男性睾丸及细胞膜中 60%都与脂类物质相关，如果人体不及时、正确地补充脂肪，身体又需要获得这类物质，此时，身体将成为一架“制造脂肪的机器”，但是，制造出的脂肪是人体不需要的饱和脂肪。这种脂肪会导致脂溢性脱发、血脂增高、堆积血管壁而形成血栓。

（二）食物脂肪过量

如果长期摄入过多的营养，加之运动不足，剩余热量便转化成脂肪，储存在体内。脂肪在人体组织中过多蓄积的状态称为肥胖。一般认为，体重超过标准体重 20%～25%时，称为肥胖。病态的肥胖通常是指超过标准体重的 75%～100%。

（三）评价指标

1. 体质指数

体质指数（body mass index，BMI）是由体重结合身高派生出来的评价人体体格的常用指标。

$$\text{BMI}=\frac{\text{体重（kg）}}{\text{身高}^2\text{（m）}}$$

该指标中充分考虑到身高对体重的影响，被认为能较好地反映人体体型，加上测定方法便捷、直观而被广泛采用，其判定标准如下：

1）WHO标准中成人BMI的切点

WHO标准中成人BMI的切点：BMI小于18.5，为低体重（营养不足）；BMI为18.5～24.9，为正常范围；BMI大于等于25，为超重；BMI为25～29.9，为肥胖前状态；BMI为30～34.9，为一级肥胖；BMI为35～39.9，为二级肥胖；BMI大于等于40，为三级肥胖。这一标准为世界各国广泛采用。

2）中国肥胖问题工作组建议的BMI切点

中国肥胖问题工作组建议的BMI切点：BMI小于18.5，为低体重；BMI为18.5～23.9，为正常；BMI为24～27.9，为超重；BMI大于等于28，为肥胖。

2. 腰臀比

腰臀比是腰围和臀围的比值，是判定中心性肥胖的重要指标。正常成人腰臀比：男性小于0.9，女性小于0.85，超过此值属于中心性（又称腹内型、内脏型）肥胖。

3. 体脂含量百分比

体脂含量百分比能直接反映体内脂肪的储存情况，是评价体脂直观的指标。传统上，体脂含量用密度法（水下称重法）测量，近年来，双能X射线设备和技术能更灵敏地测量体内脂肪的含量，但该设备及测定费用较贵，普及率不高。按体脂含量百分比判定肥胖的标准：轻度肥胖体脂含量百分比为男性20%～25%、女性25%～30%；中度肥胖体脂含量百分比为男性25%～30%、女性30%～35%；重度肥胖体脂含量百分比为男性大于30%、女性大于35%。

课堂导入 1-6

缺铁性贫血

《中国居民营养与慢性病状况报告（2020）》公布了我国各年龄段人群贫血的数据，18岁以上成年居民的贫血率为8.7%（其中，男性贫血率为4.2%，女性贫血率为13.2%），12～17岁的青少年贫血率为6.6%，6～11岁儿童贫血率为4.4%，6岁以下的儿童贫血率为21.2%。

不难发现，目前我国还有一定比例的人群在遭受贫血的困扰。在贫血的分型中，又以缺铁性贫血最为常见，有统计发现我国18～49岁的女性中有72.2%铁摄入量没有达标。铁作为合成血红蛋白的重要原料之一，摄入过多和过少对身体都是不利的，日常生活中要注意合理搭配膳食，保持体内铁的平衡，避免出现铁缺乏和过量。

问题：铁在人体内有哪些重要的生理功能？如何降低营养性缺铁性贫血的发生？

任务六　矿　物　质

矿物质

一、概述

1. 定义

矿物质是动植物组织或食物灼烧后的残留物，也称为无机盐或灰分。从化学元素角度看，矿物质一般是指食物中除碳、氢、氧、氮外的其他化学元素。

2. 分类

（1）根据每种元素在矿物质中所占的比例，人们常将矿物质分为常量元素和微量元素。

常量元素包括钙、磷、硫、钾、钠、氯、镁 7 种，其在体内含量一般大于体重的 0.01%，每天需要量在 100mg 以上。

微量元素在体内含量一般小于体重的 0.01%，每天需要量在 100mg 以下，甚至以微克计，包括铁、碘、锌、硒、铜、钼、铬、钴等。

（2）从食物和营养学的角度，可将矿物质分为必需元素、非必需元素、有毒元素 3 类。

必需元素存在于机体健康组织中，并且含量浓度比较恒定，缺乏时可使机体组织或功能出现异常，且摄入过量易中毒。

非必需元素是指在机体健康组织中不具有明确生理功能的矿质元素，如铝、硼、锡。

有毒元素是指极小的剂量就可导致机体呈现毒性反应，且在人体中具有蓄积性，随着蓄积量的增加，机体会出现各种中毒反应的元素，如汞、镉、铅、砷等。

人体需要的矿物质来自饮食、饮用水和呼吸。维持人体正常生命活动的必需微量元素有铁、锌、硒、铜、碘、钼、钴、铬，可能必需微量元素有锰、硅、硼、矾、镍，具有潜在毒性、在低剂量时可能具有功能作用的元素有铅、氟、镉、汞、砷、铝、锡。

3. 生理功能

常量元素的生理功能如下：①构成人体组织的重要成分，如骨骼、牙齿中的钙、磷、镁，蛋白质中的磷、硫等；②在细胞内外液中与蛋白质一起调节细胞膜的通透性、控制水分、维持正常的渗透压和酸碱平衡，维持神经肌肉兴奋性，如钾、钠、氯与蛋白质一起维持细胞内外液适宜渗透压，使组织能储留一定量的水分；③构成酶的成分或激活酶的活性，参加物质代谢，如血红蛋白中的铁、甲状腺素中的碘，超氧化物酶中的锌，谷胱甘肽过氧化物酶中的硒等。

必需微量元素的生理功能如下：①酶和维生素必需的活性因子；②构成某些激素或参与激素的作用；③参与核酸代谢；④协助常量元素和宏量营养素发挥作用。

4. 存在形式和功能

矿物质中微量元素在机体组织中的作用浓度很低，往往以百万分之一或十亿分之一甚至更低来描述，故需要从食物中摄取的量也很低。微量元素的浓度与功能形式常严格局限在一定的范围之内，有的元素的限制范围相当窄。微量元素在这一特定的范围内可以使组织的结构与功能的完整性得到维持，当其含量低于机体需要的量时，组织功能会减弱或不健全，甚至会受到损害并处于不健康的状态；当其含量高于这一特定范围时，可能导致不同程度的毒性反应，严重的可能导致死亡。例如，人体对硒的每天安全摄入量为50～200μg，如果低于50μg，会导致心肌炎、克山病等疾病，并诱发免疫功能低下和老年性白内障；如果摄入量在200～1 000μg，会导致中毒；如果每天摄入量超过1mg，可导致死亡。

微量元素的功能形式、化学价态与化学形式也非常重要。例如，铬的正六价状态对人体的毒害很大，但其适量的正三价铬对人体是有益的。

矿物质还有一个重要的特点，就是生物利用率可以有很大差异。部分矿物质的吸收率受到身体需要的影响，存在形式不同的矿物质的吸收率差异也很大，而且可能受到食物中多种促进或阻碍因素的影响，即食物中的其他组分可能对矿物质元素的吸收产生拮抗或者协同效应。例如，植酸、草酸、单宁等都会明显地影响植物性食品中矿物质的吸收率。因此，食物中的矿物质含量并不一定等于它们能在体内发挥生理作用的数量。

对矿物质元素的含量分析主要有以下作用：评价食品的营养价值；指导强化食品的开发和生产；有利于食品加工工艺的改进和食品质量的提高；有利于保证食品的安全和食用者的健康；有利于了解食品污染情况，查清和控制污染源。

矿物质元素的存在形式和功能见表1-24。

表1-24 矿物质元素的存在形式和功能

元素	人体存在形式	生理功能
磷	KH_2PO_4、K_2HPO_4	核酸、磷酸和辅酶的成分
硫	$MgSO_4$	含硫氨基（半胱氨酸、甲硫氨酸等）的成分、含硫维生素（生物素、硫胺素等）的成分
钾	KH_2PO_4、K_2HPO_4	某些酶（果糖激酶、丙酮酸激酶等）的辅因子；维持电位差和渗透压
钠	NaCl	维持渗透压，某些细菌和蓝细菌所需
钙	$Ca(NO_3)_2$、$CaCl_2$	某些胞外酶的稳定剂、蛋白酶等的辅助因子；细菌形成芽孢和某些真菌形成孢子所需
镁	$MgSO_4$	固氮酶的辅因子；叶绿素等的成分
铁	$FeSO_4$	细胞色素的成分；合成叶绿素、白喉毒素和高铁血红素所需
锰	$MnSO_4$	超氧化物歧化酶、丙酮酸羧化酶、精氨酸酶等的辅因子
铜	$CuSO_4$	氧化酶、酪氨酸酶的辅因子
钴	$CoSO_4$	维生素 B_{12} 复合物的成分；肽酶的辅因子
锌	$ZnSO_4$	碱性磷酸酶及多种脱氢酶、肽酶和脱羧酶的辅因子
钼	$(NH_4)_6Mo_7O_{24}$	固氮酶、同化型及异化型硝酸盐还原酶的成分

二、各种矿物质介绍

（一）钙

钙是人体内含量最高的一种矿物质元素，仅次于碳、氢、氧、氮，其总含量在成人体内约为1 200g，占体重的1.5%～2.0%。人体内99%的钙存在于骨骼和牙齿当中，成为人体的支撑。同时，骨骼是人体的钙储存库，当从食物摄入的钙不足时，为了维持血钙的稳定，人体可以从骨骼中动员钙进入血液，使生命活动得以正常进行。

1. 吸收和排泄

钙在小肠近端吸收，在人体对钙需要量大时，主动吸收的比例提高，钙的吸收率随之提高。这种主动吸收为耗能过程，受到维生素D的促进。膳食钙摄入量提高时，钙的吸收率会下降。钙的吸收还受到其他多种膳食因素的影响，如草酸、植酸、磷酸、膳食纤维和过多的脂肪酸等。身体通过肠道与肾脏两个途径排出钙。钙的摄入量与尿钙的排出量关系不大，但血钙浓度上升时，尿的钙排出量增加。出汗量大时，皮肤也是排钙的途径。对于哺乳期女性来说，乳汁可排出大量的钙。

2. 生理功能

（1）钙是构成机体骨骼和牙齿的主要成分。钙是构成骨骼的重要组分，骨骼中的钙占干体重的25%和总灰分的40%，钙对保证骨骼的正常生长发育和维持骨骼健康起着至关重要的作用。

骨骼通过成骨作用（即新骨不断生成）和溶骨作用（即旧骨不断吸收），使其各种组分与血液间保持动态平衡。骨骼中的成骨细胞参与骨质成分的合成，破骨细胞参与骨的吸收，使骨基质释放出钙，并将其运送进血液。

骨钙的更新速度因年龄而变化。妊娠早期，胎儿仅有少量钙沉积，以后钙浓度很快升高至胎儿体重的0.5%。妊娠后期，胎儿从母体约取得20g的钙，足月新生儿钙相当于其体重的1%。1岁以前婴儿每年骨钙转换率达100%，以后逐渐降低，但每两年骨钙可更新一次。儿童阶段每年骨钙转换率为10%，儿童生长发育旺盛，对钙的需要量多，若长期摄入钙不足，并常伴随蛋白质和维生素D缺乏，可引起生长迟缓、新骨结构异常、骨钙化不良、骨骼变形，发生佝偻病。健康年轻成人骨吸收与形成维持平衡，每年骨钙转换率为5%。40岁以后骨形成明显减弱，转换率为每年0.7%。人在20岁以前，主要为骨的生长阶段，其后的十余年骨质继续增加，在35～40岁，单位体积内的骨质达到顶峰，称峰值骨密度。此后骨质逐渐丢失。妇女绝经以后，骨质丢失速度加快，骨密度降低到一定程度时就不能保持骨骼结构的完整，甚至压缩变形，以致在很小外力下即可发生骨折，即为骨质疏松症。骨骼成熟时所达到的骨质峰值，是决定骨质疏松危险性的主要因素。

牙本质是牙的主体，其化学组成类似于骨骼，但组织结构和骨骼差别很大，牙本质没有细胞、血管和神经，因此牙齿中的矿物质无更新转换的过程。

（2）维持多种正常生理功能。分布在体液和其他组织中的钙，虽然还不到体内总钙量的1%，但在机体内多方面的生理活动和生物化学过程中起着重要的调节作用。细胞外液的钙约有1g，占总钙量的0.1%；细胞内的钙约有7g，占总钙量的0.6%。血钙较稳定，正常浓度为2.25～2.75mmol/L（90～110mg/L），占总钙量的0.03%。血液中的钙可分为扩散性钙和非扩散性钙两部分。非扩散性钙是指与血浆蛋白（主要是白蛋白）结合的钙，它们不易透过毛细血管壁，也不具有生理活性。在扩散性钙中，一部分是与有机酸或无机酸结合的复合钙，另一部分是游离状态的钙离子。只有离子钙才具有生理活性。

离子钙的生理功能涉及诸多方面：钙离子参与调节神经、肌肉兴奋性，并调节肌肉及细胞内微丝、微管等的收缩；钙离子影响毛细血管通透性，并参与调节生物膜的完整性和质膜的通透性及其转换过程；钙离子参与调节多种激素和神经递质的释放，钙离子的重要作用之一是作为细胞内第二信使，介导激素的调节作用；钙离子能直接参与脂肪酶、三磷酸腺苷酶等的活性调节，还能激活多种酶（如腺苷酸环化酶、鸟苷酸环化酶及钙调蛋白等），调节代谢过程及一系列细胞内生命活动；钙离子与细胞的吞噬、分泌、分裂等活动密切相关；钙离子是血液凝固过程所必需的凝血因子，可使可溶性纤维蛋白原转变成纤维蛋白。

3. 缺乏和过量

膳食中的钙长期供应不足，对于幼儿来说会造成佝偻病，对于成长期青少年来说，则会使其骨密度峰值达不到应有的高度。成年之后，特别是 40 岁之后，骨钙的负平衡可能造成骨质疏松症，甚至引起老年期的骨折，在老年女性当中尤为普遍。它的症状是腰背疼痛、气短、身高降低、容易摔跤、受力时发生骨折等。有意识地增加膳食中的钙摄入量，加上适度的运动、充足的阳光照射等，有助于预防和推迟骨质疏松症的发生。

从食物中摄取钙不可能过多，但摄入过量的钙补充剂有可能带来危害，如干扰铁、锌、镁等其他矿物质的吸收利用。钙的排泄量过多时会增加肾结石的危险。由于肠道可调整钙的吸收率，膳食钙摄入量增加时，钙的排泄量并不同步增加，而过量的蛋白质、钠和磷的摄入对于钙的排出具有促进作用。

4. 钙的膳食参考摄入量和主要食物来源

我国不同生理阶段的居民膳食中钙的 RNI 值：1～3 岁为 600mg/d、4～6 岁为 800mg/d、7～10 岁为 1 000mg/d、11～13 岁为 1 200mg/d，14～17 岁为 1 000mg/d，18～49 岁为 800mg/d，50 岁及以上为 1 000mg/d，孕 13 周后为 1 200mg/d、乳母为 1 000mg/d。成人及年龄大于 4 周岁的儿童的 UL 为 2 000mg/d。

钙是我国居民膳食中容易缺乏的一种矿物质，它的食物来源主要是各种奶制品，如牛奶、酸奶、奶酪等，以石膏和卤水凝固的各种豆制品，芝麻酱和各种坚果，绿叶蔬菜，连骨食用的小鱼、小虾等。

牛奶、酸奶、奶酪等奶制品中含有大量可溶分散状态的钙，也含有维生素 D，同时不含植酸、草酸、单宁等妨碍钙吸收的因素。奶制品食用方便，被公认为天然食物中最好的钙来源。

相比而言，虾皮虽然含钙量高，但难以在胃中完全磨碎消化；豆腐和芝麻酱等食品中含钙量高，但不含维生素 D，同时可能含有少量植酸会妨碍钙吸收；绿叶菜也是钙的好来源，但不少蔬菜中含有草酸，影响钙的吸收。

充足的日光照射，或者补充维生素 D，可以提高植物性食物中钙的利用率。对于草酸含量高的绿叶蔬菜，焯水后食用可以降低草酸对钙吸收的影响。

（二）磷

磷是人体必需的常量元素之一，也是人体含量较多的元素，成人体内含磷量在600～900g，约占体重的1%。约有85%以上的磷与钙一起构成骨骼和牙齿，其余的磷以磷脂、磷蛋白及磷酸盐的形式存在于细胞和血液中。磷不但构成人体组织成分，而且参与生命活动中非常重要的代谢过程。

1. 吸收和排泄

磷主要通过小肠吸收。影响磷吸收的一个因素是个体的成长阶段。食用牛奶的婴儿，肠内吸收的磷相当于摄入量的65%～70%；食用母乳的净吸收率超过85%，一般来说，吃混合膳食的成长儿童和成年人，他们吸收的磷为摄入量的50%～70%。儿童和成人的磷摄入量通常高于钙摄入量，在1 000～1 500mg/d。

影响磷吸收的另一个因素是个体钙的营养状况。维生素D缺乏会降低磷吸收的效能。有证据证明，在离体试验的条件下，维生素D能刺激大鼠肠的制备物中磷酸盐的主动运输，但是维生素D对于磷酸盐运输和钙运输之间的相互联系的机制还没有得到充分的解释。在维生素D缺乏的条件下，只要尿中磷酸盐的损失是最低的，肠中吸收的磷酸盐就足以保持磷酸盐的平衡。肾脏保存磷酸盐的机制通常是控制磷酸盐留存的主要因素。

2. 生理功能

磷一方面是构成骨骼和牙齿的重要成分，另一方面参与大分子的组成（如核酸和蛋白质）和体内的重要代谢过程，是机体很重要的一种元素。

（1）构成骨骼和牙齿。磷与钙形成的难溶性无机磷酸盐，使骨骼及牙齿结构坚固，磷酸盐与胶原纤维共价结合，在骨的沉积及骨的溶出中起决定性作用，因此磷的重要性与骨骼、牙齿中钙盐作用相同。

（2）组成生命的重要物质。磷酸是核酸、磷蛋白、磷脂、大多数辅酶或辅基及环腺苷酸（cyclic adenylic acid，cAMP）、环鸟苷酸（cyclic guanylic acid，cGMP）等生命体重要物质的组成成分。

（3）参与代谢过程。体内的磷以有机磷酸酯的形式参与代谢过程。高能磷酸化合物（如三磷酸腺苷及磷酸肌酸等）作为能量载体，在细胞内能量的转换、代谢，以及作为能源物质在生命活动中起着重要作用。

（4）参与酸碱平衡的调节。磷酸盐缓冲体系接近中性，是体内重要的缓冲体系。

3. 缺乏和过量

就生理学和生物化学来说，磷是人体的必需元素之一，但在营养学上人们对它并不十分重视，因为它存在于由动植物细胞和分泌物（奶）所构成的一切食物之中。因此，除某些特殊情况外，如静脉注射含氨基酸和葡萄糖的高营养低磷的溶液，或大量摄入阻碍膳食磷吸收的磷沉淀剂（如氢氧化铝或碳酸钙），正常情况下人体是不会缺磷的。

骨的形成过程中每留存 1g 钙需要 0.5g 的磷；组织细胞所需要的有机磷每留存 17g 氮约需 1g 磷。考虑肠内吸收不完全和尿中排出的磷，正常生长发育状态的人体每天需要摄入的磷远远超过这个数量。同样，成年人的需要量也必须考虑到磷在粪和尿中不可避免的损失。磷酸盐的有效吸收，因磷的来源和膳食中的钙磷比值而不同。正常情况下，摄入的多余的磷可以通过粪尿排出，不会造成明显的不良反应。但是，肾脏机能不全、肾小球滤过率降低的病人，因为不能将被吸收的磷酸盐从尿中排除，所以会产生高磷血症；营养性维生素 D 缺乏，或由于因遗传变异、肝病或服用镇痉药等引起的维生素 D 代谢阻滞，都会产生慢性肾脏性低磷血症，这些情况需特别对待。

4. 磷的膳食参考摄入量和主要食物来源

我国不同生理阶段的居民膳食中磷的 RNI 值：14～17 岁为 710mg/d，18～64 岁为 720mg/d，65～79 岁为 700mg/d。1～10 岁儿童磷的 UL 为 3 000mg/d，11～60 岁成人的磷 UL 为 3 500mg/d，60 岁及以上的磷 UL 约为 3 000mg/d，乳母的磷 UL 为 3 500mg/d。

磷在大豆、谷类中主要以植酸形式的磷存在，不易被机体吸收，但通过食品加工可提高其利用率。磷主要食物来源有奶和奶制品、肉类、鱼类、蛋黄、核桃、花生等。

（三）钾和钠

1. 吸收和排泄

钾离子是细胞内液的主要阳离子，细胞中的钾占体内钾的 98%。它也是膳食中来源丰富的金属元素之一。钾在膳食中容易被人体吸收，吸收后绝大部分由肾脏通过尿液排出，少量由粪便和汗液排出。

钠是一种高度可溶的元素，易在胃肠道中被吸收，进入血液后循环至全身。肾脏对钠离子的量进行精确的控制，当钠摄入量过多，血液中钠含量升高时，渗透压上升，人体感到缺水后大量补水，肾脏将人体所需的钠重新返回循环当中，再将多余的水分和多余钠一起排出。

2. 生理功能

钾的生理功能：作为细胞内液的主要阳离子，维持细胞的完整性；组成钠泵；钾离子和钠离子交换，参与生理过程，如神经冲动的传递、肌肉的收缩；钾离子和钠离子协同，参与心脏的正常搏动；参与碳水化合物和蛋白质的代谢；维持体内电解质平衡和酸碱平衡；降低血压，钾能够促进钠从尿中排出，并抑制肾素和血管紧张素系统，有利于降低血管的压力。

钠的生理功能：维持体内水分平衡、离子平衡和酸碱平衡；参与生理过程，如神经冲动的传递和肌肉的收缩；促进人体血压上升。

3. 缺乏和过量

（1）钾缺乏和过量。人体缺乏钠的情况十分少见，缺乏钾的情况相对常见，这主要是因为钾的过度排出或丢失，如糖尿病患者出现酸中毒现象，中暑，长时间的呕吐、腹泻者，以及使用利尿剂和类固醇药物等，都会引起钾的大量损失。

钾缺乏时，人体表现为肌肉无力、心律失常、胃肠道消化功能紊乱和肾脏功能障碍等。其中肌肉无力是最早期的症状。

钾过量时，肌肉方面，主要是感觉到肌无力，通常从下肢开始，多为对称性。心脏方面，主要体现在因全身供血不足而表现出的皮肤苍白、发冷、青紫、血压降低；心律不齐，心脏会表现为乱跳，病人会感觉到心慌、心悸；心脏骤停，这时会突然出现晕厥，甚至死亡。

尽管膳食中很多食物富含钾，但从食物中获取的钾可以通过肾脏有效地排出，并不会导致中毒。只有在超量服用含钾盐或钾增补剂时，或者肾功能不全导致钾排泄障碍时，才会导致以上后果。因此，各国都没有制定限制膳食钾摄入量的标准或建议。

（2）钠缺乏和过量。钠严重缺乏时，可导致恶心、呕吐、视力模糊、血压下降、肌肉痉挛，乃至急性肾衰竭而死亡。然而，目前人类并不缺乏钠元素，除非饥饿、大量出汗、严重呕吐和腹泻等情况下，造成钠的过量流失，才可能发生钠缺乏。相反，它是膳食中易过量的元素之一。

钠过量时，可能引发急性中毒，出现水肿、高血压、高血胆固醇、胃黏膜上皮细胞破裂等症状；肾功能障碍者可能发生高钠血症，严重时可致死亡；尿钙的排出量升高。

4. 钾和钠的膳食参考摄入量和主要食物来源

我国居民膳食中钾的AI值：成人为2 000mg/d。PI-NCD值：4～6岁为2 100mg/d，7～10岁为2 800mg/d，11～13岁为3 400mg/d，14～17岁为3 900mg/d，成人为3 600mg/d。

我国居民膳食钠的AI值：4岁以上儿童青少年为900～1 600mg/d，成人1 500mg/d，50岁以上为1 400～1 300mg/d。PI-NCD值：4～6岁为1 200mg/d，7～10岁为1 500mg/d，11～13岁为1 900mg/d，14～17岁为2 200mg/d，18～49岁为2 000mg/d，50～64岁，65～79岁为1 900mg/d，80岁以上为1 700mg/d。

钠摄入过多有害健康，WHO《成人和儿童钠摄入量指南》建议成年人每天食盐摄取量应低于5g（1g食盐含钠400mg），但目前膳食中平均日摄入食盐量达12g。

食物中的钠是指以各种形式存在钠的化合物之总和，可表达为钠含量（mg）和食盐当量（mg），换算关系为

$$食盐当量=食品中钠含量\times 2.54$$

钾存在于大部分天然食品当中，但其最好的来源是蔬菜、水果、薯类、畜禽和豆类。因此，将主食的一部分换成薯类和豆类，并多吃蔬菜和水果，可有效提高膳食中钾的摄入量，对预防高血压和心脑血管疾病十分有利。

除食盐和其他咸味调味品（如酱油、腐乳、各种酱类、咸菜、豆豉等）外，钠主要来自动物性食物，如畜禽肉类、水产品及奶类。植物性食物大多钠含量很低，但海藻类含有较多的钠，少数略带咸味的绿叶蔬菜钠含量也较高，如芹菜、茴香、小白菜等。

在现代生活中，钠还来自各种食品添加剂，如味精（谷氨酸钠）、泡打粉（碳酸氢钠）、嫩肉剂（碳酸氢钠和多种磷酸盐）、防腐剂（苯甲酸钠）等。

（四）铁

铁是人体必需的微量元素之一，正常成年人体内有4～5g，其中70%的铁是以血红蛋白（hemoglobin，Hb）和肌红蛋白（myoglobin，Mb）的形式贮存于血液和肌肉组织中，其余约30%的铁则与各种蛋白质和酶结合，分布于肝脏、骨髓和脾脏等器官组织中。尽管人体内铁的含量很少，但它是人体极为重要的元素之一。它既是血红蛋白的重要组成成分，又是细胞色素酶系统的组成成分。它参与主要的组织呼吸及生物氧化过程，帮助体内氧的运输。

1. 吸收和排泄

人体中铁的吸收比较复杂，与膳食中铁的存在形式和供应量、妨碍吸收和促进吸收的因素有关。

血红素铁与小肠黏膜中的特异性蛋白结合后，可以直接进入小肠黏膜细胞，其吸收利用率较高，通常达25%左右，身体缺铁时铁的吸收利用率可高达40%，而且受膳食中其他干扰因素的影响比较少，钙是唯一一个降低血红素铁吸收率的因素。在我国传统膳食中，血红素铁占膳食铁的比例不足10%，但对膳食铁的供应作用十分重要。

非血红素铁需要首先还原成为二价铁离子，并成为可溶形式，才能被小肠黏膜细胞吸收。它的吸收率受到很多膳食成分的影响，如植酸、单宁、草酸、磷酸盐、某些膳食纤维及钙等，其中受植酸的影响最大。例如，多种淀粉豆类中富含铁，但因其植酸含量较高，铁的吸收率不足3%。维生素C可以部分抵消植酸对非血红素铁吸收的影响。和肉类一起食用时，非血红素铁的吸收率也会升高。人体中的铁吸收率与生理状况和健康状况关系密切。例如，在肠道存在疾病时，铁吸收率可能低至2%；而在未成年人的快速生长期，吸收率可高达35%。膳食铁供应量超过需要时，铁吸收率会下降；而供应量不足时，会通过增加肠黏膜铁蛋白的方式来提高吸收率。小肠中的铁蛋白将铁转移给黏膜运铁蛋白，再转给血液中的运铁蛋白，将铁运输到全身。铁进入人体之后不断被循环利用，主要损失途径是失血和小肠黏膜的脱落排出。

2. 生理功能

（1）参与体内氧的运送和组织呼吸过程。铁在体内主要作为血红蛋白、肌红蛋白的组成成分参与氧气和二氧化碳的运输，铁又是细胞色素系统、过氧化氢酶和过氧化物酶的组成成分，在呼吸和生物氧化过程中起着重要作用。例如，血红蛋白可与氧可逆地结合，当血液流经氧分压较高的肺泡时，血红蛋白能与氧结合成氧合血红蛋白，而当血液流经氧分压较低的组织时，氧合血红蛋白又离解成血红蛋白和氧，从而完成把氧从肺泡送至组织的任务。肌红蛋白能在组织中储存氧，细胞色素能在细胞呼吸过程中起传递电子的作用。许多与细菌有关的酶的活性、淋巴细胞的转化、中性粒细胞吞噬功能等，也均与铁水平有关。

（2）参与红细胞的形成。铁在骨髓造血组织中进入幼红细胞，与卟啉铁结合形成正铁血红素，后者再与珠蛋白结合成血红蛋白。缺铁时，新生的红细胞会出现血红蛋白不足，甚至影响 DNA 的合成及幼红细胞的分裂增殖，还可使红细胞寿命缩短、自身溶血增加。

（3）参与生化反应。含有 Fe-S 基团的铁硫蛋白参与一系列的基本生化反应，包括调节酶活性、线粒体呼吸作用、核糖体生物合成、辅助因子生物合成、基因表达调节和核苷酸代谢。Fe-S 基团合成缺陷不仅会影响许多铁硫蛋白的活性，也会影响细胞内铁平衡的调节，导致线粒体内铁过量和基质中铁缺乏。顺乌头酸酶是重要的铁硫蛋白之一，它能催化柠檬酸盐向异柠檬酸盐转化，在三羧酸循环中有着重要作用。

（4）影响免疫功能。铁与免疫关系密切，铁可提高机体免疫力，增加中性粒细胞和吞噬细胞的功能。当人体感染时，过量的铁可促进细菌的生长，对抵御感染不利。

（5）参与神经生理过程。体内铁的存储量与影响注意力的特殊神经生理过程有关，如果缺乏，人的感知、记忆等将会衰退。

（6）其他功能。铁还具有许多重要的功能，如催化 β-胡萝卜素转化为维生素 A、参与嘌呤与胶原的合成、参与抗体的产生、帮助脂类从血液中转运，以及促进药物对肝脏的解毒等。

3. 缺乏和过量

铁缺乏所引起的缺铁性贫血是世界上常见的营养缺乏症之一，在我国主要发生在婴幼儿、育龄期女性和老年人中。婴幼儿从食物中所得到的铁往往不足，而生长发育速度又很快，容易造成铁的不足。青春期少女正处于生长高峰时期，同时又开始月经失血，也容易发生铁缺乏。孕妇同时需要满足胚胎和自身的铁需要，并需要为新生儿储备出生后 6 个月的铁供应，自身也需要储备产后失血而流失的铁，因此对铁的需要量远远高于孕前。因此，铁是唯一一种女性需求量超过男性的营养素。消化管溃疡、痔疮、寄生虫病等也可能引起慢性失血。

铁缺乏首先造成体内铁储备的减少和耗竭，血清铁蛋白下降，运铁蛋白上升；而后红细胞的生成受到限制，而红细胞原卟啉的含量上升。最后，血红蛋白含量下降，红细胞比容下降，发生缺铁性贫血。因此，从缺铁到出现缺铁性贫血，通常需要几个月的时间才能表现出症状。

发生缺铁性贫血时，人体体能下降，免疫力降低，在低温下的体温调节能力不足。儿童发生缺铁性贫血不仅会影响生长发育，而且会影响行为和智力发育。孕妇发生缺铁性贫血可能增加流产、早产、产儿低出生体重等不良妊娠后果的危险。

在缺铁性贫血出现之前，人体的能量供应水平和神经递质合成已经因缺铁受到影响，从而影响到工作能力和思维能力，表现为工作效率降低、活力减退、情绪淡漠等。

铁摄入过量时，身体会减少吸收率，因此从食物中摄入铁并无铁中毒的风险。极少数人因为遗传原因可能会在铁摄入过量时发生血色素沉着病。体内过量的铁可能引起组织损害，特别是肝脏损害。铁过量还会提高细菌感染的风险，同时增加糖尿病、肝癌、心脏病和关节炎的患病风险。

铁元素有催化氧化反应的能力，体内铁沉积过量可能会增加自由基带来的氧化压力，从而对多种疾病和癌症的预防不利。在有肉类摄入的情况下，粗粮、豆类对预防心脏病和癌症有利，其中的植酸和膳食纤维降低了膳食铁的吸收率，从而减少了铁催化氧化反应的危险。

铁补充剂摄入过量很容易发生铁中毒，因此必须存放在儿童接触不到的地方，避免其误食中毒。铁中毒可导致恶心、呕吐、腹泻、头晕、意识模糊、心跳加速、心脏衰竭等。

4. 铁的膳食参考摄入量和主要食物来源

我国居民膳食中铁的 RNI 值为：儿童 10～13mg/d，少年男 15～16mg/d、少年女 18mg/d，成年男 12mg/d、成年女 20mg/d（>50 岁 12mg/d），孕妇、乳母 24～39mg/d。UL 值青少年、成人为 40mg/d。

铁的最佳食物来源是富含血红素铁的红色内脏和肉类，如肝脏、肾脏、心脏、禽类的胗、红色的牛羊肉和猪瘦肉等。动物性食物红色越深，所供应的血红素铁也就越多。豆类、蛋黄和全谷类也含有较高的铁，但吸收利用率较低。

此外，一些食品当中强化了铁，如铁强化的早餐谷物、铁强化的面粉、铁强化的酱油等。如果经常摄入，这些食品中的铁对于膳食供应也会起到重要的作用。

为了改善膳食铁的吸收，草酸含量较高的蔬菜宜焯水后食用。新鲜水果和蔬菜中的维生素 C 和有机酸可以提高谷类和豆类中的铁吸收率，而肉类与谷类、蔬果同时食用也会促进铁的吸收。

（五）镁

正常人体内镁含量为 20～38g，其中 60%～65%的镁存在于骨骼和牙齿中，约 27%的镁分散在肌肉、肝、心、胰等软组织中。镁主要集中在细胞内，细胞外液的镁不超过 1%。血液中镁主要集中在红细胞内。红细胞中镁含量为 2.2～3.1mmol/L，血清中镁含量为 0.75～0.95mmol/L。血清中的镁相当恒定，不能反映体内镁的情况。镁在人体生理、病理及临床治疗中占有重要地位，近年来已被引起广泛的注意。

1. 吸收与排泄

镁在小肠中和钙一起被吸收。影响镁吸收的因素很多，主要有四种。①镁的摄入量。膳食镁摄入少时，人体吸收率增加；膳食镁摄入多时，人体吸收率降低。②膳食成分。氨基酸、乳糖等可提高镁盐的溶解度，促进镁的吸收；磷、草酸、植酸和膳食纤维等可抑制镁的吸收。③饮水量。饮水多时对镁离子的吸收有明显促进作用。④钙摄入量。由于镁与钙的吸收途径相同，二者在肠道竞争吸收，正常情况下膳食钙对镁的吸收无影响，但当每天钙摄入量超过 2 600mg 时，可以减少肠道对镁的吸收。

肾脏是排镁的主要器官，滤过的镁 85%～95%被重吸收。血清中的镁水平高，肾小管重吸收减少；血清中的镁水平低，肾小管重吸收增加，此调节过程有甲状旁腺激素参与。消化液中含有镁，但在正常情况下 60%～70%的镁被重吸收，故粪便只排出少量内源性镁。汗液也可排出少量镁。

2. 生理功能

（1）激活多种酶的活性。镁作为多种酶的激活剂，参与300余种酶促反应，能与细胞内许多重要成分（如三磷酸腺苷等）形成复合物而激活酶系，或直接作为酶的激活剂激活酶系。另外，糖酵解、脂肪酸氧化、蛋白质合成、核酸代谢等都需要镁离子的参与。

（2）促进骨骼生长。镁是骨细胞结构和功能必需的元素，在骨骼中的含量仅次于钙和磷，对促进骨的形成和骨再生、维持骨骼的强度和密度具有重要作用。在镁的总量极低时，甲状旁腺功能低下会引起低血钙，骨培养于低镁溶液中，可使骨钙溶出降低。

（3）维持神经肌肉兴奋性。镁与钙都具有调节神经肌肉兴奋性的作用，不论是血中镁还是血中钙过低，神经肌肉兴奋性均增高；反之则有镇静作用。镁和钙又有拮抗作用，竞争性地与某些酶结合，在神经肌肉功能方面表现出相反的作用，如由镁引起的中枢神经和肌肉接点处的传导阻滞可被钙拮抗。

（4）维护肠道功能。低度硫酸镁溶液经十二指肠时，能促使胆囊排空，具有利胆的作用。碱性镁盐可中和胃酸。镁离子在肠道吸收缓慢，可促使水分滞留，具有导泻作用。低浓度镁可减少肠壁张力和蠕动，有解痉作用，并有对抗毒扁豆碱的作用。

（5）对激素的作用。血中镁的变换直接影响甲状旁腺激素的分泌。在正常情况下，当血中镁增加时，可抑制甲状旁腺激素分泌；血中镁含量下降时，则可兴奋甲状旁腺，促使镁自骨骼、肾脏、肠道转移至血中，但其量甚微。当镁含量极端下降时，反而可使甲状旁腺功能低下，经补充镁后即可恢复。许多激素、神经递质及其他细胞因子，需通过细胞信号传导第二信使环腺苷酸的调节发挥作用。环腺苷酸的激活又需要镁的存在，镁作为环腺苷酸的激活剂，可促进细胞内环腺苷酸的产生。

3. 缺乏和过量

镁缺乏的明显症状很少能见到，只有在酒精中毒、严重腹泻、肾脏疾病、服用利尿剂、蛋白质严重不足时，才有可能发生镁的严重缺乏，表现为手足抽搐，肌肉震颤，甚至出现幻觉和其他神经肌肉过度兴奋的症状。长期缺镁还可能与骨质疏松有关。从食物中摄入镁不会发生过多问题，除非服用过量的镁剂。

有研究表明，镁对于控制血压、预防糖尿病和心脏病可能是一个有利的因素。饮用硬水的地区，人们可以从水中获得较多的钙和镁，在同样饮食条件下，患心脏病的可能性会大大降低。增加膳食中钙和镁的摄入量，有利于控制血压。有研究发现，镁缺乏时胰岛素敏感性有所降低，而补充镁可以改善葡萄糖耐量。

体内镁过量可发生镁中毒，但正常情况下肠、肾及甲状旁腺等能调节镁代谢，一般不易发生镁中毒。发生镁中毒的原因，包括肾功能不全者和接受镁剂治疗者，常因体内镁过量而易引起镁中毒；糖尿病酮症患者早期因脱水，镁从细胞内溢出至细胞外，可引起血清中的镁含量升高；患有肾上腺皮质功能不全、黏液水肿、骨髓瘤、草酸中毒、肺部疾病及关节炎等疾病时，人体血液中镁含量会升高；偶尔大量注射或口服镁盐也可引起高镁血症，尤其在脱水或伴有肾功能不全者中更为多见。

镁摄入过量，血清中镁含量为1.5～2.5mmol/L时，常伴有恶心、胃痉挛等胃肠道反应；当血清中镁含量增高到2.5～3.5mmol/L时，会出现嗜睡、肌无力、膝腱反射弱、肌麻痹等反应；当血清中镁含量增至 5mmol/L 时，深腱反射消失；血清中镁含量超过5mmol/L时，可发生随意肌麻痹或呼吸麻痹；血清中镁含量超过7.5mmol/L时，可发生心脏完全传导阻滞或心脏搏动停止。

4. 镁的膳食参考摄入量和主要食物来源

中国居民膳食镁元素参考摄入量中，成人镁的 RNI 值为 330mg/d，孕妇增加到370mg/d，UL值为700mg/d。

镁的食物来源丰富，包括豆类、坚果、粗粮、深绿色叶菜等。稻米和小麦精制成精白大米和精白面粉会严重损失其中的镁。

（六）锌

锌是人体中必需微量元素之一，存在于人体所有组织中，主要分布在骨骼肌、骨骼、皮肤和肝脏中，通常皮肤、头发和指甲中的锌水平可反映其营养状况。成人体内锌含量为2.0～2.5g，约60%的锌存在于肌肉，30%的锌存在于骨骼，后者不易被动用。

1. 吸收和排泄

与铁一样，锌的吸收受到机体对锌需要迫切程度的影响，也受到食物中多种因素的影响。植酸、单宁、膳食纤维等都会降低食物中锌的生物利用率。人体对锌需求迫切时，锌的吸收率上升。

在吸收入小肠细胞后，部分锌与一种被称为“金属硫因”的蛋白质相结合，储存在小肠细胞或肝脏细胞中，当人体需要时，这种蛋白质放出锌，使锌与白蛋白结合而进入血液循环中。也有部分锌与运铁蛋白结合而转运。因此，膳食中过多的铁可能会降低锌的利用率。相反，过多的锌供应也会降低铁和其他二价微量元素，如铜、锰等元素的吸收率。

胰脏在分泌消化液的同时，也使锌作为消化液的成分而进入小肠。在小肠中，锌被重新吸收利用，再次进入胰脏，称为肠胰循环。没有被小肠细胞吸收的锌，会随着食物残渣一起进入大肠，最后被排出体外。还有少量的锌从尿液、汗液、皮屑、头发、精液等途径排出体外。

2. 生理功能

（1）催化功能。在国际生物化学与分子生物学联盟指定的六大酶类中，每类中都至少有一种含锌酶。体内重要的含锌酶有碳酸酐酶、胰羧肽酶、DNA聚合酶、醇脱氢酶、谷氨酸脱氢酶、乳酸脱氢酶及丙酮酸氧化酶等，这些酶在组织呼吸，以及蛋白质、脂肪、糖和核酸等的代谢中有着重要作用。

（2）结构功能。锌通常能稳定酶蛋白的四级结构。在细胞质膜中，锌主要结合在细胞膜含硫、氮的配基上，少数结合在含氧的配基上，形成牢固的复合物，从而维持细胞膜的稳定，减少毒素吸收和组织损伤。锌通过蛋白质的螯合作用可构成环状结构的锌指蛋白。锌指蛋白分布在细胞核中转录因子的DNA结合区域，有广泛的生化功能。

（3）调节功能。锌作为一个调节基因表达的因子，在体内有广泛作用。锌对蛋白质的合成和代谢、对免疫调节因子的分泌和产生、对细胞复制和分化都会产生影响。锌对激素的调节和影响也有着重要的生物意义，锌除对激素受体的效能和靶器官的反应产生影响外，还在激素的产生、储存和分泌中起着重要作用。

（4）促进食欲。锌可通过参与构成一种含锌蛋白（即唾液蛋白），对味觉和食欲产生作用。

（5）促进维生素 A 的代谢和生理作用。锌在体内可促进视黄醛的合成和构型的转化；参与肝中维生素 A 的动员，使血浆维生素 A 的浓度保持恒定，对于维持正常暗适应能力有着重要作用。

3. 缺乏和过量

锌缺乏是各国非常重视的营养缺乏问题之一，特别是在发展中国家的儿童中。锌的缺乏会引起儿童生长发育严重迟滞，造成身材矮小、男童性发育障碍等问题。同时，由于肠黏膜细胞更新受阻，会引起腹泻和消化不良，造成其他营养素也缺乏。由于味觉蛋白功能障碍，缺锌时可能发生食欲不振、味觉异常，甚至发生异食癖。缺锌还造成免疫力低下，易患感染性疾病。由于细胞增殖受阻，缺锌时伤口难以愈合。缺锌会影响视觉功能，引起类似于维生素A不足时的暗视力下降。儿童长期缺锌还可能损害中枢神经系统，造成认知功能发展滞后。

成人一次性摄入2g以上的锌会发生锌中毒，其主要特征是锌对胃肠道的直接作用，导致上腹疼痛、腹泻、恶心、呕吐。长期补充大量锌（100mg/d）时可发生其他的慢性影响，包括贫血、免疫功能下降（淋巴细胞对植物血管凝素刺激反应降低）和高密度脂蛋白胆固醇降低等。长期每天服用25mg锌，可引起铜继发性缺乏，损害免疫器官和免疫功能，影响中性粒细胞及巨噬细胞活力，抑制其趋化性和吞噬作用及细胞的杀伤能力。

4. 锌的膳食参考摄入量和主要食物来源

我国锌的RNI值为：儿童4.0～7.0mg/d，青少年男10～12mg/d、青少年女9～8.5mg/d，成年男性 12.5mg/d，成年女性 7.5mg/d，孕妇 9.5mg/d，乳母 12mg/d。成年锌的 UL 值为 40mg/d。

膳食中的锌主要来源于一些蛋白质丰富的食物，如牛肉、羊肉、猪肉、鱼类及海产品，另外豆类、小麦、谷胚中也含锌。豆类、坚果和粗粮中的锌的吸收率较低。甲壳类动物，如田螺、牡蛎、河蚌等都富含锌。种子当中，芝麻、葵花子、松子等含锌量也很高。精白大米、面和蔬菜、水果中的锌含量较低。

豆制品和豆类的发酵制品也是锌的膳食补充来源之一，其经过发酵之后，植酸被分解，豆类中锌可以较好地被吸收利用。

由于矿物质的吸收受到多方面因素的影响，在同样的摄入量下，身体所得到的微量元素营养可以有很大的差异。例如，胃酸不足会影响到食物中矿物质的可溶程度；消化液不足和胃肠蠕动减慢时会影响到营养素的释放；肠道黏膜感染，或黏膜细胞更新障碍，会影响到多种矿物质的吸收。

与此同时，一种营养素的不足，也会通过对消化系统的影响，而妨碍其他营养素的吸收。例如，锌和铁的不足，都可能导致肠黏膜更新障碍，造成多种维生素、矿物质吸收不良。因此，铁和锌的不足往往与其他营养素的不足相伴而存在，引起人体的全面衰弱。补充营养时，应注意全面补充，而不能仅仅补充一种营养素。

（七）碘

碘是一种需要量极其微少的营养素，也是世界上缺乏人群最多的营养素之一。碘在人体内总含量为20～50mg，其中70%～80%存在于甲状腺组织中，骨骼肌、肺、卵巢、肾、淋巴结、肝、睾丸和脑等组织中也有分布。碘在组织中主要以有机碘形式存在。

1. 吸收和排泄

碘很容易被人体吸收。食物中的无机碘在胃和小肠中均可直接吸收，有机碘经过消化作用之后，碘游离出来，以无机碘形式被吸收。食物中的钙、镁、溴、氟等元素阻碍碘的吸收，蛋白质和能量不足时，碘的吸收利用率也会降低。

碘被人体吸收之后，储存在甲状腺中。超过储存能力的碘主要通过肾脏从尿中排泄。大量出汗也可损失碘。

2. 生理功能

碘是甲状腺发挥正常功能的要素，其生理功能是通过甲状腺激素完成的。碘的生理功能主要包括：促进生长发育，促进蛋白质的合成和维生素的吸收利用，激活体内许多重要的酶，参与脑发育，调节新陈代谢，以及对其他器官系统功能的影响。

3. 缺乏和过量

碘长期缺乏时，甲状腺素的合成受阻，于是下丘脑增加促甲状腺激素的分泌，使甲状腺发生增生、肿大，即为地方性甲状腺肿。食物中碘缺乏时，一些植物性食品中的抗甲状腺物质会进一步降低碘的吸收，从而导致甲状腺肿的发生。

胎儿和幼儿缺乏碘可导致大脑神经系统发育障碍，在此期间即便轻度的碘缺乏也会影响儿童的学习能力和神经运动能力。母亲在孕期严重缺乏碘，不仅可能造成流产、死胎率升高，而且可引起新生儿出生后不可逆转的智力发育障碍，称为克汀病。克汀病儿童表现为痴呆、生活不能自理、无法性成熟等。

为了控制碘缺乏症，世界许多国家推行食盐加碘的措施，并取得了巨大的成效。也有一些国家在饮水、烹调油或主食中添加碘。我国从1996年实行食盐加碘之后，极大地减少了克汀病患儿的出生率。

碘过量时也会造成碘过多性甲状腺肿大。孕期摄入过量的碘同样对胎儿发育有害，婴儿摄入碘过量，甚至可能因甲状腺肿大阻塞气道而造成窒息。但从食物中摄入碘发生中毒反应的概率较小。食用碘增补剂造成碘过量的危险不可忽视，我国20世纪90年代中曾有因同时服用多种碘增补剂造成儿童中毒的案例。

4. 碘的膳食参考摄入量和主要食物来源

我国膳食碘的 RNI 值为：1～10 岁 90μg/d，11～13 岁 110μg/d，14 岁以上及成人 120μg/d，孕妇 230μg/d，乳母 240μg/d。成年人碘的 UL 值为 600μg/d。

碘缺乏是世界上广泛存在的公共卫生问题。我国为改善人群碘缺乏的状况在全国范围内采取食盐加碘的防治措施，经多年实施已取得良好的效果。

膳食中的碘主要来自食物，但也有 10%～20%的碘来自饮水。海水中含有丰富的碘元素，因此各种海产食品均为碘的良好来源，如海鱼、海藻等。陆地食物的碘含量则与水土有密切关系。通常距离海洋较近的沿海地区含量较高，而内陆部分的水土中含碘量差异较大。一般来说，地质倾斜角度较大、经常受雨水冲刷的地区土壤中含碘量低。

在非海产食品当中，动物性食品中的含碘量通常高于植物性食品，蛋、奶中的碘含量较高，其次是肉类，再次是鱼类。故而经常食用动物性食品的人不易罹患地方性甲状腺肿。

食物中的异硫氰酸酯类物质和异黄酮类物质均能降低碘的吸收利用，高锰酸钾、溴酸盐和某些药物也会降低碘的作用，减少甲状腺素的产生，促进甲状腺肿大。

富含异硫氰酸酯类的食物主要是十字花科类蔬菜，包括芥菜、油菜、绿色菜花、白色菜花、芥蓝、圆白菜、大白菜、萝卜、苤蓝等。富含异黄酮类的物质是大豆及豆制品。对于甲状腺功能正常的人来说，没有证据表明食用这两类食物对健康有不利影响。烹调可以降低这些食物中的异硫氰酸脂类的含量。

除了大豆和十字花科类蔬菜之外，小米、菠菜、草莓、竹笋、梨等食品都有轻微的降低甲状腺功能的作用。咖啡因对甲状腺功能有抑制作用，因此缺碘者大量饮茶和咖啡是不适宜的。

（八）硒

硒在 20 世纪 30 年代才首次从生物学角度引起人们的广泛关注。中国学者在 1973 年首先提出克山病与硒营养相关，为硒的生理功能提供了科学依据。硒在人体内总量为 14～21mg，广泛分布在所有组织和器官中：肾中硒浓度最高，肝脏次之，血液中相对低些，脂肪组织中含量最低。

1. 吸收和排泄

硒在小肠中被吸收，在氨基酸中取代硫原子的硒随着氨基酸一起被人体主动吸收。无机硒吸收率低于硒氨基酸。吸收后的硒主要储存在肝、肾和红细胞当中。膳食中的硒大部分从尿液排出，其余由粪便排出。

2. 生理功能

（1）构成含硒蛋白与含硒酶。进入体内的硒绝大部分与蛋白质结合称为含硒蛋白。其中，由 mRNA 上的三联体密码子 UGA（即乳白密码子）编码硒代半胱氨酸（Sec）掺入的蛋白质另称为硒蛋白。目前认为，只有硒蛋白是具有生物学功能的，且为机体硒营养状态所调节。它们起着抗氧化、调节甲状腺激素代谢和维持维生素C及其他分子还原态作用等。根据基因频度分析，人体可能会有50～100种硒蛋白存在。

硒是谷胱甘肽过氧化物酶的组成部分，其代谢作用是保护多不饱和脂肪酸不被氧化，并防止其氧化所造成的组织损坏；硒能保护组织免受某些有毒物质（如砷、镉和汞）的毒性作用；硒与维生素E可起到相互制约的作用。它主要含硒蛋白与含硒酶，包括谷胱甘肽过氧化物酶、硫氧还蛋白还原酶和碘甲腺原氨酸脱碘酶。其中谷胱甘肽过氧化物酶有保护细胞和细胞膜免遭氧化损伤的作用。硫氧还蛋白还原酶对活性氧敏感，而起氧化还原调节的细胞信号作用。碘甲腺原氨酸脱碘酶是催化各甲状腺激素分子脱碘的一类酶，主要存在于肝、肾、甲状腺和垂体中，其主要生理作用是将甲状腺分泌的T4转化成活性形式T3并提供给周围组织。研究发现硒的营养状况与此酶活性有密切关系。

（2）抗氧化作用。医学研究发现许多疾病的发病过程都与活性氧自由基有关。例如，化学、辐射和吸烟等致癌过程，克山病心肌氧化损伤，动脉粥样硬化的脂质过氧化损伤，白内障形成，衰老过程，炎症发生等无不与活性氧自由基有关。硒是若干抗氧化酶的必需组分，它通过消除脂质过氧化物，阻断活性氧和自由基的致病作用，发挥延缓衰老乃至预防某些慢性病发生的功能。

（3）对甲状腺激素的调节作用。硒主要通过3个脱碘酶（D_1、D_2、D_3）发挥作用，对全身代谢及相关疾病产生影响，如碘缺乏病、克山病、衰老等。

（4）维持正常免疫功能。适宜硒水平对于保持细胞免疫和体液免疫是必需的。免疫系统依靠活性氧来杀灭外来微生物或毒物。硒在脾、肝、淋巴结等所有免疫器官中都有检出，补硒还可提高宿主抗体和补体的应答能力。

（5）抗肿瘤作用。人体流行病学研究表明，硒具有抗癌作用。补硒可使肝癌、肺癌、前列腺癌和结直肠癌的发生率，以及总癌发生率和死亡率明显降低，且原先硒水平越低的个体，补硒效果越好。

（6）抗艾滋病作用。调查发现HIV感染病人血浆硒水平与CD4细胞数和CD4/CD8比值呈正相关关系，而与β2-微球蛋白和胸苷激酶活性呈负相关关系。补硒可能是减缓病程、提高生存率的有效方法。

（7）维持正常生育功能。许多动物实验表明硒缺乏可导致动物不育、不孕。在严重或长期硒缺乏后，尤其是第二代缺乏，会使精子生成停滞而导致不育。

（8）延缓衰老作用。衰老本身不是疾病，但随着岁月流逝，身体保持平衡的抗氧化状态能力减弱，氧化作用逐渐超过了抗氧化作用，进而导致细胞（线粒体和DNA）遭氧化破坏，免疫力减弱，对疾病敏感性增加，易患各种慢性疾病。另外，人类进入老年后食量相对减少，从膳食中摄入的抗氧化物随之减少，因此适当补硒和维生素E等抗氧化物能增强氧化和免疫力，从而延缓人体的衰老进程。

3. 缺乏和过量

缺硒是克山病和大骨节病的可能原因之一。克山病表现为心肌损害，大骨节病表现为骨关节的变形，两者都常发于水土中硒含量过低、膳食中硒摄入量严重不足的人群当中。补充硒可以帮助预防和治疗克山病，对大骨节病亦有一定的改善作用。

研究发现，硒缺乏时人体免疫能力明显下降，容易受到病毒感染，并使癌症风险升高，因此硒可能通过谷胱甘肽过氧化物酶和硫氧还蛋白还原酶来调节免疫系统的活性。

我国地质上存在一条从东北到西南的缺硒带，缺硒地区的水源和食物中硒含量过低，使补硒成为当地重要的营养问题。

过量的硒可引起中毒，中毒症状为头发和指甲脱落，皮肤损伤及神经系统异常，如肢端麻木、抽搐等，严重者可致死亡。硒中毒的现象主要发生于高硒地区，其环境、水源、食物中的硒含量均大大高于其他地区，如湖北恩施地区和陕西紫阳地区。

4. 硒的膳食参考摄入量和主要食物来源

我国膳食硒的RNI值为：儿童25～55μg/d，青少年、成人60μg/d，孕妇65μg/d，乳母78μg/d。成人硒的UL值为400μg/d。

食品中的硒与水土关系甚大，但总体而言，动物内脏和海产品中含硒最为丰富，其次是肉类和种子类食品，水果、蔬菜中含硒较低。缺硒或高硒地区的居民可以通过与其他地区交换食物来获得适宜数量的硒。

目前市场上有硒营养盐出售，其中所含硒的数量可达一天推荐数量的60%以上，足以弥补膳食摄入硒的不足。市场上还有来自高硒地区的富硒米、富硒茶等产品，均能提供较高水平的硒。若经常食用动物性食品，则硒缺乏的可能性很小，无须特意补充。

（九）铜

成人体内铜含量为 1.5～2.0mg/kg。估计人体内含铜总量为 50～120mg，其中有50%～70%存在于肌肉和骨骼中，20%存在于肝内，5%～10%存在于血液中。各组织中的含铜量以肝、肾、心、头发和脑中最高，脾、肺、肌肉和骨骼次之，脑垂体、甲状腺和胸腺最低。人血液中的铜主要分布于红细胞和血浆，在红细胞中约60%的铜存在于铜锌超氧化物歧化酶中，其余40%与其他蛋白质和氨基酸松弛地结合。正常人红细胞中铜为14.2～15.7μmol/L（0.9～1.0mg/L）。血浆中约93%的铜牢固地结合于铜蓝蛋白，其余7%与白蛋白和氨基酸结合。与白蛋白疏松结合的铜是运输、吸收、排泄的重要形式和中间环节，也是合成各种细胞蛋白的原料。

1. 吸收与排泄

铜主要在十二指肠被吸收，也可以被小肠末端和胃吸收。据估计，人体铜吸收率与摄入量呈负相关关系，且受饮食中其他因素的影响，在12%～75%范围内波动。在每天摄入铜0.4mg时，其吸收率为70%；当每天铜摄入量增加到7.5mg时，吸收率则下降为12%，即吸收量从0.3mg增加到0.9mg。年龄和性别对铜的吸收率未见明显影响。铜在体内的平衡部分受吸收的调节，而铜的吸收又受机体对铜的需要所调节。当铜摄入量增加时体内铜储存量随之增加，摄入量为7～8mg/d时铜储存量约为1mg/d。

植物性食物中铜的吸收率约为33.8%，而动物性食品中铜吸收率约为41.2%。膳食中其他营养素对铜的吸收利用可能产生影响。锌摄入过高可干扰铜的吸收，因为过量的锌可以诱导肠道内金属硫蛋白的合成，继而与铜结合将其隔离在肠细胞中，阻碍铜的吸收，但当锌：铜比值在 15：1 或更低时，似乎很少有影响。对于婴儿而言，铜与铁的协同作用是最为关键的，10.8mg/L（配方奶粉中的含铁量）配方奶喂养婴儿与 1.8mg/L 配方奶喂养婴儿相比，前者铜吸收率会下降。

铜主要以三种方式通过血浆运送至器官被摄取和利用：一是血浆铜蓝蛋白；二是白蛋白结合铜；三是小分子结合铜。回到肝脏的血浆铜蓝蛋白被新生铜蓝蛋白置换后分解并转运到胆汁排出。剩余的血浆铜约有 12%与 α2-巨球蛋白结合，约 18%与白蛋白结合，其他与小肽和氨基酸结合。

铜的转运需要铜伴侣蛋白。铜伴侣蛋白是铜稳态调节的重要实现者，能将所载运的铜精确运送至结合位点，参与目的蛋白装配，同时具有保护机体免受游离铜离子的毒性作用。

一般认为铜不是储存元素，它很容易从体内排出，然而多数组织的细胞能以金属硫蛋白的络合物形式将过多的铜储存起来，主要储存在肝脏中，与金属硫蛋白结合也是一种解除铜离子毒性的途径。若铜摄入量增加，则结合到金属硫蛋白的铜也增加。肾脏中铜浓度相对升高，但其作用仍不清楚。体内对铜的平衡调节，胆汁排泄起着重要作用，所以对胆管阻塞病人的铜摄入量要严格监测。

妊娠期对铜储存很重要，分娩时产妇肝中铜是一般成人浓度的 5～10 倍，孕妇所储存的铜可供胎儿生长和母奶喂养婴儿所用。

铜的主要排泄途径是通过胆汁到胃肠道，再与进入胃肠道的铜及少量来自小肠细菌的铜一起由粪便中排出。由胆汁排泄入胃肠道的铜 10%～15%可被重新吸收。内源性铜的排泄量明显受铜摄入量的影响。铜摄入量低时几乎没有内源性铜的排泄且铜周转率低，铜摄入量增加时内源性铜的排泄增加且周转加快。健康人每天经尿液排泄铜为 10～30μg（0.2～0.5μmol），经汗及皮肤通常丢失 50μg 以下。铜吸收和排泄的动态平衡调节，使得在一定的膳食摄入范围内可预防铜的缺乏或中毒。

2. 生理功能

（1）催化作用。铜在机体内的生理功能主要是催化作用，许多含铜金属酶作为氧化酶，参与体内氧化还原过程，维持正常造血、促进结缔组织形成、维护中枢神经系统的健康，以及促进正常黑色素形成和维护毛发正常结构、保护机体免受超氧阴离子的损伤等。

（2）铜蓝蛋白的构成成分。铜是血浆铜蓝蛋白的组成成分，铜蓝蛋白可催化二价铁氧化成三价铁，对促进铁的吸收和转运、血红素和血红蛋白的合成均具有重要作用。

（3）对脂质和糖代谢有一定影响。铜对脂质和糖代谢有一定影响，缺铜可使动物血中胆固醇水平升高，但铜过量又能引起脂质代谢紊乱。铜对血糖的调节也有重要作用，铜缺乏后，葡萄糖耐量会降低。对某些用常规疗法无效的糖尿病患者，给以小剂量铜离子治疗，常可使病情改善、血糖降低。

3. 缺乏和过量

（1）铜的缺乏。引起铜缺乏的原因可分为先天性和后天性两种：前者主要由遗传性铜代谢紊乱引起，如门克斯病；后者主要与饮食有关。其他系统紊乱、疾病或治疗亦可增加铜缺乏的风险，如乳糜泻、克罗恩病、肠道吸收疾病、自身免疫病等。长期使用高剂量解酸剂或其他阳离子螯合物会降低人对铜的吸收能力，接受腹膜透析治疗的病人会损失较多的血浆铜蓝蛋白。

长期使用肠道外营养的病人若在营养液中未添加铜亦可引起铜缺乏。营养不良儿童和消化管功能障碍者均易发生铜缺乏。

铜缺乏对机体功能影响较大，主要表现在以下几个方面。

① 缺铜性贫血。铜参与铁的代谢，当缺铜时铁转运受阻，一方面使红细胞生成障碍，造血功能下降，另一方面使某些细胞中铁聚集。铜缺乏时人体血红蛋白合成减少，并有寿命短的异常红细胞产生，可发生不同程度的贫血，大多数属于低血色素小细胞性，亦有可能属于正常细胞或大细胞性。网织细胞增加或减少，常低于 1 500 个/mm^3，白细胞数亦减少，骨髓象改变。

② 心血管受损。含铜酶是心脏和动脉壁中 3 种主要结缔组织中的必要成分，对冠心病的形成起着重要的抑制作用。铜缺乏时可出现心电图异常、心脏收缩功能受损、线粒体呼吸机能受损和心肌肥大等，常伴有压力超载症状（如高血压和主动脉狭窄）。同时含铜酶合成减少，会影响人体心肌细胞的氧化代谢，导致脂质累积，胆固醇增加。铜缺乏可引起赖氨酰氧化酶活力下降，使弹性蛋白和胶原的生物合成减少而导致心脏和动脉组织强度降低引起破裂，以至死亡。孕妇铜缺乏可导致胎儿心脏、血管发育受损和脑畸形。

③ 中枢神经受损。婴儿铜缺乏会引起中枢神经系统的广泛损害。有报道表明，铜缺乏导致的氧化性应激可迅速降低老年痴呆症病人的认知能力，这种论点正在进一步研究确证。动物实验发现母代铜缺乏可引起子代神经功能紊乱，临床可见运动失调和高死亡率。

④ 影响结缔组织机能和骨骼健康。铜缺乏可引起机体骨骼、血管、皮肤中胶原蛋白和弹性蛋白的交联受损，诱发骨质疏松、血管破裂、动脉瘤、皮肤粗糙缺少光泽。发育期缺铜可导致骨畸形，老年缺铜易发生骨质疏松。

⑤ 门克斯病。门克斯病是一种先天性铜代谢紊乱疾病，以中枢神经损伤为主，头发卷曲色浅为特征。幼儿门克斯病多以骨骼缺陷如骨质减少和自发性肋骨骨折为特征。患儿血液、肝和脑中铜含量低，但在某些组织和器官中由于铜无法正常排出细胞而产生集聚，血清铜及血浆铜蓝蛋白含量减少，铜的吸收量降低。含铜酶活性减低是诊断本病的重要依据，给以铜盐治疗（硫酸铜）则可使血清中铜浓度迅速恢复，血浆中铜蓝蛋白浓度渐趋正常，一般情况逐渐好转而康复。

（2）铜的过量。人体具有自身调节机制，因此威尔逊病以外的铜中毒在人体中较为少见。

人体急性铜中毒偶见于误食铜盐、食用铜污染的食物或饮料，铜摄入量往往超过

20g。急性铜中毒的靶器官首先是胃肠道，低剂量急性铜中毒者胃内铜聚集刺激迷走神经导致恶心、呕吐和腹泻；稍高剂量的急性铜中毒除引起迷走神经反应外，还可直接刺激丘脑下部呕吐中枢而引起剧烈呕吐；大剂量的急性铜毒性反应包括口腔有金属味、流涎、上腹疼痛、恶心呕吐及严重腹泻。

慢性铜中毒表现为肝脏中铜聚集，继而引发结构和生化性质的改变，包括慢性间质性肝炎等。慢性铜中毒一般经历两个阶段：第一阶段，没有明显的中毒症状，血铜浓度正常或偏高，但肝酶浓度增高明显，这是铜在肝脏中逐渐聚积的反应，可导致富含酸性磷酸酶的肝细胞肿大及含铜枯否氏细胞（Kupffer 细胞）的灶性坏死；第二阶段，中毒症状发生非常迅速，常出现溶血危象，肝脏中会产生广泛变性、点状坏死、炎细胞浸润，胆汁淤积，肾脏损伤。

慢性铜中毒主要见于威尔逊病，它与铜在肝及其他组织中达到毒性水平的聚集有关，并非铜摄入量过多所致。威尔逊病患者常见慢性肝脏损伤和/或精神损伤，并常伴随有肾功能障碍，眼、血液及骨骼病变也较常见。虽然患者肝铜水平较高，但血浆铜蓝蛋白和血液中铜浓度较低。限制铜摄入量对该病疗效甚微。目前的治疗方法通常靠口服锌制剂降低铜的吸收和/或服用螯合剂，如 D-青霉胺、二巯丙醇（BAL）或硫代钼酸盐以增加铜的排泄。

肝硬化在印度儿童中发生率较高，研究表明其与环境、烹饪方法等导致铜摄入量过高有关，食用铜锅中煮的牛奶，可使铜含量增加 0.13～6.35mg/L。

4. 铜的膳食参考摄入量和主要食物来源

借鉴国外资料结合我国居民情况，中国营养学会于 2013 年制定了不同年龄各人群铜的 RNI 值，成人为 0.8mg/d，UL 为 8.0mg/d。

铜广泛存在于各种食物中。牡蛎、贝类海产品及坚果类是铜的良好来源（含量为 0.3～2mg/100g），其次是动物肝、肾组织，谷类胚芽部分，豆类等（含量为 0.1～0.3mg/100g）。植物性食物铜含量受其培育土壤中铜含量及加工方法的影响。奶类和蔬菜含量最低（≤0.1mg/100g）。通常成年人每天可以从膳食中得到约 2.0mg 铜，基本上能满足人体需要。食物中铜的平均吸收率为 40%～60%。

（十）氟

绝大多数氟化物都可溶于水，因此氟广泛存在于土壤、水和动植物体内。氟吸收后，很快进入血液，分布到全身，主要在骨骼、牙齿、指甲及毛发中；同时，氟还分布于皮肤、肺、肾、心、脾、肝等软组织中。成年人体内含氟为 2～3g，约有 96%积存于骨骼及牙齿中，尤其牙釉质中含量最多，少量存于内脏、软组织及体液中。

1. 吸收与排泄

（1）氟的吸收。膳食和饮水中的氟摄入人体后，主要在胃部吸收。氟的吸收很快，吸收率也很高。饮水中的氟可完全吸收，食物中的氟一般吸收率为 75%～90%，剩下的 10%～25%则由粪便排出。吸收一半量的氟所需要的时间约为 30min。氟吸收的机制是通过扩散，氟的吸收受几种膳食因素的影响，铝盐、钙盐可降低氟在肠道中的吸收，而脂肪水平提高可增加氟的吸收。

氟一旦被吸收，即进入血液，分布到全身，从血浆来的氟与钙化的组织形成复合物，此外还分布于软组织的细胞内外间隙。绝大多数保留在体内的离子氟进入钙化组织（骨骼和发育中的牙齿），以氟磷灰石形式存在，或者在晶体表面的水合外壳内进行离子交换。每天吸收的氟约 50%，于 24h 内沉积在钙化组织中，机体中的氟约 99%存在于钙化的组织中。根据生理需要，骨骼中的氟可通过间隙中的离子交换快速地动员或由不断进行的骨再建过程而缓慢地动员释放。

（2）氟的代谢。肾脏是无机氟排泄的主要途径。每天摄入氟约有 50%通过肾脏清除。氟可自由滤过肾小球毛细管，而肾小管的重吸收率则高低不等。其次还受到尿液 pH 的影响，尿液 pH 升高时排氟增多，反之则减少，因此，影响尿液 pH 的因素，如膳食、药物、代谢或呼吸性疾病，甚至于居住地的海拔高度等，都能影响氟的吸收。

2. 生理功能

（1）预防龋齿和老年性骨质疏松症。黏附在牙缝和牙面上的残渣中的糖分，在细菌的作用下，氧化成羧酸类物质，如乳酸、焦葡萄酸等，它们都是牙齿的“腐蚀剂”。焦葡萄酸是在烯醇化酶的作用下生成的，氟则是烯醇化酶活性的抑制剂，这是氟具有防龋作用的原因之一。此外，氟缺乏时，钙、磷的利用也会受到影响，而可导致骨质疏松。

（2）促进骨骼和牙齿的形成。人体骨骼固体的 60%为骨盐（主要为羟磷灰石），氟能与骨盐结晶表面的离子进行交换，形成氟磷灰石而成为骨盐的组成部分。骨盐中氟多时，骨质坚硬，而且适量的氟有利于钙和磷的利用及在骨骼中沉积，可加速骨骼成长，促进生长，并维护骨骼的健康。

3. 缺乏和过量

在缺氟情况下，牙釉质中坚硬而又耐酸的氟磷灰石形成较少，使牙齿更易受损，导致龋齿的发生；此外机体缺氧时也会干扰钙、磷的利用而影响骨骼的健康。

摄入过量的氟可引起急性或慢性氟中毒。急性氟中毒的症状和体征为恶心、呕吐、腹泻、腹痛、心功能不全、惊厥、麻痹以及昏厥，多见于特殊工业环境中。氟的慢性中毒主要发生于高氟地区，因长期摄入过量的氟而引起，主要造成骨骼和牙齿的损害，其临床表现为斑釉症和氟骨症。长期摄入低剂量的氟（1～2mg/L 饮水）所引起的不良反应为氟斑牙，而长期摄入高剂量的氟可引起氟骨症。近年来，研究表明，过量的氟对机体的免疫功能也有损伤。

（1）氟斑牙。牙齿是人体对氟最敏感的部位，氟斑牙是慢性氟中毒时最先出现且最明显的症状。摄入过量的氟主要损害釉质发育期牙胚的造釉细胞，影响正常牙齿的矿化过程，所以在儿童的牙齿发育矿化阶段摄入过量的氟最容易引起氟斑牙。氟斑牙多发于恒牙，其牙面无光泽，出现不透明斑块、粗糙似粉笔或牙面呈黄褐色甚至黑色，或有牙缺损、牙釉质损坏脱落等症状。

（2）氟骨症。氟骨症是氟中毒进一步严重的症状，在氟斑牙的基础上又出现骨和关节的结构与功能上的改变，出现骨骼疼痛、变形、骨折、骨样硬化、骨软化症、骨质疏松及形成外生骨疣。这都是由于过量的氟在体内与血中钙或磷结合，抑制了相关代谢活动或是由于氟与钙离子结合形成难溶的氟化钙沉积于骨中，增加了骨密度。骨中钙很难释放入血，血钙下降会导致甲状旁腺功能亢进。

（3）对神经系统的影响。氟可透过血脑屏障在脑组织中蓄积，过量的氟能够影响大脑的生理过程，导致记忆力减退、精神不振、失眠、易疲劳等。而且大量的研究证明地方性氟中毒地区儿童智力发育水平低于正常对照区儿童。

（4）对甲状腺功能的影响。氟过量时可干扰甲状腺的功能，诱发甲状腺肿。

4. 氟的膳食参考摄入量和主要食物来源

氟的需要量为 1～2mg。人体每天摄入的氟大约 65%来自饮水，35%来自食物。我国居民氟的 AI 分别定为：0～0.5 岁 0.01mg/d，0.5～1 岁 0.23mg/d，1～3 岁 0.6mg/d，4～6 岁 0.7mg/d，7～10 岁 1.0mg/d，11～13 岁 1.3mg/d，14 岁以上各人群（含孕妇和乳母）1.5mg/d。居民氟的 UL 分别定为：1～3 岁 0.8mg/d，4～6 岁 1.1mg/d，7～10 岁 1.7mg/d，11～13 岁 2.5mg/d，14～17 岁 3.1mg/d，18 岁以上各人群（含孕妇和乳母）3.5mg/d。

氟的主要来源是饮用水，一般饮用水中氟的含量为 0.2～1.0mg/kg，软水中不存在氟，而有些硬水中氟可高达 10mg/kg，对牙齿的最适量为 1mg/kg。食品中氟的含量一般很低，约低于 1mg/kg，但海鱼中氟含量非常丰富，可高达 5～10mg/kg。茶叶富氟资源，尤其是中国茶，如在干旱地区的茶中氟的含量可高达 100mg/kg。

三、食品加工对矿物质含量的影响

不同食品中矿物质的含量变化很大，这主要取决于生产食品的原料品种的遗传特性，农业生产的土壤、水分或动物饲料等。矿物质元素与维生素类的有机营养素不同，加热、光照、氧化剂等能影响有机营养素的稳定性因素，但不会影响矿物质的稳定性，然而一些加工过程对食品中矿物质元素的含量有较大的影响。

食品加工时矿物质的变化，随食品中矿物质的化学组成、分布及食品加工的不同而异，其损失可能很大，也可能由于加工用水及所用设备不同等原因使矿物质不但没有损失，反而增加。

1. 烫漂对食品中矿物质含量的影响

烫漂和沥滤对食品中矿物质含量的影响很大。矿物质的损失程度与其溶解度有关；烫漂对菠菜矿物质含量的影响见表 1-25。

表 1-25 烫漂对菠菜矿物质含量的影响

矿物质名称	矿物质含量/（g/100g）		损失率/%
	未烫漂	烫漂	
钾	6.9	3.0	56
钠	0.5	0.3	43
钙	2.2	2.3	0
镁	0.3	0.2	36
磷	0.6	0.4	36
硝酸盐	2.5	0.8	70

由表 1-25 可看出，烫漂后菠菜中的钙不但没有损失，还略有增加，而硝酸盐的损失无论是从防止罐头腐蚀还是从人体健康来说都是有益的。

2. 烹调对食品中矿物质含量的影响

烹调时，食品中的矿物质有一定损失，尤其是从汤汁内流失。烹调对不同食品的不同矿物质含量影响不同。矿物质的损失与食品种类、矿物质性质和烹饪方法有关，如马铃薯在烹调时，铜含量会随烹调类型的不同而有所差异（表 1-26）。铜在马铃薯皮中含量较高，为 0.34%，煮熟后其含量下降，而油炸后铜含量又明显增加。

表 1-26 烹调对马铃薯铜含量的影响 （单位：%）

烹调类型	铜含量	烹调类型	铜含量
生鲜	0.21	炸制	0.29
煮制	0.10	蒸制	0.10
烤制	0.18	法式油炸	0.27

3. 碾磨对食品中矿物质含量的影响

谷类中的矿物质主要分布在其糊粉层和胚组织中，碾磨可使其矿物质的含量减少，碾磨次数越多，其矿物质的损失率越高。矿物质不同，经碾磨的损失率亦不同。碾磨对小麦中矿物质含量的影响见表 1-27。

表 1-27 碾磨对小麦中矿物质含量的影响

矿物质名称	矿物质含量/（mg/kg）		损失率/%
	小麦	精白面粉	
锰	46	6.5	85.8
铁	43	10.5	75.6
钴	0.026	0.000 3	88.5
铜	5.3	1.7	67.9
锌	35	7.8	77.7
钼	0.48	0.25	48
铬	0.05	0.03	40
硒	0.63	0.53	15.9
镉	0.26	0.38	—

由表 1-27 可知，小麦碾磨成粉后，其锰、铁、钴、铜、锌的损失严重。钼虽然也集中在被除去的麦麸和胚芽中，但集中程度较低，损失也较低。铬在麦麸和胚芽中的浓度与钼相近。硒的含量受碾磨的影响不大，仅损失 15.9%，镉在碾磨时所受的影响似乎很小。

此外，食品中的矿物质还可因加工用水、设备，以及与包装材料接触而有所增加。尤其是食品加工时使用的食品添加剂更是食品中矿物质增加的重要原因。通常用于食品强化的矿物质有钙、铁、锌、铜、碘等。

总之，食品加工对矿物质含量的影响与多种因素有关，包括食品加工前的状况、加工方式。例如，海产品和近海的蔬菜等含有较多的碘，动物食用高碘饲料可使奶制品含碘量增高；食品加工可损失一定量的碘，烫漂和沥滤可使食品中的碘有所损失，鲜鱼中的碘在煮沸时损失可达 80%，不需与水接触的加工则损失率较小。

因此，一方面要合理选择加工方法，避免食物中的必需矿物质的损失，另一方面要求确保食品加工过程中不能混入超过食品卫生标准规定的其他非必需矿物质元素。

课堂导入 1-7

可怕的“海上凶神”

哥伦布是 16 世纪意大利伟大的航海家，他常常带领船队在大西洋上乘风破浪，远航探险。那时，航海生活不但非常艰苦，而且充满危险。船员们的食物只有黑面包和咸鱼。最可怕的是，在航海期间船员们很容易得一种怪病，病人先是感到浑身无力，接着就会全身出血，然后慢慢地死去。船员们都把这种怪病叫作“海上凶神”。望着四周一片茫茫的海水，哥伦布的心情十分沉重……

问题：“海上凶神”是哪种维生素的缺乏症？

任务七 维 生 素

维生素

一、概述

维生素是维持人体正常生命活动所必需的一类有机化合物，其在体内含量极微，但在机体的代谢、生长发育等过程中起着重要作用。它们的化学结构与性质虽然各异，但有共同特点：①均以维生素本身，或可被机体利用的前体化合物（维生素原）的形式存在于天然食物中；②非机体结构成分，不提供能量，但担负着特殊的代谢功能；③一般不能在体内合成（维生素 D 例外）或合成量太少，必须由食物提供；④人体只需少量即可满足，但绝不能缺少，否则缺乏至一定程度，可引起维生素缺乏病。

二、维生素的分类

维生素是个庞大的家族，目前所知的维生素有几十种，大致可分为脂溶性和水溶性两大类。

脂溶性维生素共有4种，包括维生素A、维生素D、维生素E和维生素K。它们存在于食物的油脂中，需要在脂肪的帮助下才能被人体吸收，并与脂肪一起进入淋巴管，然后才能进入血液当中。在血中，它们也需要蛋白质载体的帮助才能顺利转运。它们可以在肝脏和人体脂肪中储备，需要时再动员出来，但很难从尿液中排泄出去，当摄入脂溶性维生素过量时，有发生中毒的风险。

水溶性维生素的分子结构具有亲水性，易溶于水。它们存在于食品的水相部分，在有水存在的情况下能被人体直接吸收入血，并在水中自由移动。摄入过量时，它们会从尿中排出体外，在体内的储备量比较小。水溶性维生素共有9种，包括B族维生素和维生素C。B族维生素包括8种水溶性物质，其中大部分在体内起到辅酶作用，在碳水化合物、脂类和蛋白质代谢中起着重要作用，与能量代谢有密切关系。因此，B族维生素缺乏时，人体代谢会发生障碍，但是，这并不意味着大量补充B族维生素就一定会对相关的代谢过程起到额外的促进作用。

食物中各种形式维生素的生物有效性可能存在差异。例如，不同形式的维生素E的生物有效性有所不同，摄入维生素A和摄入β-胡萝卜素的生物有效性也不同。准确测定食品中维生素有效性的差异相当困难，除维生素本身存在不同形态，还涉及这些食物在消化道中的通过时间、消化程度、人体的营养素需求状况、食物中的其他促进或干扰因素、食物烹调加工的方法等。所以，同一种食物，以不同方法来烹调，对于不同的人体，其维生素营养价值都可能略有差异。

各种维生素的化学结构不同，使它们具有不同的稳定性。大部分维生素在储藏、加工和烹饪当中会有一定的损失。由于溶解性的不同，各种维生素来源、吸收、转运、排泄、储备等方面的性质都有很大差异。

大量研究表明，服用维生素片并不能代替食用富含维生素的天然食品，如水果、蔬菜、豆类等。例如，营养流行病学调查发现，膳食中维生素E含量较高的人，患心血管疾病的风险会明显降低，但长期服用维生素E并不能起到预防心血管疾病的有效作用。一些大规模研究甚至发现，服用某些抗氧化维生素甚至可能带来死亡率上升的结果。究其原因，研究者认为，一方面可能是由于维生素在体内需要与其他营养素和保健成分相互配合，才能起到最佳的效果，而大量服用一两种分离出来的维生素，其作用有限；另一方面，在人体氧化压力较大时，过量摄入单一抗氧化物质有可能带来促氧化作用，从而增大死亡率。

三、脂溶性维生素

（一）维生素A

1. 维生素A概述

维生素A不溶于水，是脂溶性维生素。这意味着它需要脂肪来帮助吸收，而且必须有胆汁的参与。多余的脂溶性维生素，如维生素A可以储藏在肝脏和脂肪组织中。肝脏是维生素A的主要储藏位置，其储蓄量约占全部储藏量的90%。在需要维生素A的时候，由一种特殊的视黄醇结合蛋白将它转运到血液中，然后与细胞表面上的受体发生相互作用，从而进入细胞中。

在人体内，维生素 A 包括视黄醇、视黄醛和视黄酸 3 种形式。视黄醇是维生素 A 的储藏形式，视黄醇和视黄醛之间可以相互转化，而视黄酸不能再转化成其他两种形式。每个需要维生素 A 的细胞当中都分别会有视黄醇、视黄醛或视黄酸的受体。

在食物中，维生素 A 并不是唯一的存在形式。视黄醇只存在于动物性食物中，而部分植物性食品中含有某些类胡萝卜素，被称作维生素 A 的前体，因为它们在体内可以转变成维生素 A，其中最著名的一种是 β-胡萝卜素。并非每一种类胡萝卜素都能转变成维生素 A，而即便能够转变成维生素 A，其效率也是比较低的。在身体需要维生素 A 时，β-胡萝卜素的转化效率会有所提高。

2. 生理功能

维生素 A 的主要生理功能包括 3 个基本方面。

1）维持正常视力

这个功能主要是以视黄醛的形式来实现的。它一方面维护角膜的正常状态，另一方面在视网膜上帮助光能转化为视神经冲动，从而实现对视觉的神经传导。这是因为，视网膜上的细胞含有一种色素分子，称为视紫红质，而每一个视紫红质都是视蛋白与视黄醛结合而成的。当光线从角膜进入视网膜时，视紫红质分子构型发生变化，色素被漂白，同时视黄醛从顺式构型转变成全反式构型，并与视蛋白分开。此时，视蛋白构象的变化引起细胞膜产生电信号，并转递给视神经细胞，最终经过神经传导，在大脑中形成视觉的图像。这个传导过程中，部分转变成顺式构型的视黄醛分子继续氧化成视黄酸，因而需要不断补充维生素 A 才能维持正常的视觉功能。因此，长期缺乏维生素 A 的供应，将会导致视觉功能的障碍。在体内的维生素 A 中，分布在眼部的维生素 A 所占比例很低，仅有千分之一左右。

2）参与蛋白质合成和细胞分化

这个功能以视黄酸的形式来实现。它的作用类似一种激素，对于胚胎细胞的正常分化和幼小动物的生长发育极其重要。很大比例的维生素 A 存在于人体表面的黏膜和皮肤细胞当中。因为这一部分细胞是人体中更新最快的组织之一，蛋白质合成和细胞分化都十分活跃。维生素 A 对于上皮组织的分化和完整性是必需的。除表皮外，人体的内表面都是由黏膜构成的，如胃肠道、呼吸道、生殖道，以及子宫和膀胱的内壁，眼球的表面和眼皮内的黏膜等。它们的正常状态和功能离不开维生素 A。黏膜表面的黏液分泌细胞也需要维生素 A 来维持正常黏液分泌功能，而黏液起着保护黏膜、预防伤害和感染的重要作用。

3）维持正常的生长发育功能

已知维生素 A 参与精子的发育和胚胎的发育，是儿童正常生长所必需的维生素。同时，维生素 A 还与骨骼的形成有关，它是骨重塑过程中破骨细胞功能所必需的因子。

此外，维生素 A 的前体，即某些类胡萝卜素，还是一类重要的抗氧化物质。流行病学研究发现，α-胡萝卜素、β-胡萝卜素、γ-胡萝卜素和玉米黄素，在摄入量高时都与较低的癌症和心血管疾病发病率有关，这种作用与其维生素 A 的效力无关。

3. 缺乏表现

维生素 A 缺乏主要表现为易患感染性疾病、夜盲症、眼干燥症和表皮角化症（棘皮病）。这类缺乏症主要发生在发展中国家。

在维生素 A 缺乏的儿童当中，罹患麻疹、肺炎、腹泻等感染性疾病的频率上升，症状加重，甚至造成儿童的死亡。它的原因很可能在于维生素 A 不足使黏膜组织的抵抗力严重下降，易被病毒和细菌感染。给这些儿童补充维生素 A 可以有效地降低其因感染性疾病而死亡的危险。WHO 和联合国儿童基金会建议，给所有维生素 A 摄入不足地区的麻疹患儿补充维生素 A。

对于成年人来说，暗适应下降是常见的维生素 A 不足症状，严重时即是夜盲症，俗称雀蒙眼。暗适应是指在暗光与强光切换之间的适应过程，这个适应时间过长，则说明人体内的维生素 A 可能不足。在东南亚和南亚一些缺乏维生素 A 的地区，夜盲症十分普遍。

维生素 A 不足的极端表现是眼角膜干燥，即干眼症，继而发生角膜的软化和溃疡，甚至穿孔，即角膜软化症，最后导致完全失明。

除了眼睛的症状之外，缺乏维生素 A 还导致表皮细胞和黏膜细胞的异常。消化管和呼吸道黏液分泌减少，无法正常消化吸收，进而又加剧营养不良问题。消化管、呼吸道和生殖道容易被感染发炎。同时，表皮细胞角质化，皮肤干燥、粗糙、鳞片化，即棘皮病。

维生素 A 的缺乏可能是膳食中的维生素 A 数量不足的原因，也可能是其他原因。由于维生素 A 的转运需要特定蛋白质的参与，在蛋白质营养状况低下时，维生素 A 也会受到影响。维生素 A 需要与食物中的脂肪一起被吸收，因此膳食中脂肪含量过低，以及胆囊功能障碍时，都可能引起维生素 A 的营养不良。

4. 主要食物来源

维生素 A 的有效食物来源是一些动物性食品，如动物的肝脏与肾脏、鱼肝油、全脂奶、全脂酸奶、奶酪、黄油、蛋黄、多脂的海鱼等。植物性食品中不含有维生素 A，但许多绿色、黄色和橙黄色的蔬菜与水果富含类胡萝卜素，而部分类胡萝卜素在人体内具有维生素 A 活性，其中维生素 A 活性最高、食物中含量也最高的是 β-胡萝卜素。对于我国大部分居民来说，β-胡萝卜素是维生素 A 的主要膳食来源。

由于 β-胡萝卜素是一种色素，查找它的来源非常简单。凡是颜色深绿、橙黄或深黄色的蔬菜、水果，都对维生素 A 的供应有帮助。例如，菠菜、芥蓝、小油菜、小白菜、绿菜花等深绿色叶菜就是很好的来源。由于含有大量的叶绿素，这些蔬菜中的黄色被遮盖住了，但其胡萝卜素含量并不逊色于黄色的蔬菜水果。对于黄色和绿色的蔬菜水果来说，通常颜色越深，胡萝卜素的含量越高，浅色水果、蔬菜的胡萝卜素含量很低。例如，芒果、木瓜中的胡萝卜素含量大大高于香蕉和苹果，而红心甘薯中的含量大大高于黄心甘薯和白心甘薯。

由于摄入奶类食品较少，我国居民所需的维生素 A 大部分通过食用富含胡萝卜素的蔬菜来获取。人们通常认为，富含胡萝卜素的蔬菜必须用油来烹炒，或者与肉类一起炖煮，才能充分吸收其中的胡萝卜素。一些研究发现，胡萝卜素的吸收率主要与烹调方法有关。在蔬菜经过加热充分软化细胞壁之后，只需少量的油脂，如每餐3～5g，即可保证胡萝卜素的吸收；而如果生吃蔬菜，则需要较多的油脂才能保证吸收率。因此，在充分烹熟，同一餐中又有其他含脂肪食物的前提下，蒸、煮、炖、焯拌等方法均可促进胡萝卜素的吸收，并不需要用大量油来炒。

肝脏是动物体内储藏维生素A的器官，故而食用肝脏会极大地增加维生素A的摄入量。为了预防维生素A的不足，人们常常鼓励幼儿定期食用鸡肝泥。这个方法可以预防幼儿的多种维生素不足。由于肝脏中的维生素 A 含量过高，无须大量食用，只需 1勺即可满足身体一天的需求。

对于西方国家的居民来说，奶类食品是维生素A的主要食物来源。在我国，维生素A的膳食供应普遍不足，也有越来越多的人通过奶类来补充这种营养成分。

奶类中天然含有维生素A，而脱脂牛奶中的维生素A和维生素D绝大部分被除去。因此，脱脂牛奶不能起到提供这两种维生素的作用。酸奶也是一样，只有全脂品才有供应维生素A和维生素D的意义。

对于正常膳食的成年人来说，体内有维生素A的储备，在膳食摄入不足后一年以上才会看到典型缺乏症的发生。对于婴幼儿来说，体内维生素A储备不足，因而很容易发生缺乏症状。我国居民的膳食中，维生素A不足的情况较为多见，但严重的缺乏症较为少见。

5. 毒性和摄入量上限

维生素A不易从身体中排出，摄入过量时可能带来毒性，这种情况在摄入正常膳食时并不会发生，通常只有在大量摄入肝脏、鱼肝油或维生素A增补剂的情况下才会发生。过量摄入维生素A可能导致骨骼生长异常，甚至发生骨质疏松症，使骨折危险增大。对于孕妇来说，过量的维生素A可能带来胚胎畸形率上升的风险，特别是在怀孕早期时。同时，大量摄入维生素A还可能造成肝脏的损害。

维生素A的含量通常用微克视黄醇当量（μg RAE）来表示，它综合了维生素A和胡萝卜素两方面的膳食来源。1μg 的视黄醇相当于 12μg 的胡萝卜素。在增补剂和药品当中，常常用国际单位来作为剂量单位，1个国际单位相当于0.3个视黄醇当量。

维生素 A 的参考摄入量为男性800μg、女性700μg。成年人的摄入上限为每天3 000μg，孕妇尤其应当慎用维生素A增补剂，每天最高限量为2 400μg。

膳食中摄入的胡萝卜素没有维生素A的毒性。即便从蔬菜水果中摄入过量的胡萝卜素，其结果只是胡萝卜素过多症，表现为皮肤变黄，但对健康并无损害，停止摄入富含胡萝卜素的食物之后，黄色会逐渐消退。摄入大量胡萝卜素增补剂是有害的，目前发现的危害主要来自其促氧化作用，即促进细胞分裂，破坏身体中的抗氧化物质和维生素A。对于那些本身处于较高氧化应激状态的人来说，这种危害更为明显，如吸烟者和酗酒者。

（二）维生素D

1. 维生素D概述

维生素D可以说是维生素当中较为独特的一种，因为它是人体可以自然合成的一类物质，只要有足够的时间接受阳光的照射，人体不需要从食物中摄入维生素D。这是因为人体皮下脂肪中含有7-脱氢胆固醇，它在紫外线B（290～315nm）的照射下可以转变为胆钙化醇，也就是维生素D。

维生素D需要在肝脏中和肾脏中进行两次羟化，形成1,25-羟胆钙化醇，才转变成维生素D的活性形式。因此，肝脏和肾脏的功能障碍会导致活性维生素D的缺乏症。

维生素D和维生素A一样，吸收需要膳食脂肪的帮助，也需要在体内与特异性的蛋白质结合，将其运输到靶器官。

2. 生理功能

维生素D或许是争议较大的一种维生素，因为它不像大部分维生素那样在生物化学反应中起到辅酶或辅因子的作用，它活化之后的作用和激素极其相似。

传统认为，维生素D的主要功能是在钙的吸收和利用中起作用。维生素D能通过3个途径来维持血钙浓度的稳定：促进小肠对膳食中钙的吸收，促进肾脏对钙的重吸收作用而减少钙流失，并在钙不足时促进骨钙进入血液当中。

人体内与骨骼的生长和维护相关的营养素很多，除了维生素D，还包括蛋白质、钙、磷、镁、维生素A、维生素C、维生素K等，与此相关的激素有降钙素和甲状旁腺激素。

研究发现，维生素D还具有调节细胞增殖和分化的重要作用，与免疫系统和神经系统的功能有密切关系，还与肌肉、软骨、皮肤细胞的正常功能有关。目前证实，维生素D参与超过1 000个基因的活化，对预防多种癌症、免疫系统功能障碍、多发性硬化症、抑郁症等多方面的疾病有帮助。

3. 缺乏表现

维生素D缺乏症主要表现为与骨骼相关的症状，包括佝偻病、骨质软化症和骨质疏松等。由于没有充足的维生素D，帮助钙吸收的结合蛋白数量减少，膳食中钙的吸收率下降。骨骼得不到充足的钙，会引发一系列问题。维生素D吸收不足的可能原因有日照不足、膳食中摄入过少、消化吸收障碍、肝肾功能障碍等。佝偻病主要发生在幼儿当中。由于体内维生素D不足，骨骼无法正常钙化，骨质硬度过低，在体重的作用下骨骼会发生变形，同时因骨骼与软骨连接的异常，导致罗圈腿、X形腿、方颅、肋骨串珠等一系列骨骼畸形症状。

骨质软化症主要发生在成年人当中，特别是生育多胎的妇女。由于膳食维生素D和室外活动均严重不足，加上反复怀孕和哺乳的消耗，腿骨软化，从而引起身高降低、罗圈腿和弯腰驼背等症状。

骨质疏松主要发生在中老年妇女当中，由于雌激素的减少，骨钙流失加快，而维生素 D 供应不足会加剧这个过程，引起骨密度降低，从而出现身高降低、背痛、脊柱弯曲等症状，甚至发生骨折。因跌倒而发生骨折的中老年妇女往往存在维生素 D 缺乏的问题。

一些研究提示，维生素 D 的缺乏同时可引起人体的免疫力低下，罹患感染性疾病的风险增加，如感冒、上呼吸道感染等。还有多项研究提示，维生素 D 缺乏时，多种癌症的风险也随之提高。维生素 D 与免疫系统功能之间的关系正在深入研究当中。

4. 主要食物来源

食物中的维生素 D 来源并不丰富，与维生素 A 相同，只有鱼肝油、动物肝脏与肾脏、全脂奶、黄油、蛋黄、多脂的海鱼等少数来源。极少数植物性食物，如香菇等含有维生素 D_2 前体，即麦角固醇，其在紫外线照射下可以转变成麦角钙化醇，即维生素 D_2，但这些食物对于膳食维生素 D 的贡献很小。因此，严格素食者必须经常接触阳光，或者补充维生素 D 增补剂，否则维生素 D 缺乏的风险很大。用植物蛋白代乳品喂养的婴儿也同样存在维生素 D 缺乏的风险。阳光照射可能是人体获得维生素 D 的重要影响因素。在夏季的晴朗天气情况下，穿着短袖衣物，每天 15～20min 的室外活动即可满足身体需求；但在冬季，由于光照不足，身体衣物覆盖较厚，同样时间的室外活动不能满足身体需要。夏季储备的维生素 D，不足以弥补秋、冬、春三季的不足，故冬季到早春是最容易缺乏维生素 D 的季节，同时也是各种感染性疾病的高发季节，这时通过膳食补充维生素 D 是十分必要的。

维生素 D 的缺乏主要发生在缺乏接触阳光，而摄入膳食中维生素 D 丰富的食物又很少的人群中。地处寒冷北方、多阴雨雾霾、空气污染、高大建筑遮光等都是不利于维生素 D 合成的环境因素。生活方式也对维生素 D 的合成有着重要的影响，现代人常常采用以室内为主的生活方式。在朝九晚五的工作环境中，很多人终日不离办公室，出门就开车或坐车，回家后又待在室内，导致接触阳光的机会严重不足。

此外，据研究证实，皮肤颜色较深、黑色素含量较高的人，与皮肤白的人相比，需要更强的紫外线照射才能产生同样多的维生素 D。同样光照环境中，皮肤黑的人较皮肤白的人缺乏维生素 D 的比例高。

5. 毒性和摄入量上限

维生素 D 是所有维生素当中较容易发生过多症的一种。如果摄入过量的鱼肝油或维生素 D 增补剂，可能会发生中毒。因此，给儿童补充鱼肝油和维生素 D 胶囊的时候，应注意摄入适宜的量。

维生素 D 摄入过量时，人体血液中的钙浓度异常升高，可能导致多种软组织的钙化，如软骨和血管等。过量的血钙使进入肾脏的钙增加，容易导致肾结石。血管的硬化会影响血液循环，严重时还会损害心肺功能，甚至死亡。

以阳光照射方式获取维生素 D 则不存在毒性问题。尽管长时间的强烈阳光照射会促进皮肤衰老，但并不会引起维生素 D 过多症。

目前我国规定，成年人维生素 D 的推荐摄入量是 5μg，最高上限是 20μg。增补剂往往用国际单位来计量维生素 D 的含量，1 IU =0. 025μg 胆钙化醇。

（三）维生素 E

1. 维生素 E 概述

维生素 E 又名生育酚。维生素 E 包括一系列结构相似的酚类物质，它们的取代基位置和旋光构型不同，其中活性最大的是 α-生育酚，其他生育酚类物质也可能对健康有益处，但效力尚未完全清楚。

2. 生理功能

维生素 E 的主要生理功能是抗氧化作用。它帮助阻止自由基链反应，从而保护体内的脂肪酸等易受氧化的分子免受活性氧和其他自由基的攻击。例如，体内的低密度脂蛋白胆固醇被氧化，进而引起血管内皮的损伤，是心血管疾病形成的重要因素，维生素 E 可以起到保护低密度脂蛋白免受氧化的作用。

在维生素 E 的早期研究中，人们发现缺乏维生素 E 的大鼠会发生生殖障碍，雌鼠因流产而不育，但在人类当中，并未发现服用维生素 E 能够促进男性或女性的生殖功能，也没有证据证明摄入大量维生素 E 能够延缓皮肤的衰老。

曾有一些研究发现从食物中摄入较多维生素 E 与较低的心血管疾病风险相联系，但后来经过大规模干预试验研究，证实补充大剂量的维生素 E 增补剂并不能有效降低心血管疾病风险，也没有降低血脂的作用。

3. 缺乏表现

维生素 E 的缺乏症主要表现为溶血性贫血，即红细胞的细胞膜破裂而溶血，这可能是由于当人体缺乏维生素 E 时，细胞膜不能免受氧化伤害，使膜结构发生异常。长期的慢性维生素 E 缺乏还可能造成神经纤维和视网膜的功能障碍。此外，部分研究结果提示，在某些情况下，维生素 E 可能帮助改善血液循环。

维生素 E 的缺乏往往与脂肪吸收障碍有关，如肝胆功能异常、囊性纤维化症等，此时维生素 E 的吸收也会严重受阻。此外，早产儿往往存在维生素 E 缺乏的情况，因为胎儿体内的维生素 E 储备是在最后一两个月内建立的。

4. 主要食物来源

维生素 E 的食物来源相当广泛，几乎所有的植物种子都富含维生素 E，特别是含油脂丰富的种子，如花生、芝麻等。大豆、淀粉类豆子和谷胚也是维生素 E 的来源。此外，蔬菜、蛋黄、鱼类脂肪和动物肝脏中也含有少量维生素 E。目前，我国居民膳食中维生素 E 的主要来源是各种植物油，但高温加热会严重破坏维生素 E，氢化处理也会破坏维生素 E。含有大量油脂的各种饼干、油炸食品等并不是维生素 E 的有效来源。

目前我国居民大多以精白大米和精白面粉作为主食，如果能将它们换成粗粮和杂豆，则每天所获得的天然维生素 E 可大大增加。例如，精白面粉中维生素 E 含量仅有 0.73mg/100g，而纯小麦粉为 1.82mg/100g，黄玉米面和小米分别为 3.80mg/100g 和 3.63mg/100g。所以，每天把 1/3 的主食换成玉米面或小米等粗粮，则获得的维生素 E 将增加 5～6mg，相当于每天推荐摄入量的 1/3 以上。

豆类的维生素 E 含量较高，特别是红豆、绿豆和豇豆。假如把 1/3 的精白大米或精白面粉换成红小豆，则每天可增加 25mg 的维生素 E，大大超过一日的需要量。

因此，在主食当中引入一部分粗粮和豆类，不仅能增加蛋白质，还能增加多种维生素，包括维生素 E 和各种 B 族维生素。

5. 毒性和摄入量上限

维生素 E 的毒性很小，通过食物摄入时不会引起任何不良作用。但是大量补充维生素 E 可能带来副作用，包括凝血功能障碍、肝脏脂肪蓄积和免疫系统功能下降等。我国居民维生素 E 的 AI 为每天 14mg，最高摄入量为每天 800mg。使用抗凝药物或有维生素 K 缺乏的人，在没有密切医疗监控情况下不宜使用维生素 E 补充剂，因为有增加出血致命的危险。早产儿对补充维生素 E 的不良反应敏感，因此必须在儿科医生的监控下使用。

（四）维生素 K

1. 维生素 K 概述

维生素 K 包括多个结构相似的萘醌类物质，如甲基萘醌、叶绿醌等。它可以从膳食中获取，也可以通过大肠细菌的合成作用来获取，或通过化学合成的方法从增补剂中获取。这种维生素因为不易发生缺乏，多年来为人们所忽视，但近年来重新成为研究和关注的热点。

2. 生理功能

维生素 K 的主要生理功能是作为 γ-羧化酶的辅酶起作用，它帮助谷氨酸转化为 γ-羧基谷氨酸。人体内有多种含 γ-羧基谷氨酸的蛋白质，其正常生理活性状态需要通过 γ-羧化来实现，其中最为人们熟悉的就是凝血酶原，它需要维生素 K 的帮助才能转化为活性的凝血酶，也称为纤维蛋白原，使血液凝固而止血，如果缺乏这种蛋白质，人体在血管受伤之时便无法止血。

维生素 K 还与骨骼的形成有关，因为骨钙素的正常合成也需要进行 γ-羧化。骨钙素这种蛋白质合成不足时，不能与钙离子发生结合，将其转化为羟磷灰石结晶。如果缺乏维生素 K，即便有足够的钙存在，骨骼也无法充分钙化。一系列研究发现，体内维生素 K 水平低时，γ-羧化不足的骨钙素比例增加。在有足够的维生素 D 和钙的情况下，维生素 K 缺乏与低骨矿物质密度有关，也与较大的骨折危险相联系。

此外，一些与 γ-羧化有关的蛋白质还影响到血管硬化、肾脏功能和神经系统功能等。可见，维生素 K 对人体健康的意义，很可能超过人们的想象。

3. 缺乏表现

维生素 K 的缺乏症相当少见，对于成年人来说，通常只有在脂肪吸收障碍的时候，或因为某些药物的作用妨碍了维生素 K 的合成或代谢时才会发生。例如，抗生素类药物抑制肠道细菌，减少了维生素 K 的合成，如果膳食摄入不足，则可能造成缺乏；一些抗凝血药物如香豆素类物质也可能干扰维生素 K 的功能。

但是，对于新生儿来说，其肠道中没有细菌产生的维生素 K，血液中的凝血酶原数量较低，有可能因缺乏维生素 K 造成出血症。给新生儿注射或服用维生素 K 可以解决这个问题。

4. 主要食物来源

维生素 K 的来源较为广泛，包括食物来源和肠道菌群来源两个方面。

膳食中的维生素 K 主要来自于绿叶蔬菜、蛋黄、动物内脏、大豆等食物。对我国居民来说，绿叶蔬菜是最主要的来源，豆油和豆制品所提供的数量也不可低估。其他蔬菜和水果中也含有少量的维生素 K。西方国家摄入绿叶蔬菜相对较少，而奶制品较多，故奶类是这些国家中维生素 K 的重要来源。

肠道菌群合成的维生素 K 可以被大肠吸收，并储备在肝脏中，但其数量并不足以满足人体的需要。

研究发现，在西方国家的日常膳食中维生素 K 的摄入量足以满足正常凝血功能的需要。但是，对于维护和改善骨骼健康而言，所需的维生素 K 摄入量明显要高一些。除了增补剂途径之外，最重要的维生素 K 膳食来源就是绿叶蔬菜中的维生素 K。在叶类蔬菜中，叶绿素的含量似乎与维生素 K_1 的含量呈正相关，蔬菜的颜色越绿，则维生素 K_1 含量越高。例如，菠菜中的含量为 380μg/100g，而浅绿色的圆白菜是 145μg/100g；深绿色叶片的生菜是 127μg/100g，而浅绿的球生菜是 24μg/100g。白色的马铃薯、萝卜、洋葱等，维生素 K 的含量低于 5μg/100g，不是维生素 K 的重要来源。

维生素 K 对烹调较为稳定，而且不会溶水流失，因此用沸水焯蔬菜，短时间油炒菜均不会造成维生素 K 的明显损失，相反可改善其吸收率。

5. 毒性和摄入量上限

维生素 K 的毒性作用鲜有报道，而从增补剂中过量摄入的危险也很小。唯一令人担心的问题是过量的维生素 K 可能会降低抗凝血药物的作用。如果不需要服用抗凝剂，血液凝固性正常，则无须担心从食物中摄入过多维生素 K 的问题。目前尚无维生素 K 摄入上限的建议。成年人的维生素 K 的 AI 为每天 120μg。

脂溶性维生素的性质和来源见表 1-28。

表 1-28 脂溶性维生素的性质和来源

维生素名称	体内生理作用	毒性症状	主要缺乏表现	主要食物来源
维生素 A	维持正常视力和黏膜健康，维持正常生长发育、生殖功能和免疫功能	骨密度降低，出生畸形，肝脏损害	夜盲症、眼干燥症、皮肤角化、黏膜组织易感染	肝脏、鱼肝油、全脂奶、蛋黄、多脂鱼、橙黄色和深绿色蔬菜
维生素 D	维持血钙水平，控细胞增殖和分化，与免疫系统功能有关	软组织钙化，肾结石	佝偻病、骨质软化症和骨质疏松	肝脏、鱼肝油、全脂奶、蛋黄、多脂鱼

续表

维生素名称	体内生理作用	毒性症状	主要缺乏表现	主要食物来源
维生素 E	抗氧化作用，维持红细胞的完整性	凝血功能障碍	溶血性贫血	坚果、豆类、全谷、种子油
维生素 K	γ-羧基谷氨酸蛋白质合成所需的辅酶，为凝血功能和骨骼钙化所必需	未知	凝血功能障碍，骨矿物质密度降低	深绿色叶菜、大豆、豆油、肝脏、蛋黄

四、水溶性维生素

（一）维生素 B_1

维生素 B_1 的化学名称为硫胺素，是焦磷酸硫胺素辅酶的主要成分。该酶在丙酮酸脱氢酶复合体中起作用；它也参与三羧酸循环中从五碳化合物到四碳化合物的转变。故而，维生素 B_1 与葡萄糖的利用和体内的能量代谢有着密切关系。

神经系统的功能强烈地依赖葡萄糖供能，神经细胞的细胞膜上都有维生素 B_1 的存在。因此，维生素 B_1 不足对神经系统的影响特别大。它的典型缺乏症就是多发性神经炎，俗称为脚气病。

维生素 B_1 缺乏症通常发生于以精白大米为主食，其他食物又不丰富的人群当中。对于稻米占食物能量在 70%以上的人群来说，米中的维生素 B_1 是其主要来源。如果因为大米过度碾白、浸泡淘洗、加碱烹调而损失维生素 B_1，那么就有发生脚气病的危险。

维生素 B_1 的主要食物来源是粗粮、豆类、薯类，特别是没有经过精制的全谷食品，也就是粗粮。此外，猪瘦肉和动物内脏中也富含维生素 B_1。所以，在正常情况下，如果人们能吃到充足的粗粮、豆类、薯类等食品，或者完整的谷物种子，就不会缺乏维生素 B_1。

蒸馏酒、白糖、糊精、精制淀粉中不含维生素 B_1，而它们的代谢需要维生素 B_1 的参与；煎炸和加碱烹调会导致食物中的维生素 B_1 损失极大，所以食用过多甜食、甜饮料、酒、速冲食品、方便面、煎炸食品和加碱食品，都会增加缺乏维生素 B_1 的概率。

富含乙醇的蒸馏酒完全不含有维生素 B_1，但人体酒精代谢需要维生素 B_1 的参与，因此喝酒会加大对维生素 B_1 的需要量。同时，乙醇会干扰维生素 B_1 的吸收，促进其排泄。所以大量饮酒是产生维生素 B_1 缺乏的一个因素。在酗酒者当中，罹患维生素 B_1 缺乏症的比例高达 80%，这也是他们产生神经系统功能障碍的原因之一。

维生素 B_1 在体内储存量甚少，又极易从尿液中排出，目前尚未发现过多摄入维生素 B_1 造成的毒性反应，也没有摄入量的上限建议。近年来有研究发现，糖尿病人的尿液中维生素 B_1 排泄量是健康人的 10 倍以上，故而应当特别注意补充维生素 B_1。出汗、排尿较多的情况下也应注意补充维生素 B_1。

（二）维生素 B_2

维生素 B_2 的化学名称为核黄素。它是体内氧化还原反应的重要辅酶黄素腺嘌呤二核苷酸和黄素单核苷酸的组成部分，在三羧酸循环和氧化磷酸化过程中起着重要作用。在人体任何细胞当中，要产生能量都离不开维生素 B_2 的参与。

维生素 B_2 缺乏时，主要表现为黏膜部位的肿胀发炎，如嘴唇、嘴角、眼角、舌头、阴囊等皮肤黏膜，甚至是消化道黏膜。我国膳食中维生素 B_2 摄入量偏低，口角炎、唇炎等缺乏表现较为常见。

维生素 B_2 的缺乏主要源于食物过于单调，缺乏绿叶蔬菜、奶类和蛋类，以精白大米为主食，同时因为某些原因（如压力大、疲劳、食物能量偏高等）身体维生素 B_2 的需求量增加。

维生素 B_2 的主要食物来源是奶类食品、蛋黄、深绿色叶菜、谷物、豆类、坚果、鱼肉类及内脏。含微生物的食品（如酸奶、奶酪、酱豆腐、豆豉、酵母、蘑菇等）通常都富含维生素 B_2。谷物中维生素 B_2 的含量虽然不高，但因为摄入总量大，所以谷物是膳食中的重要来源。若按照营养素密度来算，深绿色叶菜是维生素 B_2 的最密集来源。对于西方国家来说，奶类食品是维生素 B_2 的主要来源。蔬菜所含能量甚低，在膳食中可以大量食用而不会增加能量代谢的压力，对预防维生素缺乏症意义很大。

维生素 B_2 极易从尿液中排出，服用复合维生素制剂后尿液变黄，正是因为核黄素的排出。目前尚未发现过多摄入维生素 B_2 造成的毒性反应，也没有摄入量的上限建议。

（三）烟酸

烟酸又名维生素 PP、尼克酸、抗癞皮病因子。烟酸在体内以烟酰胺（尼克酰胺）的形式存在，它是动物体内重要的氧化还原辅酶烟酰胺腺嘌呤二核苷酸和烟酰胺腺嘌呤二核苷酸磷酸的组成成分，对能量代谢和多种重要物质的合成都是必不可少的。

不过，如果食品中的烟酸含量不足，人体可以通过色氨酸这种氨基酸来合成烟酸，每 60mg 的色氨酸可以合成 1mg 的烟酸。因此，用烟酸当量（NE）来衡量食物中的烟酸营养价值更为准确。如果食物中含有 1mg 的烟酸，同时含有 30mg 的色氨酸，那么它的烟酸当量为 1.5。

烟酸的缺乏症称为癞皮病，它会导致腹泻、皮炎、痴呆三大主要症状，严重时甚至导致死亡。由于此三系统症状英文名词的开头字母均为“D”字，故又称为癞皮病“3D”症状。这种病主要发生于以玉米为主食，其他食物供应很少的贫困人群当中。

在 19 世纪早期，癞皮病曾经流行于美洲以玉米为主食的国家，如美国。我国西北地区的部分人群也曾流行该病。玉米与癞皮病联系在一起，主要有 3 个原因：首先，玉米中的烟酸以结合形式存在，人体的吸收利用率较低；其次，玉米蛋白质中的色氨酸含量较低，不能有效地合成烟酸；最后，玉米中含有过多的亮氨酸，这种氨基酸会干扰色氨酸转变成烟酸。

为了使玉米中的烟酸变成游离形式，以玉米为主食的人在煮粥时可以加入碱。这样做的弊端是会损失维生素 B_1 和维生素 B_2。不过，由于玉米中这两种维生素含量较高，在得不到动物性食品和其他烟酸来源的情况下，两害相衡，仍以加碱煮粥有利。

烟酸的主要食物来源是植物种子和富含优质蛋白质的动物性食物，特别是鱼肉蛋类，因为动物性食品蛋白质中的丰富色氨酸还可以转化成烟酸。植物种子中的含量低于动物性食品，但食用量大，在膳食中供应的量也多。按能量来比较，蔬菜和菌类都是烟酸的密集来源。总体而言，只要合理安排富含蛋白质的饮食，人体就不容易缺乏烟酸。

烟酸容易从尿中排出，从食物中摄入烟酸不可能达到引起毒性的剂量。但是目前烟酸也被作为药物应用，如用于降血脂治疗。服用大量烟酸可能使毛细血管扩张而造成潮红反应，面部、上臂和胸部皮肤发红，皮肤有灼热、刺激或痒感，头痛。同时，大剂量的烟酸治疗还可能引起肝脏损伤和胃溃疡。

（四）维生素 B_6

维生素 B_6 是一组含氮化合物。维生素 B_6 的化学形式有 3 种，名称分别是吡哆醇、吡哆醛和吡哆胺。它们在体内的活性形式是磷酸吡哆醛，参与氨基在分子之间的转移，帮助合成非必需氨基酸。这种作用在很多重要物质的合成中也必不可少，如合成 DNA 和 RNA，合成神经递质，合成卵磷脂和血红蛋白等。近年来的研究发现，维生素 B_6 对于维持正常情绪和认知功能，以及免疫系统功能等都十分重要。

维生素 B_6 缺乏的典型临床症状是一种脂溢性皮炎、小细胞性贫血、癫痫样惊厥，以及忧郁和精神错乱。小细胞性贫血反映了血红蛋白的合成能力降低。维生素 B_6 摄入不足还会损害血小板功能和凝血机制。

一些食物和药物成分可能干扰体内维生素 B_6 的吸收和代谢。例如，治疗结核病的药物异烟肼是维生素 B_6 的拮抗物质，乙醇则会促进维生素 B_6 的降解和排泄。

维生素 B_6 的主要食物来源是鱼肉类、奶类、各种坚果和豆类、香蕉和马铃薯等。植物性食物中主要以吡哆醇存在，较为稳定，但吸收率不及动物性食物中的吡哆醛和吡哆胺，而未经精制的全谷类食品所提供的维生素 B_6 在膳食中占有重要位置。

维生素 B_6 的毒性很低，除非超大剂量服用维生素 B_6 药片，从食物中获取是不可能达到中毒剂量的。长期大量服用维生素 B_6 可能造成神经损伤。

（五）叶酸

叶酸在体内是一碳单位的载体，在许多重要物质的合成中发挥作用。例如，DNA 的合成就需要活性叶酸的参与。

叶酸的化学结构较为复杂，而且食物来源的叶酸分子中带有不同数量的多个谷氨酸基。这种状态难以被人体吸收利用，需要在小肠中经过水解除去多谷氨酸残基，同时进行甲基化，转变成单谷氨酸基的甲基叶酸，储藏于细胞内。要使叶酸活化，必须有维生素 B_{12} 的参与，将连接在叶酸分子上的甲基转移到维生素 B_{12} 分子上，此时叶酸和维生素 B_{12} 都转变成活性形式。叶酸的排泄方式也与其他 B 族维生素不同，它主要通过胆汁排泄，但会经过肝肠循环被重新吸收。

由此可见，叶酸的吸收利用和排泄强烈地依赖于正常肠道功能。如果肠道受损，则叶酸的吸收率下降，而重吸收作用也难以实现，便容易发生叶酸的缺乏。反过来，叶酸缺乏时，肠道细胞也会难以修复和更新，因为肠黏膜细胞是人体内更新较快的细胞，其 DNA 合成十分旺盛，对叶酸的缺乏也十分敏感。这种恶性循环的结果，是造成体内多种营养素缺乏、体质严重下降的因素之一。由于食物中和增补剂中叶酸的利用效率不同，叶酸的摄入量可以用膳食叶酸当量（dietary folate equivalence，DFE）来表示。以膳食中的叶酸为基准，则合成叶酸中只有一个谷氨酸残基，其利用率高于膳食中的叶酸，膳食叶酸当量为1.7。

叶酸缺乏时，细胞分裂受到阻碍，蛋白质合成过程延缓。最容易发生叶酸缺乏的是胎儿，因为对于快速发育的胚胎细胞来说，DNA 合成的速度更快，对叶酸的缺乏更为敏感。同时，身体的快速更新的组织都容易受到影响，如黏膜细胞和血细胞。

典型的叶酸缺乏症主要表现为巨红细胞性贫血，其原因主要是DNA合成障碍，血红细胞不能及时分裂。胚胎发育早期的叶酸不足可能引起神经管畸形，包括脊柱裂、脑瘫等严重出生畸形，中枢神经系统障碍，直至死胎。由于神经管闭合的时间是在受孕后2～3周，此时孕妇多数尚未知晓怀孕，故而在知道怀孕之后再补充，往往已经为时过晚。除了神经管畸形之外，叶酸缺乏还可能与其他出生畸形有关，如先天愚型，以及先天性心脏病等。

自从1996年提倡在孕前补充叶酸之后，美国婴儿出生畸形率逐年下降。故而，育龄妇女在准备孕育之前3个月即应开始补充叶酸（每天400μg），直至孕期前3个月，以减少出生畸形的风险。我国取消强制婚检之后，出生畸形率大幅反弹，正是因为新婚夫妇不知道通过提前补充叶酸来预防出生畸形的相关知识。除了补充叶酸之外，还应多摄入富含叶酸的各种食物，特别是绿叶蔬菜。一些伤病可能会造成身体对叶酸的需求量增加，如癌症使细胞分裂加快，病毒性疾病也造成叶酸相对不足，同时，机体受损伤时需要进行组织修补，也需要供应更多的叶酸，如烧伤时或手术后。多种药物会影响叶酸的吸收利用，如抗癌药、抗酸药、阿司匹林、避孕药、尼古丁等。

心血管疾病方面的研究发现，血液中同半胱氨酸水平升高，是心脏病的一个独立风险因子。同半胱氨酸代谢需要叶酸的参与，如果没有足够的叶酸摄入，同半胱氨酸就会在血液中积累而不能及时分解。如果叶酸与维生素 B_{12} 和维生素 B_6 同时补充，帮助降低心脏病风险的效果更为明显，因为含硫氨基酸的代谢过程中也有这两种维生素的参与。

还有研究表明，充足的膳食叶酸对于预防癌症可能也有一定作用，特别是在吸烟的男性当中减小患胰腺癌的风险，在过量饮酒的女性当中减小患乳腺癌的风险。

叶酸的食物来源较为广泛，绿叶蔬菜和豆类是最丰富的来源，其他蔬菜和水果也是较好的叶酸来源，而肉类、奶类和精大米、精白面粉制品中的含量较低。如果能够遵循《中国居民平衡膳食指南（2022）》推荐，每天摄入蔬菜300～500g，水果200～350g，则叶酸的需求可以得到完全满足。

从食物中摄入的叶酸未发现任何毒性。也就是说，大量吃蔬菜和水果并不会因叶酸过多引起不良反应。但过多的叶酸增补剂会掩盖维生素 B_{12} 缺乏引起的神经损害，因此叶酸有最高摄入限量，为每天1 000μg。

超剂量服用叶酸，可能产生的毒性作用有以下几种。

（1）干扰抗惊厥药物的作用，诱发病人惊厥发作：叶酸和抗惊厥药在肠细胞表面，也可能在大脑细胞表面相互拮抗，大剂量叶酸可促使已用抗惊厥药控制了癫痫症状的病人发生惊厥。有报道快速静注14.4mg叶酸，大脑血管内血清叶酸增高数倍，并出现惊厥。

（2）口服叶酸350mg可能影响锌的吸收，而导致锌缺乏，使胎儿发育迟缓，低出生体重儿增加。

（3）掩盖维生素 B_{12} 缺乏的早期表现，而导致神经系统受损害。由于巨幼红细胞贫血患者大多数合并维生素 B_{12} 缺乏，过量叶酸的摄入干扰维生素 B_{12} 缺乏的早期诊断，有可能导致严重的不可逆转的神经损害。

（六）维生素 B_{12}

维生素 B_{12} 的化学名称是钴胺素，活性形式是甲基钴胺素。它是非常独特的一种维生素：既是唯一一个含有金属离子的维生素，又是分子量最大的维生素，还是吸收方式最复杂的维生素。

在胃中，胃酸和胃蛋白酶作用于食物，使维生素 B_{12} 从食物蛋白质当中游离出来，但它不能直接进入人体小肠黏膜细胞，需要一个蛋白质与它结合，这个蛋白质就是胃黏膜中分泌的内因子。在小肠下段，携带维生素 B_{12} 的内因子与受体结合，将其送入人体小肠细胞中，内因子被水解，维生素 B_{12} 方进入血流中。

维生素 B_{12} 与叶酸一样，主要从胆汁排泄，然后通过肝肠循环被重新吸收利用。故而人体对维生素 B_{12} 的需要量较小，不容易缺乏。

维生素 B_{12} 与叶酸有着密切的联系。这两者互相激活或互相配合，共同在 DNA 的合成和含硫氨基酸的代谢当中起到重要作用。维生素 B_{12} 是维护神经鞘所必需的因子，而神经鞘是包在神经纤维外面的重要保护层，故而维生素 B_{12} 被认为是营养神经的维生素。它也参与脂肪酸和某些氨基酸的降解。

维生素 B_{12} 的缺乏症是恶性贫血。叶酸的活化需要维生素 B_{12} 的参与，维生素 B_{12} 不足时，叶酸无法活化，导致 DNA 合成减慢，红细胞不能正常分裂成熟。给予大量叶酸可以纠正恶性贫血症状，但会掩盖维生素 B_{12} 不足引起的神经纤维变性问题。缺乏维生素 B_{12} 可导致神经传导功能下降、记忆力减退、空间认知下降等问题，严重时会导致不可逆的神经损害，甚至瘫痪。

由于维生素 B_{12} 的需要量非常小，并高度循环利用，即便摄入不足，也需 1～3 年才有可能表现出相关缺乏症状。只有在某些胃肠道疾病患者中，或者严格素食者当中，才有发生维生素 B_{12} 缺乏症的危险。

维生素 B_{12} 存在于所有的动物性食物，以及发酵食物和菌类食物当中。未经发酵的植物性食物中不含有维生素 B_{12}。只要摄入足够的奶类和蛋类，即便不食用鱼肉类，也可以很好地满足维生素 B_{12} 的需要。发酵食物和菌类食物，如酱油、醋、豆腐乳、豆酱、豆豉、醪糟、纳豆、蘑菇等虽然含有维生素 B_{12}，但其吸收利用率不及动物性食物。

目前尚未发现维生素 B_{12} 摄入过量可能导致任何不良反应，也尚未提出摄入量的上限。

维生素 B_{12} 的消化需要胃酸的帮助，它的吸收需要胃黏膜所分泌的内因子和肠黏膜上的受体，故而胃肠疾病可能导致维生素 B_{12} 吸收障碍。例如，萎缩性胃炎会造成分泌胃酸和内因子的胃黏膜细胞萎缩。由于胃酸不足，多种营养素的消化吸收发生障碍，如维生素 B_{12} 不能被充分游离出来。内因子不足使维生素 B_{12} 不能被充分吸收。即便膳食中并不缺乏维生素 B_{12}，仍有可能造成维生素 B_{12} 缺乏症。

（七）维生素 C

维生素 C 的化学名称是抗坏血酸，因能够治疗坏血病而得名。它既是一种辅酶，又有其他的多方面健康作用。

维生素 C 是羟化酶的辅酶，帮助赖氨酸和脯氨酸羟化成为羟脯氨酸和羟赖氨酸，从而顺利地合成胶原蛋白。胶原蛋白是人体结缔组织的主要成分，骨骼、牙齿、筋腱、血管壁都需要胶原蛋白来建造。胶原蛋白还是组织细胞之间的连接物，伤口结痂也需要胶原蛋白的参与。这个羟化过程还需要铁的帮助，而维生素 C 可以保护铁元素免受氧化。

此外，作为羟化酶的辅酶，维生素 C 还参与一系列重要的生物化学反应，如帮助脂肪酸进入线粒体进行氧化的肉碱、神经递质 5-羟色胺，以及去甲肾上腺素和甲状腺素的合成，都需要维生素 C 的帮助。

维生素 C 易氧化成脱氢抗坏血酸，起到还原作用，是水溶性抗氧化体系的重要成分。它的还原作用可以帮助三价铁在肠道中被还原成二价铁，形成可溶状态，而被人体吸收。

已知在肾上腺中，维生素 C 和肾上腺素一起在应激时被释放出来。在各种身体应激状态时，如感染、烧伤、高温、摄入有毒重金属、吸烟、摄入某些药品时，都会增加维生素 C 的需求量和排出量。维生素 C 在感染时帮助抵抗应激的具体机制尚不清楚，但很可能是病毒、细菌的刺激导致免疫系统的氧化爆发作用加强，需要更多的抗氧化物质保护人体自身免受伤害。

很多人相信，服用大剂量维生素（每天 1g 以上，10 倍于推荐数量）可以预防感冒，然而，这个说法没有得到足够的研究证据支持。有研究发现，给两组被试服用药片：一组被试服用不含维生素 C 的安慰剂，却以为自己在服用维生素 C；另一组被试服用含维生素 C 的药片，但自以为是不含维生素 C 的安慰剂，结果显示，自以为服用维生素 C 的被试，要比实际上服用维生素 C 的被试患感冒的数量更少。

不过，在患感冒之后，服用大剂量的维生素 C 可以缩短感冒的病程，提前一天痊愈，这一显著差异经统计学分析后得到确认。药物学研究证实，维生素 C 有抗组胺作用，对缓解鼻塞等不适感是有帮助的。同时，在各种感染性疾病的治疗期间，由于维生素 C 排出量增大，额外补充这种维生素是有益康复的。

维生素 C 在疾病预防中似乎也有一定作用，流行病学调查发现，从天然水果蔬菜等食物中摄入较多的维生素 C，能够减少癌症、心脏病、白内障等多种慢性疾病的危险，但这并不意味着大量补充维生素 C 能有同样的作用，也没有证据表明每天补充大量维生素 C 药片能够延长生命。

维生素 C 的缺乏症即坏血病，在大航海时代曾造成大批欧洲海员的死亡。它的主要原因与胶原合成障碍有关，症状是牙龈肿胀出血、皮下有出血点。这是由于缺乏维生素 C 时，血管壁的胶原蛋白层无法正常修复。这种情况通常发生于缺乏维生素 C 摄入一个月以上的情况下，此时体内的维生素 C 储备几近耗竭。此后，如果仍然得不到及时补充，会发生关节和内脏的出血，皮肤粗糙、干燥、起鳞片，伤口因无法结痂而难以愈合，骨骼软化变形，牙齿松动，抵抗力低下，容易发生感染，常常伴有贫血，同时可能有精神情绪方面的障碍，如抑郁和躁狂。严重时会因内出血而死亡。

人们只需要每天摄入 10mg 维生素 C 即可预防坏血病。吸烟者体内的维生素 C 水平通常低于不吸烟者，因为烟草所造成的氧化应激会消耗更多的维生素 C。手术后的患者，骨骼、皮肤严重损伤者，以及拔牙手术后需要愈合黏膜伤口的人等，都需要摄入更多的维生素 C 来帮助康复。

维生素 C 的食物来源是新鲜的蔬菜、水果和鲜薯类。动物性食品中所含的维生素 C 微乎其微，而谷类和干豆类中不含有维生素 C。与其他维生素不同的是，很多食品当中含有人工添加的维生素 C，如各种果汁饮料、水果制品、糖果；还有许多人主动服用维生素 C。故而，维生素 C 的总摄入量要考虑到天然食物来源、营养强化食品来源和营养增补剂来源 3 个途径。

在每天摄入 200mg 以上维生素 C 时，人体的吸收能力达到极限。多余的维生素 C 会从尿中排出。因为容易排泄，维生素 C 的毒性非常低，从水果、蔬菜当中摄入时不会产生任何副作用。摄取维生素 C 增补剂过量时，如每天 5g 以上，可能导致恶心、腹泻等副作用，主要是因为大量维生素 C 对胃肠道有刺激作用。对于肾功能障碍者、痛风患者和肾结石高风险人群来说，摄入过多维生素 C 可能增加肾结石的危险。同时，大剂量维生素 C 还可能会降低抗凝剂的作用，并可能使铁吸收过量，反而促进体内形成自由基。

水溶性维生素的性质和来源见表 1-29。

表 1-29 水溶性维生素的性质和来源

维生素名称	体内生理作用	吸收和排泄特点	主要缺乏表现	主要食物来源
维生素 B_1（硫胺素）	辅酶焦磷酸硫胺素的成分	易吸收，从尿液排出	多发性神经炎（脚气病）	全谷、豆类、薯类、猪肉
维生素 B_2（核黄素）	氧化还原辅酶，黄素腺嘌呤二核苷酸和黄素单核苷酸的成分	易吸收，从尿液排出	黏膜发炎疼痛、脂溢性皮炎	奶类、全谷、豆类、瘦肉和内脏
烟酸	氧化还原辅酶烟酰胺腺嘌呤二核苷酸和烟酰胺腺嘌呤二核苷酸磷酸的成分	易吸收，从尿液排出	癞皮病	全谷类、豆类、肉类、蛋类、奶类等
泛酸	辅酶 A 的成分	易吸收，从尿液排出	无缺乏报告	各种食物
维生素 B_6	辅酶磷酸吡哆醛的成分	易吸收，从尿液排出	抑郁、贫血、脂溢性皮炎等	动物性食品、香蕉、马铃薯等
生物素	辅酶，二氧化碳的载体	易吸收，从尿液排出	脱发、皮疹等	各种食物
叶酸	辅酶，一碳单位的载体	从胆汁排出，可循环利用	贫血、出生畸形、心脏病风险上升	绿叶蔬菜、全谷类、豆类
维生素 B_{12}	辅酶甲基钴胺素的成分	吸收需要内因子帮助，从胆汁排出，可循环利用	贫血、神经纤维变性	各种动物性食品
维生素 C（抗坏血酸）	羟化辅酶，帮助某些重要物质合成，抗氧化作用	易吸收，从尿液排出	皮下出血，牙龈肿胀萎缩，伤口不愈合	蔬菜、水果、薯类

知识链接

B族维生素的协同作用

B族维生素在人体代谢中起到重要的辅酶作用，但它们的作用之间常有密切的联系。一种B族维生素不足，往往会影响其他B族维生素的吸收、排泄和代谢功能的正常发挥。

多种B族维生素不足可能会造成贫血，也是因为它们功能上的相互联系。例如，维生素B_2不足时，维生素B_6无法转变成活性形式，而血红蛋白的合成需要维生素B_6辅酶的帮助，因而这两种维生素的缺乏都会增加贫血的危险。血红蛋白能够正常合成，但因为缺乏维生素B_{12}、叶酸，血红细胞的DNA无法正常合成，细胞不能正常分裂成熟，也会造成贫血，而发生贫血导致氧气供应不足，细胞无法正常进行生物氧化，结果也会造成能量代谢的障碍。

由此可见，所有8种B族维生素在功能上都是互相联系的。缺乏任何一种，都会影响到细胞的能量供应，导致机体整体水平上的能量供应障碍。

在整个机体能量供应不足、细胞分裂迟缓的情况下，那些代谢更新快的组织会首先受到影响，如黏膜细胞、皮肤表层细胞、血红细胞等；那些对能量供应敏感的组织也会首先受害，如神经组织。这就能够解释为什么B族维生素缺乏时，表现出来的症状常常首先是皮肤、舌头、口腔、消化管、神经系统和血细胞方面的症状，而且伴随着全身的疲乏无力感。例如，维生素B_2的缺乏会导致舌头异常的症状，维生素B_6和叶酸的缺乏也常有舌头疼痛和颜色异常的症状。维生素B_2缺乏时有脂溢性皮炎的症状，维生素B_6缺乏时也有类似症状。维生素B_2、维生素B_6、叶酸和维生素B_{12}缺乏都可能导致贫血。维生素B_1缺乏时常有情绪沮丧，维生素B_6缺乏会引起抑郁，维生素B_{12}缺乏时空间感觉和记忆力下降，都属于神经系统功能的变化。

因为B族维生素在功能上有密切联系，所以它们很少单独缺乏。一种维生素不足的同时，往往也隐藏着其他B族维生素不足的问题。多种B族维生素同时补充，效果往往优于补充某一种。饮食不足、消化吸收不良、酒精摄入过量等问题，也会造成多种B族维生素的同时缺乏。

课堂导入 1-8

膳食纤维与结肠癌

美国康奈尔大学的坎贝尔教授在中国调查完成了一个关于癌症的研究报告。随访几年后发现，中国人的结肠癌发病率很低，美国人、英国人、瑞典人及芬兰人的结肠癌发病率却很高。在仔细分析被调查者的饮食习惯后，坎贝尔教授发现中国人习惯吃膳食纤维含量高的米饭与蔬菜类，且食物中脂肪含量低，而上述4个国家的居民长期摄入“三高一低”（高热量、高蛋白、高脂肪、低膳食纤维）的食物，加上缺少运动，日积月累使他们在健康上付出了沉重的代价——患肠癌的危险性大增。

问题：膳食纤维有哪些生理功能？主要来源于哪些食物？

任务八 膳食纤维和水

膳食纤维和水

一、膳食纤维

（一）概述

膳食纤维是木质素与不能被人体消化道分泌的消化酶消化的多糖的总称，它包括植物中的纤维素、半纤维素、木质素、戊聚糖、果胶和植物胶质等。也有人主张膳食纤维还应包括动物性的甲壳质、壳聚糖等，甚至应包括人工化学修饰的甲基纤维素和羧甲基纤维素等。膳食纤维在体内基本以原形通过消化管到达结肠，其中50%以上的膳食纤维可被细菌分解为低级脂肪酸、水、二氧化碳、氢气和甲烷。

膳食纤维的含量依食物种类不同而不同，如蔬菜中的嫩茎、叶等的膳食纤维含量高，含淀粉较高的根茎类的膳食纤维居中。不同食物的膳食纤维组成成分也不相同，如蔬菜、干豆类以纤维素为主，谷类则多以半纤维素为主。木质素在一般的果蔬植物中含量甚少。此外，一般来说，谷物加工越精细，膳食纤维的含量越低。膳食纤维大体可分为不溶性和可溶性两大类。不溶性膳食纤维包括纤维素、半纤维素和木质素，它们是植物细胞壁的组成成分，存在于禾谷类、豆类种子的外皮及植物的茎和叶中。可溶性膳食纤维包括果胶、藻胶、豆胶及树胶等，主要存在于细胞间质，如水果中的果胶、海藻中的藻胶、某些豆类的豆胶等。

近年来，大量研究表明，膳食纤维对预防许多疾病有显著的效果，因此越来越多的人认为膳食纤维在营养上已不再是惰性物质，而是人们膳食中不可缺少的成分。膳食纤维因其重要的生理功能，日渐受到人们的重视。流行病学调查研究结果发现，西方国家的一些流行疾病，如结肠癌、高胆固醇血症、便秘、痔疮等都直接或间接与缺乏膳食纤维有关，因此膳食纤维的营养学意义越来越受到人们的重视和关注。

（二）膳食纤维的主要成分

1. 纤维素

纤维素是植物细胞壁的主要结构成分，由数千个葡萄糖单位以β-1,4-糖苷键连接而成，为不分支的线状均一多糖。因人体内的消化酶只能水解α-1,4-糖苷键而不能水解β-1,4-糖苷键，故纤维素不能被人体消化酶分解、利用。纤维素有一定的抗机械强度、抗生物降解、抗酸水解性和低水溶性。纤维素（包括改性纤维素）在食品工业中常被作为增稠剂使用。

2. 半纤维素

半纤维素存在于植物细胞壁中，是由许多分支的、含不同糖基单位组成的杂多糖。它可以组成的糖基单位包括木糖、阿拉伯糖、半乳糖、甘露糖、葡萄糖、葡萄糖醛酸和半乳糖醛酸，通常主链由木聚糖、半乳聚糖或甘露聚糖组成，支链则带有阿拉伯糖或半乳糖。半纤维素的分子量比纤维素小得多，由 150～200 个糖基单位组成，以溶解或不溶解的形式存在。

半纤维素也不能被人体消化酶分解，但在到达结肠后可比纤维素更易被细菌发酵分解。

3. 果胶

果胶的组成与性质可依不同来源而异。通常其主链由半乳糖醛酸通过α-1,4-糖苷键连接而成；其支链上可有鼠李糖，主要存在于水果、蔬菜的软组织中。果胶因其分子中所含羧基甲酯化的不同而有高甲氧基果胶和低甲氧基果胶，并具有形成果胶凝胶的能力。果胶在食品工业中作为增稠剂、稳定剂得到了广泛的应用。

4. 树胶

树胶是植物中的一大类物质，由不同的单糖及其衍生物组成，主要成分是 L-阿拉伯糖的聚合物，还有 D-半乳糖、L-鼠李糖和葡萄糖醛酸。树胶是非淀粉多糖物质，不能被人体消化酶水解，具有形成冻胶的能力，在食品工业中作为增稠剂、稳定剂得到了广泛的使用。

5. 海藻胶

海藻胶是从天然海藻中提取的一类亲水多糖胶。不同种类的海藻胶，其化学组成和理化特性等亦不相同。例如，来自红藻的琼脂由琼脂糖和琼脂胶两部分组成。琼脂糖是由两个半乳糖基组成的，而琼脂胶是含有硫酸酯的葡糖醛酸和丙酮酸醛的复杂多糖。海藻胶因具有增稠、稳定作用而广泛应用于食品加工。

6. 木质素

木质素是使植物木质化的物质。在化学上它不是多糖而是多聚苯丙烷聚合物，或称苯丙烷聚合物。因其与纤维素、半纤维素同时存在于植物细胞壁中，进食时往往一并摄入体内，因而被认为是膳食纤维的组成部分。通常果蔬植物所含木质素很少，人和动物均不能消化木质素。

（三）膳食纤维的生理功能

膳食纤维组成成分复杂且各具特点，加上与植物细胞结构及其他化合物（如维生素、植物激素、类黄酮等）紧密相连，很难完全区分其独自的作用。已有实验表明，膳食纤维的确有许多对人体健康有益的功能，如可以通过生理和代谢过程直接影响人类健康，减少疾病的危险因素和降低疾病的发病率。

1. 促进结肠功能，预防结肠癌

人们很早就知道，食物中的粗纤维有通便的作用。大多数纤维素具有促进肠道蠕动和吸水膨胀的特性。一方面可使肠道肌肉保持健康和张力，另一方面粪便因含水分较多而体积增加和变软，有利于粪便的排出。

据有关文献报道，美国结肠癌占癌症死亡率的比例很高，而非洲农村则极少有结肠癌的发生。日本结肠癌的患病率远远低于美国，但日本人移居美国之后，其后代结肠癌的患病率升高。有人推测，结肠癌发病率低的原因之一，在于膳食纤维刺激肠的蠕动，加速粪便从肠腔排出，减少了粪便中致癌因子与肠壁接触的机会。同时膳食纤维吸收水分，增大了粪便的体积，降低了致癌因子的浓度，从而有利于防止结肠癌。1978 年有人进行过如下试验，开始吃普通膳食 3 周，作为对照；以后分别加入 4 种不同来源膳食纤维，分别为糠麸、卷心菜、苹果、胡萝卜，结果表明，加了膳食纤维后，食物通过肠道的时间显著加快，其中最快的是加糠麸的，原来食物通过肠道的时间是 49～79h，加食糠麸后，缩短为 35～51h，排便量也有显著增加。

2. 提高人体的免疫力

木质素具有提高人体免疫力，间接地抑制癌细胞的功能。例如，木质素可与金属相结合，起到抗化学药品及食品添加剂有害作用的功能。

3. 降低血糖和血胆固醇

可溶性纤维能减少小肠对糖的吸收，使血糖不因进食而快速升高，因此也可减少体内胰岛素的释放，而胰岛素可刺激肝脏合成胆固醇，所以胰岛素释放的减少又可以使血浆胆固醇水平受到影响。各种纤维都可吸附胆汁酸、脂肪等起到降血脂的作用。另外，可溶性纤维在大肠中被肠道细菌代谢分解产生一些短链脂肪酸（如乙酸、丁酸、丙酸等），这些短链脂肪酸可减弱肝中胆固醇的合成，对预防和治疗心血管疾病有一定的作用。

4. 减少热量摄入，控制体重增加

当摄入膳食纤维时，可减缓食物由胃进入肠道的速度和吸水作用，从而产生饱腹感而减少热量摄入，起到控制体重和减肥的作用。

（四）缺乏和过量

膳食纤维摄入量过少，容易引起便秘和肠道功能紊乱。长期摄入蔬菜和全谷食物不足，而摄入高蛋白、高脂肪食物过多，可能引起代谢紊乱，诱发多种慢性疾病。长期膳食纤维缺乏将增加心血管疾病、肠道疾病、II 型糖尿病发生的风险。

当膳食纤维摄入量过多时，容易产生肠胃充盈和不舒服的感觉。长期摄入高膳食纤维，可减少对脂肪、糖类的吸收利用，可以降低对铁、钙、镁、锌、叶酸等矿物质和维生素的利用和吸收能力。

（五）膳食纤维在食品加工中的变化

1. 碾磨

碾磨在精制米、精制面的过程中，可除去谷物的外层皮壳等，降低其总膳食纤维的含量，这主要降低了不溶性膳食纤维的含量。全谷粒和精制粉二者的膳食纤维组成不同，全谷粒粉含有大量纤维素。燕麦和稻壳常被用作纤维制剂用于强化食品。

2. 热加工

膳食纤维在热加工时可有多种变化。加热可使膳食纤维中多糖的弱键受到破坏，从其功能、营养和分析来说都具有重要意义。

热加工可降低纤维分子之间的缔合作用，即解聚作用，因而导致其增溶性增加。若广泛解聚可形成醇溶部分，导致膳食纤维含量降低。中等的解聚作用对膳食纤维含量影响很小，但可改变膳食纤维的功能特性（如水合作用）和生理作用。

热加工同样可使膳食纤维中组成成分多糖的交联键发生变化。纤维的溶解度依赖于交联键存在的类型和数量，因而加热期间细胞壁基质及其结构可能发生变化，这对产品的营养性、可口性都有重大影响。

3. 挤压熟化

根据报告，小麦粉即使在温和条件下挤压熟化，膳食纤维的溶解度也有增加，此增溶作用似乎依赖于加工时的含水量。含水量越低，增溶作用越高，而螺旋转速和温度的作用很小。小麦剧烈膨化也使纤维的溶解度增加，但焙烤和滚筒干燥对膳食纤维的影响很小。另有报告称，小麦粉经高压蒸汽处理时也存在不溶性纤维的损失，这主要是阿拉伯糖基木聚糖的降解造成的。

4. 水合作用

膳食纤维具有一定的膨润、增稠特性。大多数谷物纤维原料被碾磨时可影响其水合性，如豌豆纤维的碾磨制品比未碾磨制品更快水合，这与其表面积增大有关。煮沸可增加小麦麸和苹果纤维制品的持水性，而高压蒸汽处理、蒸汽熟化和焙烤对其持水性的影响不大。其中蒸汽熟化的制品比焙烤制品吸水快。此外，有报告称，豌豆壳、糖用甜菜纤维、小麦麸和柠檬纤维在挤压熟化时对持水性仅稍有影响。

（六）膳食纤维的膳食参考摄入量和主要食物来源

食物中的膳食纤维可根据其成分选择检测方法和标示方式划分。根据标示方式不同，膳食纤维可分为可溶性膳食纤维和不可溶性膳食纤维。

建议我国成人（19～50 岁）总膳食纤维的 AI 值为 25～30g/d，并鼓励每天至少全天谷物的 1/3 为全谷物食物，以及保证平均每天摄入蔬菜、水果 400～500g。

富含膳食纤维的食物有全谷物、豆类、水果、蔬菜及马铃薯等，此外还有多种高膳食纤维功能性食品。全谷物中的纤维主要来源于谷物表皮，所以谷类食品的精加工程度越高，膳食纤维含量就越低。由于蔬菜和水果中的水分含量较高，故所含膳食纤维的量就相对较少。

二、水

水是生命之源，是人体需要量最大、最重要的膳食成分。水是人体最主要的成分，占一个健康成年人体重的 60%～70%。人体内含水量因年龄、性别和体型不同而有所差异。对于正常的胎儿来讲，含水量约占体重的 90%；而出生的婴儿体重的 80%是水分；对于青少年儿童来讲，水分约占体重的 75%；对于成年的女子来说，水分占 60%～65%，男性约占 70%；而对于老年人，水分占 50%～60%。

水在体内主要分布于细胞内和细胞外。细胞内液水含量约为体内水总量的 2/3，细胞外液约为 1/3，包括组织液、血浆、淋巴和脑脊液等。人体组织器官的含水量相差很大，血液中最多，达 83%，而脂肪组织中较少，仅 10%。

（一）水的生理功能

水是人体组织的主要成分，是保持细胞形状及构成人体体液必需的物质。水广泛分布在组织中，构成人体的内环境，维持体液正常渗透压及电解质平衡。水参与体内物质新陈代谢和生化反应，是营养物质代谢的载体。水的比热较大，水分通过皮肤汗液蒸发来散热，是维持人体体温恒定的重要途径。水还起着润滑组织和关节的作用。

（二）水在体内的平衡

水在体内维持一个动态平衡状态，即摄入的水和排出的水大约相等。体内水的来源包括饮水、食物中的水，以及体内生成水。体内生成水主要来源于蛋白质、脂肪和碳水化合物代谢时产生的水。调查显示，我国成人的饮水量占总水摄入量的 56%。

在正常情况下，人体排出的水和摄入的水量每天维持在 2 500mL 左右，处于一种动态平衡。体内不储存多余的水分，但也不能缺水。机体失水过多，会影响其生理机能。

水的排出量受气候、环境、空气温度和相对湿度的影响。水主要经肾脏排出，约占 60%，其次是皮肤、肺和粪便，分别约占 20%、14%和 6%。

影响机体水需要量的因素主要包括环境和个体两个方面。高温、高湿或者低温，可引起人体发生一系列的应激反应，如高温地区的人们每天需要喝更多的水。

体力活动增加时，会大量出汗以散失热量，维持体温恒定。大量的出汗，会导致人体钠及钾、钙、铁、镁等矿物质随同汗液丢失。如不及时补充可引起严重的缺水、缺盐（电解质紊乱）。因此，要适时补充水分和混合盐片。

（三）缺乏和过量

水摄入不足或丢失过多均可引起体内失水。在正常生理条件下，人体通过尿液、粪便、呼吸和皮肤等途径排出水，这些必须丢失的水量，通过足量饮水即能补偿，而病理性水丢失，如腹泻、呕吐等，严重时需要通过临床补液来处理。

机体水摄入量不足、水丢失过多或者摄入盐过多时，细胞外液钠浓度的改变可由水、钠的变化而引起水和电解质代谢紊乱。水摄入不足还会导致认知和体能的下降。

水摄入量超过了肾脏排出能力可引起急性水中毒，水中毒可导致低钠血症。这种情况多见于疾病状况，如肾脏病、肝病、充血性心力衰竭等。正常人极少见水中毒。

（四）水的膳食参考摄入量和主要食物来源

影响人体需水量的因素很多，如代谢情况、性别、年龄、身体活动水平（physical

activity level，RAL)、温度和膳食等，故个体的水需要量差异较大。同一个体在不同环境或生理条件下，其水需要量也有差异，因此水的人群推荐量并不完全等同于个体每天的需要量。

中国居民膳食水 AI 见表 1-30。

表 1-30　中国居民膳食水 AI　　（单位：L/d）

年龄或生理阶段	饮水量①		总摄入量②	
	男性	女性	男性	女性
0～	—		0.7③	
0.5 岁～	—		0.9	
1 岁～	—		1.3	
4 岁～	0.8		1.6	
7 岁～	1.0		1.8	
11 岁～	1.3	1.1	2.3	2.0
14 岁～	1.4	1.2	2.5	2.2
18 岁～	1.7	1.5	3.0	2.7
妊娠期		+0.2		+0.3
哺乳期		+0.6		+1.1

① 温和气候条件下，轻体力活动水平。如果在高温或进行中等以上身体活动时，应适当增加水摄入量。
② 总摄入量包括食物中的水及饮水中的水。
③ 纯母乳喂养的婴儿不需要额外补充水分。

人体中水的总摄入量由饮水及食物水的摄入量构成。来源于食物中的水称为食物水，来源于普通水（白水）和各种饮料的水称为饮水。人们每天水摄入量会因饮水量及食物种类的不同而变化。对于身处炎热环境或身体活动量有所增加的人群，需要增加水的摄入量。食物水来自主食、菜、零食和汤，包括食物本身含的水分和烹调过程中加入的水。常见含水分较多（≥80%）的食物主要有液态奶、豆浆、蔬菜类、水果类，以及汤类和粥类。

知识链接

失水的相关症状

机体缺水对生命过程的危害程度，超过其他任何一种营养素。当失水量达到体重的 2%～4%时，为轻度脱水，表现为口渴、尿少，尿呈深黄色；当失水量达到体重的 4%～8%时，为中度脱水，表现为极度口渴、皮肤干燥、口舌干裂、声音嘶哑及全身软弱等现象；当失水量达到体重的 8%时，为重度脱水，表现为皮肤黏膜干燥、高热、烦躁、精神恍惚、神志不清等；当失水量达到体重的 10%时，表现为全身无力、体温升高、血压下降、皮肤失去弹性，甚至危及生命；当失水量超过体重的 20%时，会引起死亡。

课堂导入 1-9

中华瑰宝——中药

在屠呦呦凭借对青蒿素的研究获得诺贝尔生理学或医学奖后，世界对我国传统瑰宝——中药又有了新的认识。中药材原料中，有的取材于根部，有的取材于叶，有的取材于花……不一而足，而决定这些多样性的正是存在于这些部位中特有的植物化学物质。从中药汤剂演变而来的药茶、花茶近阶段也受到了广泛的欢迎。

任务九　植物化学物

植物化学物

20 世纪以来，由于“营养缺乏”已经不是营养学的突出问题，科学家把眼光放到了植物中那些含量并不大，但具有突出效用的化学物质上。近年来，越来越多的研究证据表明，膳食中的植物成分（如蔬菜、水果、谷物、坚果等）含有多种植物化学物质，这些物质在降低慢性疾病风险、抗炎、抗癌、抗氧化及免疫调节等方面有着重要作用。

一、植物化学物的分类

植物化学物是指在植物性食品中存在的、植物次级代谢产物中除传统营养素（不含维生素）以外的活性物质。

最初对植物化学物的认识大多局限在其对营养物吸收限制等不利方面，对植物化学物有益作用的认识始于农场动物的观察，这些家畜常常是连续几个月只喂饲单一植物草料，然而却能正常生长和发育，说明植物被机体代谢后能产生对机体有益的代谢产物。从化学上讲，这些次级代谢产物种类多，估计有 6 万至 10 万种。从数量上讲，与初级代谢产物相比（如碳水化合物、蛋白质等）又微乎其微。每天摄入的植物化学物大致为 1.5g。

植物化学物目前大致可分为萜类、多酚类、硫化物、生物碱、植物甾醇类、植酸类、蛋白酶抑制剂类等。

二、萜类

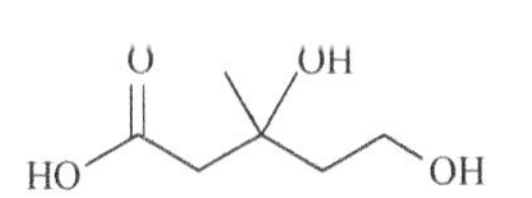

图 1-17　甲戊二羟酸分子式

萜类化合物指由甲戊二羟酸（分子式见图 1-17）衍生来的，具有 $(C_5H_8)_n$ 通式的衍生物的统称。以前的定义认为萜类是由异戊二烯或异戊烷以各种方式连接而成具有不同饱和程度的及其含氧的衍生物。

（一）萜类化合物的分类

$(C_5H_8)_n$ 通式中的 n 为 2 时，称为单萜类，如香叶醇、柠檬油精等；n 为 3 时，称为倍半萜，如青蒿素等；n 为 4 时称为二萜，如丹参酮等；n 为 6 时，称为三萜，如川楝素、皂苷等；n 为 8 时，称为四萜，如类胡萝卜素等。

（二）生理功能

萜类化合物种类繁多，结构复杂，性质各异，因而具有多方面的生物活性。其中不少化合物是中药材中的有效成分，具有较重要的生物活性。

单萜中的香叶醇、柠檬油精等是香水的重要香味来源，是高档香水的重要原材料。薄荷醇的左旋体俗称为“薄荷脑”，具有镇痛、止痒、防腐及杀菌的作用。

倍半萜，如青蒿素、鹰爪甲素等具有抗疟的作用。青蒿素结构修饰生成的二氢青蒿素具有抗疟效价高、原虫转阴快、速效、低毒的特点。存在于棉籽中的棉酚也属于倍半萜。棉酚具有杀精、抗菌杀虫的作用。

二萜中的红豆杉醇（或紫杉醇，Taxol）具有抗肿瘤活性。维生素 A 是重要的脂溶性维生素，胡萝卜素可以在体内转化为维生素 A。从甜菊叶中提取的甜菊苷因其高甜度、低热量、无毒性被用于蔗糖的代用品。

三萜化合物具有溶血、抗癌、抗菌、抗炎、抗病毒、降低胆固醇、杀死软体动物等功能。例如，乌苏酸为夏枯草等植物的抗癌活性成分；川楝素具有驱蛔虫的作用；黄芪苷具有降压抗炎的作用；大豆皂苷可降低胆固醇和甘油三酯，也可抗多种肿瘤。

在膳食中意义较大的四萜多指胡萝卜烯类色素，为脂溶性色素，主要有 β-胡萝卜素、番茄红素等，具有抗氧化、抗癌、抗动脉硬化、促进钙吸收等作用。此外还有醇类、酮类等结构形式的，如叶黄素、辣椒黄素等。

知识链接

青蒿素的发现历程

从 20 世纪 60 年代开始，我国就开始致力于利用中药成分治疗疟疾的研究。屠呦呦发现青蒿素的灵感来源于晋朝的葛洪写的《肘后备急方》里说了一个治疟疾的药方：抓一把青蒿，用水泡了以后，绞成汁全喝掉。屠呦呦注意到，传统提取方法中的加热步骤可能会破坏药物中的有效成分，果然在使用较低温度提取后，提取物的活性得到了较大提升。1972 年，研究组得到了纯化的提取物中活性成分，命名为青蒿素。在随后十多年的研究中，研究组又发展出了疗效更好且不会产生抗药性的二氢青蒿素及青蒿素酯化衍生物等。屠呦呦凭借在青蒿素治疗疟疾方面的研究获得了 2015 年的诺贝尔生理学或医学奖。图 1-18 为青蒿素化学结构式。

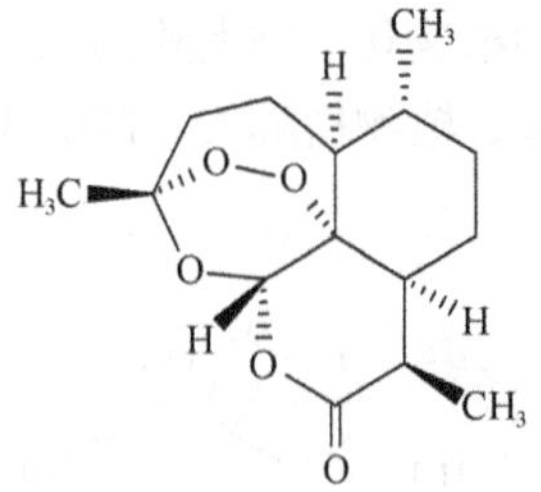

图 1-18 青蒿素化学结构式

（三）类胡萝卜素

类胡萝卜素属于四萜类植物化学物，主要存在于黄、橙、红、深绿色的植物中，如番茄、胡萝卜、芒果、杏、南瓜、香蕉、柑橘、哈密瓜、玉米、辣椒、红薯、西瓜、菠菜、西芹、花椰菜、冬笋、芥蓝等植物中。

1. 类胡萝卜素分类

类胡萝卜素分为有氧型的叶黄素（图 1-19），如黄体素、玉米黄素、β-隐黄素等，属于热敏感型；无氧型的类胡萝卜素，如 α-胡萝卜素、β-胡萝卜素（图 1-20）和番茄红素等，属于热稳定型。在自然界存在 700 多种天然类胡萝卜素，对人体营养有意义的在 40～50 种，人类血清中含有不同比例的类胡萝卜素，主要以无氧型类胡萝卜素的形式存在。

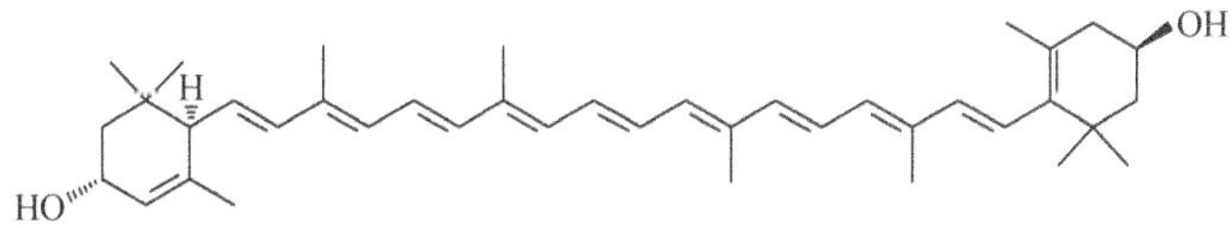

图 1-19 叶黄素结构式

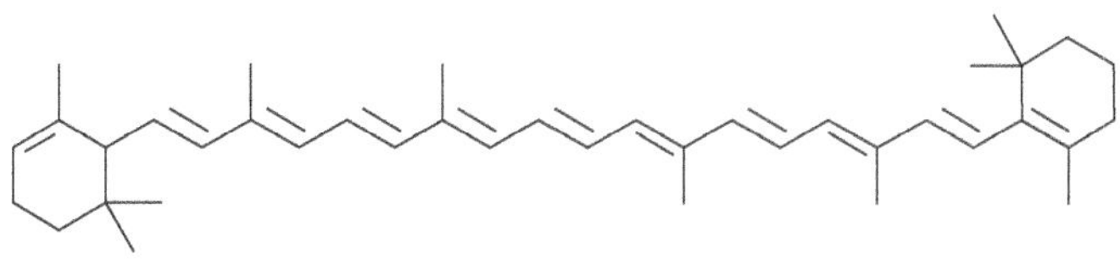

图 1-20 β-胡萝卜素结构式

2. 生理功能

1）重要的维生素 A 原物质

类胡萝卜素特别是 β-胡萝卜素是重要的维生素 A 前体物质，1 分子 β-胡萝卜素可以分解成 2 分子的维生素 A。人体不能自身合成维生素 A，因此只能从膳食中摄取，故而类胡萝卜素特别是 β-胡萝卜素是人体维生素 A 的丰富来源，可以有效预防夜盲症等缺乏维生素 A 的疾病。

2）抗氧化作用

类胡萝卜素含有许多双键，可淬灭单线态氧以及清除自由基和氧化物，减少自由基和氧化物对细胞 DNA、蛋白质和细胞膜的损伤。例如，β-胡萝卜素是一种非常强的抗氧化剂，它可保护机体内的细胞免受自由基攻击，研究显示低 β-胡萝卜素摄入的膳食将使机体对自由基损伤的易感性增加，从而增加了包括心血管疾病、肿瘤、过早衰老、白内障等在内的慢性疾病的发病率。番茄红素虽然不能直接转化生成维生素 A，但它的抗氧化性是 β-胡萝卜素的 2 倍。

3）抗肿瘤作用

流行病学研究显示，摄食深绿色蔬菜水果（β-胡萝卜素和番茄红素含量较高）可以降低癌症发生率。类胡萝卜素的抗癌机制可能涉及它们的抗氧化性质、抑制致癌物形成、调节药物代谢酶、增强免疫功能、调控细胞信号传导、抑制癌细胞增殖、诱导细胞分化及凋亡等多个方面。但是目前多数研究结果主要来源于体外细胞试验，临床研究结果还没能定论。

4）增强免疫功能

已有研究表明，β-胡萝卜素和番茄红素可以促进 T、B 淋巴细胞增殖，刺激特异性效应细胞功能，增强巨噬细胞、细胞毒性 T 淋巴细胞和自然杀伤（NK）细胞杀伤肿瘤细胞的能力，减少免疫细胞的氧化损伤。类胡萝卜素还可以促进白细胞介素（IL）的产生，增强免疫功能。

5）保护皮肤

日光照射导致皮肤内部自由基形成，这些自由基可导致 DNA、蛋白质、脂质等氧化损伤，类胡萝卜素可以清除这些自由基，起到保护皮肤的作用。研究表明，β-胡萝卜素无论内服还是涂抹皮肤均可保护皮肤免受紫外线损伤；叶黄素可降低皮肤癌的发生和日晒斑的形成。

6）保护视觉

黄斑处于人眼的光学中心，叶黄素是视网膜黄斑的主要色素，这种黄色的色素可以吸收蓝光，保护视网膜在强光下免受光氧化损伤，叶黄素的摄入可降低年龄相关性视力衰退、白内障形成及失明的发生。

7）保护心脏

流行病学研究显示 β-胡萝卜素可以通过降低血压而改善心脏功能。也有很多研究表明类胡萝卜素可以降低低密度脂蛋白的氧化，从而预防动脉粥样硬化的发生、发展。

8）其他功能

除了以上生理功能外，类胡萝卜素还具有抗菌功能，如番茄红素可降低齿龈的感染、及白色念珠菌引起的炎症；抗毒素功能和抗糖尿病功能等。

三、多酚类

多酚是指一组植物中化学物质的统称，因具有多个酚基团而得名。它包括类黄酮类、酚酸、单宁和木质素等几大类。

（一）类黄酮类

1. 类黄酮的分类

类黄酮，又称黄酮类化合物，是指具有 2-苯基苯并吡喃结构的一系列化合物，包括黄酮和黄酮醇类，如槲皮素、黄芪素等；二氢黄酮和二氢黄酮醇类，如甘草素等；黄烷醇类，如儿茶素等；异黄酮和二氢异黄酮类，如大豆素，鱼藤酮等；双黄酮类，如银杏素等；花青素类，如飞燕草素等；查耳酮类，如红花苷等。黄酮类化合物结构式见图 1-21 和图 1-22。

2. 生理功能

类黄酮类化学物种类多样，分布广泛，在植物体内一部分与糖形成苷的形式存在，一部分以游离的形式存在。它们功能多样，如具有抗氧化、抗炎、保护心脏、缓解痛风、抗过敏以及抗癌等作用。

1）抗氧化作用

类黄酮类化学物具有良好的抗氧化性能和清除自由基的能力。它可以通过阻断自由基的传递过程，中断侧链反应；阻止不饱和脂肪酸、花生四烯酸的过氧化；经单电子转移方式直接清除单线态氧、羟自由基等方式直接清除自由基达到抗氧化作用。也可以通过与蛋白质进行沉淀，作用于自由基有关的酶，如槲皮素可以抑制黄嘌呤氧化酶的活性；与具有氧化作用的金属离子络合；与其他营养素具有协同作用，如儿茶素与维生素 C、维生素 E 合用增强等方式间接清除自由基达到抗氧化作用。

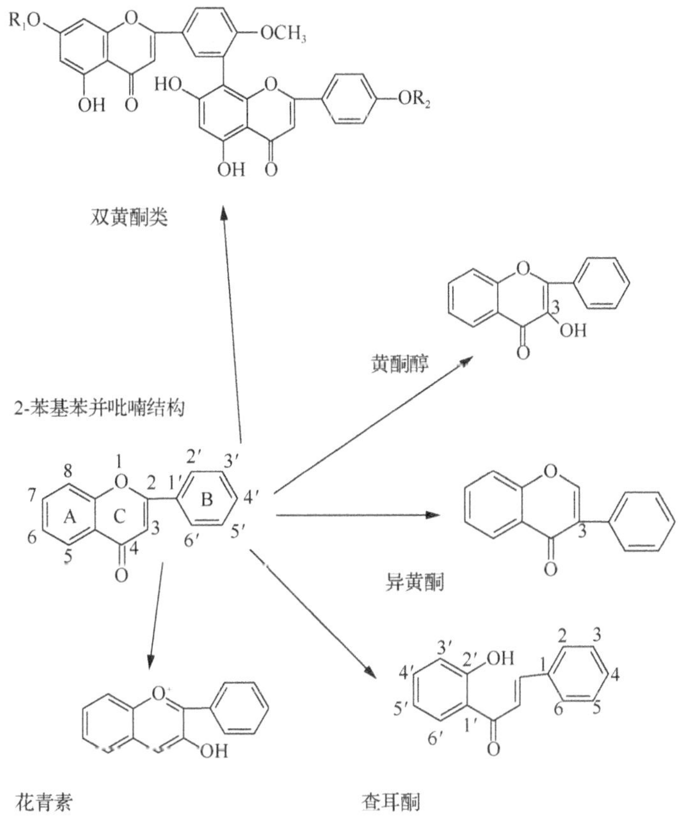

图 1-21　黄酮类化合物结构式

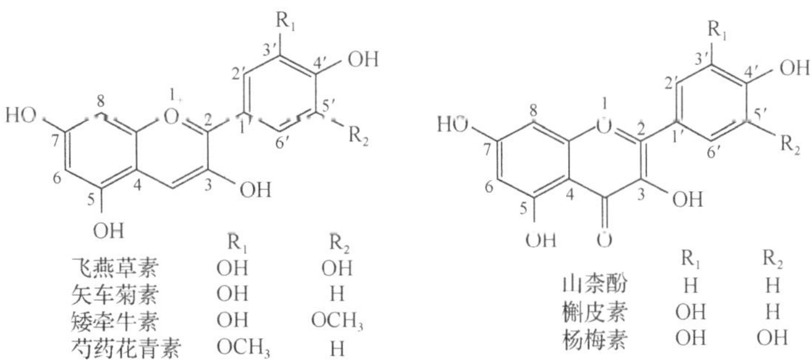

图 1-22　不同取代基团下黄酮类化合物结构式示例

2）抗肿瘤作用

类黄酮类化学物中很多都具有抗肿瘤的生理功能，这与它具有清除自由基的能力有关。体内、体外研究均证实花色苷可降低多种癌症，如白血病、肺癌、结肠癌、皮肤癌、前列腺癌的发生，其机制涉及抗氧化、抗炎、抑制肿瘤细胞增殖、诱导肿瘤细胞凋亡和周期阻滞等。在美国，槲皮素已经作为抗前列腺癌的非处方类药物在市场销售。

3）保护心血管作用

大豆异黄酮主要有黄豆苷原和染料木苷，大量消费大豆食品的人群心脏病发病率低，主要原因是黄豆苷原可减少体内胆固醇的合成，降低血清胆固醇浓度。儿茶素能降低脂质氧化、抑制血小板聚集、调节 NO 生成而扩张血管等。花青素可通过诱导胆固醇外流、抑制炎性反应和免疫反应等方式，抑制血管内壁纤维斑块的形成，从而抑制动脉粥状硬化的发生。

4）缓解糖尿病

研究发现表儿茶精和其他黄酮类物质可在细胞的渗透脆性方面起到保护作用，这与胰岛素的作用相似。例如，表儿茶精还可以增加红细胞乙酰胆碱酯酶的活性，而该酶的活性在Ⅱ型糖尿病患者中明显降低。原花青素可以降低血糖的水平，增加机体对胰岛素的敏感性。

5）其他生理功能

类黄酮类化学物除了以上介绍的生理功能，还具有一些其他的生理功能。许多研究证实原花青素可降低一些真菌毒素引起的细胞毒作用，如抑制黄曲霉毒素 B_1、赭曲霉毒素引起的氧化损伤、DNA 断裂。槲皮素可抑制脂氧合酶、炎性介质的表达，以及抑制嗜碱粒细胞、肥大细胞组胺的释放，达到抗炎的作用。槲皮素还可通过抑制黄嘌呤氧化酶而降低尿酸的生成，从而缓解痛风症状。大豆异黄酮因其类雌激素的性质可进而防止骨质丢失。原花青素能有效地改善皮肤过敏症状及过敏性哮喘，对各类关节炎、胃、十二指肠溃疡等疾病有明显改善作用。原花青素还可以改善视疲劳和抗辐射作用。葛根素有明显的解酒作用。藏红花中的红花苷具有活血通经、散瘀止痛的作用。

（二）酚酸

酚酸是一类分布很广的芳香类次生代谢物，广泛存在于种子、叶、根、茎中。结构中均含有酚羟基和羧基。按照化学结构可以分为以下 9 类：①没食子酸类；②鞣花酸鞣质；③聚黄烷醇多酚；④间苯三酚类；⑤苯丙酸类；⑥绿原酸及奎宁酸类；⑦天然低聚芪类；⑧丹参的酚酸类；⑨茶多酚。酚酸类化合物结构示例见图 1-23。

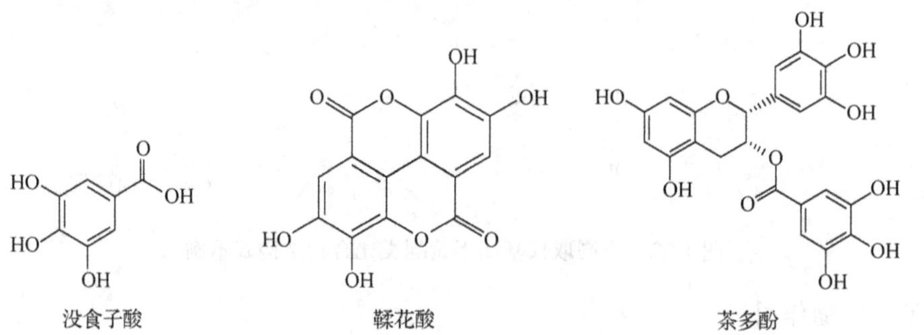

图 1-23　酚酸类化合物结构示例

酚酸类植物化学物也具有多种功能，这类化合物大多具有抗氧化、抗炎、抗肿瘤的活性。另外，没食子酸类具有杀锥虫等作用，鞣花酸鞣质具有抗病毒、抗凝血等作用，聚黄烷醇多酚具有护心血管、防止急性肾衰竭等作用，间苯三酚类具有降血糖、抗疟原虫等作用，苯丙酸类具有镇痛、抗菌、益智等作用，绿原酸及奎宁酸类具有清除自由基、保肝利胆等作用，天然低聚芪类具有酪氨酸酶抑制活性、抗肝毒活性等作用，丹参的酚酸类具有护脑、护心、抗动脉粥样硬化、抗血栓等作用，茶多酚具有降血糖、保肝益肾、抗过敏、神经保护等作用。

四、硫化物

植物化合物中的硫化物主要包括西蓝花、白菜、萝卜等十字花科植物中的硫代葡萄酸盐或异硫氰酸盐以及大蒜和其他葱属植物中的有机硫化物。

（一）异硫氰酸酯类（isothiocyanates，ITCs）

通常以硫代葡萄糖苷的形式存在于十字花科蔬菜（如白菜、卷心菜、西蓝花、菜花、芥菜和萝卜等）中，是一大类含硫的糖苷。硫代葡萄糖苷都由一个含糖基团、硫酸盐基团和可变的非糖侧链 R 组成。基于 R 基团的不同，硫代葡萄糖苷可以分为 3 类：脂肪族硫代葡萄糖苷、芳香族硫代葡萄糖苷和吲哚硫代葡萄糖苷。一般认为 ITCs 中的 R—N═C═S 结构是活性所必需的。

硫代葡萄糖苷经由黑芥子酶水解后产生 D-葡萄糖、硫酸盐以及一系列有生物活性的水解产物。根据不同的 R 基团、不同的反应 pH 值及是否存在铁离子等因素，其水解产物可能是异硫氰酸酯、腈、硫氰化物、上皮硫烷烃等。许多研究表明异硫氰酸酯能激活参与致癌物解毒过程的阶段Ⅱ类酶，如苯醌还原酶和谷胱甘肽转移酶。ITCs 在非酶解的情况下，一般生成异硫氰酸盐和腈。

青花菜中主要的硫代葡萄糖苷（脂肪族硫代葡萄糖苷，R 侧链为 4-甲磺酰基，其结构式见图 1-24）的水解产物以萝卜硫素（sulforaphane，SF）为主，它的结构式见图 1-25，对阶段Ⅱ类解毒酶具有较强的诱导作用。体外试验还表明，异硫氰酸酯具有抑制细胞有丝分裂、诱导人类肿瘤细胞凋亡的作用，可阻止大鼠肺、乳腺、肝、食管、小肠、结肠、膀胱癌的发生，其作用大小与异硫氰酸酯的结构有关。异硫氰酸酯还具有对氧化应激的双向调节作用，以及抗菌、调节免疫、抗炎等作用。

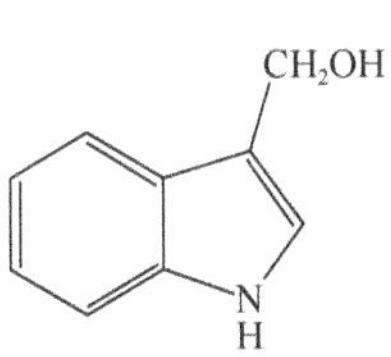

图 1-24 硫代葡萄糖苷结构式

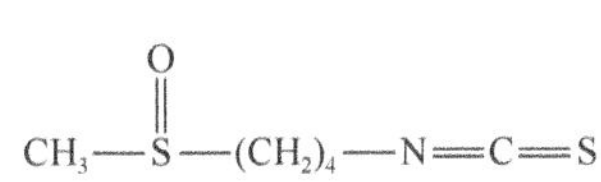

图 1-25 萝卜硫素结构式

（二）葱蒜中的有机硫化物

大蒜是二烯丙基硫化物的主要来源，大蒜精油含有一系列的含硫化合物，如二烯丙基硫代磺酸酯（大蒜素，Allicin）、二烯丙基三硫化合物、二烯丙基二硫化合物，*S*-烯丙基甲基硫代磺酸酯，二烯丙基硫醚等有机硫化合物成分，均来自γ-谷氨酰半胱氨酸。洋葱的含硫化合物主要为烷基半胱氨酸硫氧化物（ACSOs），在组织受伤时其在蒜氨酸酶作用下水解产生α-亚氨基丙酸和*S*-烷基半胱氨酸亚砜（如*S*-丙烯基-L-半胱氨酸亚砜，*S*-丙基-L-半胱氨酸亚砜，*S*-烯丙基-L-半胱氨酸亚砜，*S*-甲基-L-半胱氨酸亚砜等），产生特有的刺激性味道，最终可形成含有50多种含硫化合物的混合物。

葱蒜中的有机硫化物（图1-26）具有多种功能。可抑制化学致癌剂（如黄曲霉毒素）的致癌效应；与亚硝酸盐生成硫代亚硝酸酯类化合物，阻断亚硝胺合成，抑制亚硝胺的吸收；抑制胃液中硝酸盐还原为亚硝酸盐；抑制肿瘤标志物唾液酸的生成；抑制自由基引起的DNA氧化损伤等，增强机体免疫；可使肿瘤细胞环腺苷酸水平升高，抑制肿瘤细胞的生长；可杀死幽门螺旋杆菌，可消炎、降低胆固醇。

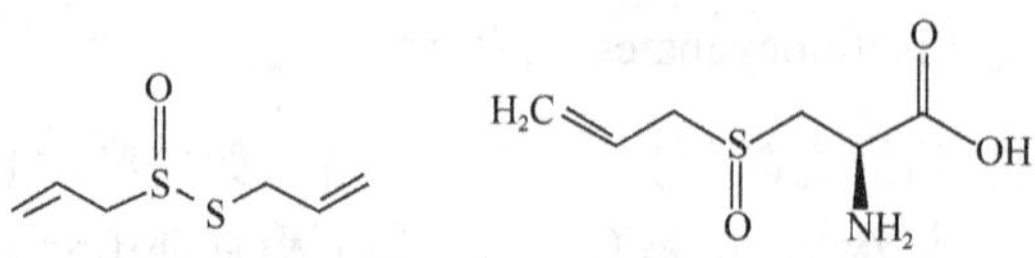

大蒜素结构式　　*S*-烯丙基-L-半胱氨酸亚砜结构式

图1-26　葱蒜中的有机硫化物示例

五、生物碱

生物碱是存在于自然界（主要为植物，但有的也存在于动物）中的一类含氮的碱性有机化合物，有似碱的性质，故得名。咖啡因、可可碱和茶碱是膳食内生物碱中功效比较明显的三种。这三种均为甲基嘌呤衍生物。

咖啡因、可可碱和茶碱均可由次黄嘌呤核苷酸（IMP）代谢产生。路径为：IMP生成黄嘌呤核苷酸（XMP），XMP生成7-甲基黄嘌呤核苷酸，经磷酸酯水解和脱核糖过程生成可可碱，可可碱甲基化生成咖啡因。若XMP在1位甲基化，经过磷酸酯水解和脱核糖过程后生成的产物为茶碱。

（一）咖啡因

咖啡因也叫作1,3,7-三甲基黄嘌呤，结构式见图1-27。存在于茶、咖啡、巧克力、可拉果、巴拉圭茶、瓜拉那/巴西可可、某些不含乙醇的饮料等食物中。摄入体内90%的咖啡因经脱甲基和氧化后生成甲基尿酸排出体外，10%不经代谢直接排出体外。

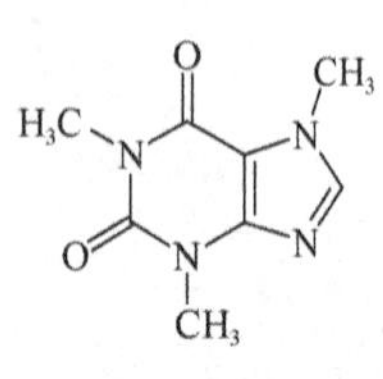

图1-27　咖啡因结构式

咖啡因对中枢系统有兴奋作用，作用于大脑皮层使神经振奋、睡意消失、疲乏减轻。咖啡因摄入较大剂量时，可以导致呼吸加快、加深和血压回升。

咖啡因可以增加血管有效直径，增加心血管壁弹性，能促进血液循环。不合理的摄入咖啡因会导致心搏不规则或心律不齐的情况发生，还会导致高血压对心血管系统的危害。此外，咖啡因可以促进机体代谢，增加儿茶酚胺的含量，因此也具有抗抑郁、减肥的功效。咖啡因还可以通过刺激肠胃，促进胃液分泌，从而增进食欲，帮助消化。咖啡因还可以增加肾对原尿中水的滤出率，达到了利尿的效果。还有研究表明，咖啡因具有保护肝脏、防治非酒精性脂肪肝的功效。

（二）可可碱

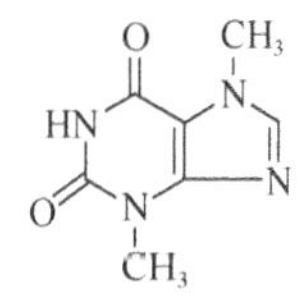

图 1-28 可可碱结构式

可可碱的结构式见图 1-28，它与茶碱是同分异构结构。可可碱作用与咖啡因相似，但作用弱 10 倍左右，且不影响中枢神经系统，目前没有研究显示对人体有有害作用，主要存在于可可豆、巧克力、茶和柯拉果中。目前对可可碱的利用主要是对其进行必要的修饰，如水杨酸钙可可碱、乙酸钠可可碱和己酮可可碱等。市售的己酮可可碱缓释片在临床上主要用于缺血性脑血管病后脑循环的改善，同时可用于周围血管病，如伴有间歇性跛行的慢性闭塞性脉管炎等的治疗。己酮可可碱还可通过作用于白细胞，减少白细胞对内皮细胞的黏附作用数量。此外，文献中已有己酮可可碱应用于治疗重症酒精性肝炎的报道。

（三）茶碱

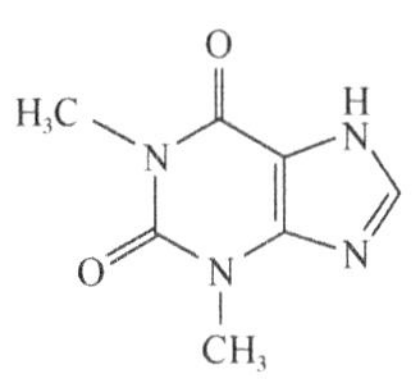

图 1-29 茶碱结构式

茶碱又名 1,3-二甲基黄嘌呤，结构式见图 1-29。茶碱对呼吸道平滑肌有直接松弛作用，其作用机理比较复杂，过去认为通过抑制磷酸二酯酶，使细胞内环腺苷酸含量提高所致。近来实验认为茶碱的支气管扩张作用部分是由于内源性肾上腺素与去甲肾上腺素释放的结果，此外，茶碱是嘌呤受体阻滞剂，能对抗腺嘌呤等对呼吸道的收缩作用。茶碱能增强膈肌收缩力，尤其在膈肌收缩无力时作用更显著，因此有益于改善呼吸功能，但不适用于哮喘持续状态或急性支气管痉挛发作的患者。茶碱水溶解度差，不易吸收且对胃肠道有刺激作用，在临床上一般制备成其衍生物来使用，如氨茶碱、二羟丙茶碱、胆茶碱、茶碱乙醇胺和思普菲林等。例如，氨茶碱为茶碱与二乙胺的复合物，药性主要来源于茶碱，二乙胺部分主要有利于提高水溶解度。适用于支气管哮喘、喘息性支气管炎、阻塞性肺气肿等缓解喘息症状，也可用于急性心功能不全和心源性哮喘。

六、植物甾醇类

植物甾醇作为植物细胞的重要活性组分，在根、茎、叶、果实中均有存在。已发现甾醇在植物中主要有两种存在形式，即游离甾醇、甾醇酯，除此之外还有甾基糖苷和酰化甾基糖苷两种存在方式。

（一）植物甾醇的结构

植物甾醇的基本骨架为环戊烷多氢菲核，C_3 位为羟基时，C_5 位为双键结构时为甾醇，C_5 位为饱和键时，为甾烷醇。植物甾醇与动物甾醇（胆固醇）具有相似的化学结构。常见游离甾醇有胆甾醇（胆固醇）、β-谷甾醇、豆甾醇、菜油甾醇等结构形式。甾醇结构图见图 1-30。

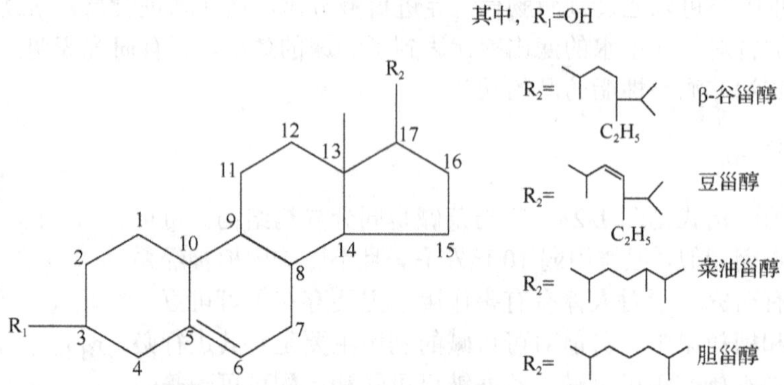

图 1-30 甾醇结构图

（二）植物甾醇的消化吸收

人体不能合成植物甾醇，只能从膳食中摄取。植物油及含油食品是植物甾醇的主要天然来源，其次是谷物和谷物制品、坚果。植物油脂中以米糠油中含量最高，其次以玉米胚芽油、芝麻油、小麦胚芽油等含量较高。人体对植物甾醇的吸收率远不如对动物甾醇（胆固醇）的吸收率，仅为 5%左右。植物甾醇酯化后，可以提高人体肠道对其的吸收率。吸收后的植物甾醇与脂蛋白一起在血液中运输，然后选择性地分布到身体各部位，一般肝脏、肾上腺、卵巢、睾丸等脏器中植物甾醇含量很高，这一分布也许提示其可能被用来作为甾醇激素的前体。植物甾醇通过胆汁排泄，而且比胆固醇排泄的快，相应的，内源性植物甾醇存储也比胆固醇少。未被吸收或体内代谢后的植物甾醇则可经肠道细菌转化，形成一系列代谢产物（如粪甾醇和粪甾酮等）排出体外。

（三）生理功能

植物甾醇具有十分重要的生理功能，被专家誉为“生命的钥匙”。

1. 有效维持体内胆固醇平衡，降低血清胆固醇浓度

补充植物甾醇能明显降低血液中总胆固醇和低密度脂蛋白含量，而不降低高密度脂蛋白和甘油三酯含量，使低密度脂蛋白/高密度脂蛋白比值降低，并且没有任何明显的副作用。植物甾醇对高脂血症有辅助治疗效果。

植物甾醇主要通过抑制胆固醇吸收的几个阶段而起到降血胆固醇效果，其过程是：于小肠内腔，抑制胆固醇溶解于胆汁酸胶束；与胆固醇竞争肠道微绒毛的吸收位置；在小肠上皮细胞内阻碍胆固醇的酯化，而且抑制进入乳糜微粒以及分泌至淋巴。研究者认为 1.6g/d 左右的植物甾醇就可以显著降低高血脂患者的血脂水平。植物甾醇对正常成人也具有降血脂的作用，因此，现在专家们普遍认为摄入或补充足量的植物甾醇有助于降低人群冠心病的发病率。

2. 防治前列腺疾病

植物甾醇对减少男性前列腺肥大和前列腺癌的发生率有一定的积极意义。有研究表明，β-谷甾醇应用于前列腺肥大患者的治疗，有明显的症状改善。植物甾醇防治前列腺疾病的机制有两种：其一，β-谷甾醇培养可促进人类前列腺基质细胞生长因子 β1 的表达和增强蛋白激酶 C-α 的活性；其二，有研究证明，用 16mmol/L 的 β-谷甾醇培养液培养细胞，可增加鞘磷脂循环中两种关键酶（磷脂酶 D 和蛋白磷酸酶 2A）的活性，促进鞘磷脂循环，从而抑制细胞的生长。

3. 作为抗癌物质

植物甾醇对机体某些癌症的发生和发展有一定抑制作用，如乳腺癌、胃癌、肠癌等。有研究者认为植物甾醇可延缓乳腺肿瘤的生长和扩散，也有研究者认为植物甾醇的抗乳腺癌作用可能与其具有某些雌激素活性有关。胆酸能显著增加结肠上皮细胞增殖，而植物甾醇可显著减少胆酸引起的细胞增殖，动物实验也证明饲料中 2%的植物甾醇可消除胆酸诱导的结肠细胞增殖，对结肠癌产生抑制作用。摄入较多的植物甾醇对其他癌症（如胃癌、肺癌等）的发生率也有明显的抑制作用。

4. 类激素功能

由于植物甾醇在化学结构上类似于胆甾醇，对防治前列腺疾病和乳腺疾病有较好的作用，许多研究者认为，它在体内能表现出一定的激素活性，并且无激素的副作用。植物甾醇的甾族结构类似于雌激素的结构，表明植物甾醇可能具有雌激素的活性。

5. 抗炎作用

研究证明，β-谷甾醇有类似于氢化可的松和泼尼松等的较强的抗炎作用，豆甾醇也有一定的消炎功能，但均无可的松类的副作用。

6. 免疫调节作用

β-谷甾醇及其糖苷可刺激淋巴细胞增殖，因此植物甾醇可作为一种免疫调节因子。实验证明，给受试组的马拉松长跑运动员服用 β-谷甾醇及其糖苷混合物后，受试组血中白细胞总数明显低于空白对照组，CD3 和 CD4 细胞上升，血清白介素-6 水平降低。说明这些受试者在经过马拉松长跑之后，免疫抑制较轻，感染的概率较小。

7. 其他功能

有实验数据表明，植物甾醇还具有生长调节功能和抗病毒作用。发现组织与植物甾醇温育后可明显拮抗 HIV 诱导的细胞病理改变，在体外对人类巨细胞病毒（HCMV）感染的细胞可阻断抗原的表达，并可在早期阻断与单纯疱疹病毒（HSV）有关的 VERO 细胞抗原的表达。近来，相继有报道表明，许多植物甾醇具有抗氧化能力，特别是$\triangle^5$-2 燕麦甾醇、$\triangle^7$-2 燕麦甾醇、α-2 谷甾醇和斑鸠甾醇被发现具有阻止不饱和脂肪酸在高温加热条件下发生氧化降解的功能。当前已明晰，皮质类甾醇是一种体内抗氧化剂。

七、植酸类

植酸又名肌醇六磷酸，主要存在于谷类、豆类、坚果及其他植物种子的谷皮、种子胚层，在麦麸和亚麻子中含量尤为丰富。植酸分子中具有能同金属配合的 24 个氧原子、12 个羟基和 6 个磷酸基，是一种少见的金属多齿螯合剂，其结构式如图 1-31 所示。可与多种矿物离子和蛋白质结合生成螯合物，降低了这些营养成分的消化吸收率。而大量食用小麦、大豆等植酸含量较高的谷物产品，被认为是发展中国家人群中普遍存在的铁、锌缺乏病症的主要原因之一。

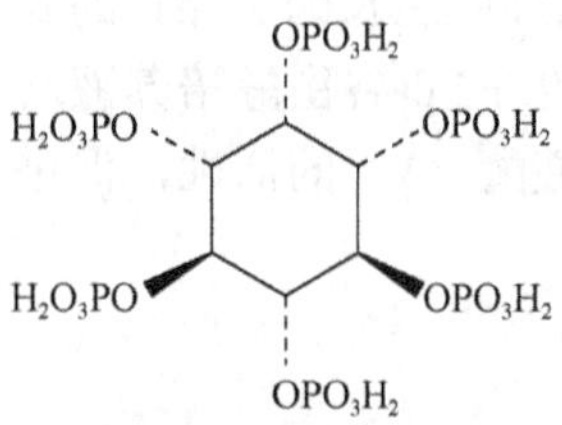

图 1-31 植酸结构式

植酸的螯合作用除了抗营养作用外，也具有抗癌、抗氧化、抗炎、保护心血管及防治糖尿病等作用。

八、蛋白酶抑制剂类

蛋白酶抑制剂与蛋白酶形成复合物，阻断酶的催化位点，从而使酶的活性降低或丧失。蛋白酶抑制剂存在于所有植物中，特别是在豆类、谷类，及一些植物的种子如南瓜子、花生、菠菜子等含量更高。此外，大蒜、薯类、一些中药中也富含。蛋白酶抑制剂对消化酶的抑制作用，可降低蛋白质的消化吸收效率。蛋白酶抑制剂以 3 种机制促进肿瘤细胞的侵袭生长：一是蛋白酶作用使得肿瘤细胞周围由基质分子（如胶原等）形成的物理屏障被破坏；二是可以重塑细胞间黏附力，以便肿瘤细胞向周围生长；三是作用于基质成分后，激发其他一些潜在的生物活动，参与肿瘤的免疫过程。此外，蛋白酶抑制剂还具有抑制人免疫缺陷病毒 HIV、人巨细胞病毒（CMV）、禽流感病毒 AIV 和抗氧化作用。

思考训练题

一、选择题

1．下列有关小肠的叙述错误的是（　　）。

A．食物中的营养物质都是由小肠吸收的

B．消化系统由消化道和消化腺两部分组成

C．消化腺分泌的消化液中，除胆汁外，都含有消化酶

D．小肠绒毛襞和其内的毛细血管很薄，由一层细胞构成

2．在消化道的某一部位内抽取内容物进行化验，结果发现其中的脂肪类物质还没有被消化，蛋白质却已被初步消化，那么该部位应是（　　）。

A．口腔　　B．食管　　C．胃　　D．小肠

3. 食物在消化道内分解成可以被细胞吸收的物质的过程叫（　　）。

A. 消化　　B. 吸收　　C. 排泄　　D. 消化和吸收

4. 蛋白质在人体消化道内最终消化为（　　）。

A. 氨基酸　　B. 葡萄糖　　C. 甘油　　D. 脂肪酸

5. 某人患了胆囊炎，应少吃（　　）。

A. 馒头　　B. 豆芽　　C. 肥肉　　D. 芹菜

6. 最适合作为探究不同食物的热价的实验材料是（　　）。

A. 油炸土豆片　　B. 干燥的花生米

C. 脱水蔬菜　　D. 干燥的黄豆

7. 人体内最主要的能量物质是（　　）。

A. 脂肪　　B. 水　　C. 碳水化合物　　D. 蛋白质

8. 唾液对（　　）具有简单的消化作用。

A. 蛋白质　　B. 淀粉　　C. 矿物质　　D. 维生素

9. 婴幼儿和青少年的蛋白质代谢状况应维持（　　）。

A. 氮平衡　　B. 负氮平衡

C. 排出足够的尿素氮　　D. 正氮平衡

10. 食物蛋白质的质量取决于（　　）。

A. 蛋白质的含量和消化率

B. 蛋白质的消化率和生物学价值

C. 蛋白质含量、氨基酸含量、消化吸收率

D. 蛋白质含量、蛋白质消化率及生物学价值

11.（　　）是人体必需氨基酸。

A. 亮氨酸、甘氨酸　　B. 苯内氨酸、内氨酸

C. 蛋氨酸、丝氨酸　　D. 蛋氨酸、赖氨酸

12. 属于人体必需的脂肪酸为（　　）。

A. 亚油酸　　B. 油酸　　C. 硬脂酸　　D. 软脂酸

13. 属于中性脂肪的物质是（　　）。

A. 磷脂　　B. 糖脂　　C. 甘油三酯　　D. 类固醇

14. EPA、DHA 的良好食物来源是（　　）。

A. 海水鱼　　B. 花生油　　C. 牛肉　　D. 杏仁等硬果类

15. 必需脂肪酸与非必需脂肪酸的根本区别在于（　　）。

A. 前者是人体所必需的，而后者不是

B. 前者可以在人体合成，而后者不能

C. 前者不能在人体合成，而后者可以

D. 前者不是人体所必需的，而后者是

16. 可直接被人体吸收的单糖是（　　）。

A. 糖原　　B. 蔗糖　　C. 葡萄糖　　D. 纤维素

17. 不属于多糖的是（　　）。

A．树胶 B．果胶 C．糊精 D．麦芽糖

18．下列不被人体吸收，但对人体具有重要的生理意义的是（ ）。

A．葡萄糖 B．膳食纤维 C．麦芽糖 D．乳糖

19．衡量体内碳水化合物变化的重要指标是（ ）。

A．血糖 B．血浆 C．血脂 D．胆固醇

20．正常情况下，大脑所需能量的主要来源是（ ）。

A．果糖 B．葡萄糖 C．酮体 D．乳酸

21．不属于膳食纤维的是（ ）。

A．纤维素 B．果胶 C．半纤维素 D．果糖

22．中国营养学会推荐成人的脂肪摄入量应控制在总能量的（ ）。

A．45% B．25%～30% C．20%以下 D．20%～30%

23．一个成年的健康人进行普通混合膳食时，食物的特殊动力作用一般相当于基础代谢的（ ）。

A．5% B．15% C．10% D．20%

24．人体衰老过程 BMR 变化是（ ）。

A．BMR 下降 B．BMR 上升

C．BMR 与成年人相同 D．BMR 与年龄无关，仅为个体差异

25．人体的能量来源于膳食中蛋白质、脂类和碳水化合物，它们在体内的产热系数分别为（ ）。

A．4kcal/g、9kcal/g、9kcal/g B．4kcal/g、9kcal/g、4kcal/g

C．9kcal/g、4kcal/g、4kcal/g D．4kcal/g、4kcal/g、4kcal/g

26．婴幼儿、青少年特殊的能量消耗是指（ ）。

A．体力活动耗能 B．基础代谢

C．生长发育 D．食物热效应

27．下列说法不正确的是（ ）。

A．体重越大，BMR 越高 B．身高越高，BMR 越高

C．男性 BMR 高于女性 D．冬天的 BMR 低于春秋

28．营养素不能给人体提供能量的是（ ）。

A．蛋白质 B．水 C．脂肪 D．碳水化合物

29．水溶性维生素摄入过量时（ ）。

A．可在体内大量储存 B．可经尿液排出体外

C．极易引起中毒 D．通过胆汁缓慢排出体外

30．脂溶性维生素包括（ ）。

A．维生素 B_1、维生素 B_2、维生素 B_6、维生素 C

B．维生素 A、维生素 D、维生素 E、维生素 K

C．维生素 B_1、维生素 B_2、维生素 D、维生素 E

D．维生素 A、维生素 D、维生素 C、维生素 K

31．夜盲症可能是由于缺乏（ ）。

A. 维生素 A　B. 维生素 D　C. 维生素 B_1　D. 维生素 B_2

32. 毛囊角化主要由（　　）营养素缺乏引起的。

A. 维生素 A　B. 维生素 C　C. 烟酸　D. 维生素 B_2

33. 眼干燥症可能是由于缺乏（　　）。

A. 维生素 A　B. 维生素 D　C. 维生素 B_1　D. 维生素 B_2

34. 食物中富含维生素 A 的是（　　）。

A. 胡萝卜　B. 苹果　C. 猪肝　D. 猪肉

35. 维生素 D 的主要功能是（　　）。

A. 调节钙、磷浓度，维持正常骨骼

B. 调节钙、磷浓度，抗氧化

C. 维持正常骨骼，保持红细胞完整性

D. 维持正常骨骼和上皮组织健全

36. 可以用作婴幼儿配方食品维生素 A 和 D 强化剂的是（　　）。

A. 胡萝卜　B. 牛奶　C. 鱼肝油　D. 水果

37.（　　）缺乏易引起溶血性贫血。

A. 维生素 A　B. 维生素 D　C. 维生素 K　D. 维生素 E

38.（　　）具有极好的抗氧化活性。

A. 维生素 A　B. 维生素 D　C. 维生素 K　D. 维生素 E

39. 维生素 B_1 最主要的营养作用是（　　）。

A. 调节机体物质代谢和能量代谢　B. 促进生长发育

C. 影响 DNA 的合成　D. 有利于胃肠道正常蠕动

40. 脚气病是由于膳食缺乏（　　）。

A. 维生素 B_1　B. 维生素 B_2　C. 维生素 A　D. 维生素 C

41. 有关硫胺素，下列说法不正确的是（　　）。

A. 硫胺素为羧化酶和转酮醇酶的辅酶

B. 硫胺素在碱性溶液中十分稳定

C. 硫胺素的典型缺乏症为脚气病

D. 谷类食物过分精细加工会损失硫胺素

42. 类胡萝卜素在体内可以转变成（　　）。

A. 维生素 A　B. 维生素 D　C. 维生素 C　D. 维生素 B_1

43. 与能量代谢有关的维生素是（　　）。

A. 维生素 A　B. 维生素 E　C. 维生素 D　D. 维生素 B_1

44. 对热、光、酸、碱以及氧气最稳定的维生素是（　　）。

A. 维生素 B_1　B. 维生素 B_2　C. 维生素 C　D. 维生素 PP

45. 癞皮病是由于缺乏（　　）。

A. 维生素 B_1　B. 维生素 B_2　C. 维生素 A　D. 维生素 PP

46. 人体通过日照，皮肤中会产生（　　）。

A. 维生素 A　B. 维生素 D　C. 维生素 E　D. 维生素 K

47. 钙的最佳食物来源是（　　）。

A. 钙片　　B. 奶及奶制品　　C. 鸡蛋　　D. 鱼肝油

48. 有利于肠道钙吸收的因素有（　　）。

A. 氨基酸、乳糖、维生素 D　　B. 脂肪酸、氨基酸、乳糖

C. 抗酸药、乳糖、钙磷比　　D. 乳糖、青霉素、抗酸药

49. 贫铁食品是（　　）。

A. 海带　　B. 动物内脏　　C. 牛奶　　D. 肉类

50. 成人碘缺乏病的主要特征是（　　）。

A. 脑发育落后　B. 甲状腺肿　　C. 甲状腺肿瘤　　D. 生长迟缓

51.（　　）是微量元素。

A. 钾　　B. 钙　　C. 磷　　D. 锌

52. 有利于铁吸收的因素有（　　）。

A. 维生素 C、赖氨酸、葡萄糖　　B. 草酸、氨基酸、乳糖

C. 磷酸、乳糖、葡萄糖　　D. 膳食纤维、氨基酸、葡萄糖

53. 食物中，含锌量最高的是（　　）。

A. 胡萝卜、番茄　　B. 畜禽肉类

C. 牡蛎　　D. 蛋类

54. 克山病可能是由缺乏（　　）引起的。

A. 钙和铁　　B. 镁和铁　　C. 镁和硒　　D. 钙和硒

55. 我国采用食盐加碘来预防碘缺乏的危害，而实际上是在食盐中添加（　　）。

A. 碘　　B. 碘化钾　　C. 碘酸钾　　D. 碘酸钠

56. 侏儒型的呆小症是由于缺乏（　　）。

A. 铁　　B. 钙　　C. 锌　　D. 碘

57. 具有抗氧化作用的微量元素是（　　）。

A. 钙　　B. 镁　　C. 硒　　D. 锌

58. 人体内必需微量元素含量最多的是（　　）。

A. 铜　　B. 铁　　C. 锌　　D. 铬

二、简答题

1. 人体主要的消化器官有哪些？
2. 人体各消化器官的作用是什么？
3. 简述各类营养素的吸收过程。
4. 各类营养素的吸收部位分别是哪里？
5. 简述食物在人体内的消化吸收过程。
6. 生理能值（或称能量系数）、食物热效应（食物的特殊动力作用）、基础代谢、BMR 的概念分别是什么？
7. 影响 BMR 的因素有哪些？
8. 维生素和三大产能营养素在营养作用上有什么重要区别？

9．脂溶性维生素和水溶性维生素在性质上有什么重要的差异？

10．每一种维生素的主要作用、化学名称、缺乏表现和食物来源是什么？

11．B族维生素之间的功能有什么联系？

12．为什么烟酸和叶酸的摄入量要用烟酸当量（NE）和膳食叶酸当量（DFE）来衡量？

13．叶酸与心脏病和出生畸形之间有什么关系？

14．水对人体的作用是什么？它与血压的调节有什么关系？

15．钠对人体有什么重要意义？为什么控制血压就需要少吃盐？

16．钾、钠、钙、镁几种元素在神经、肌肉、血压的调节方面有什么作用？

17．骨骼的健康与哪几种矿物质元素有关系？它们各有什么作用？

18．钙、铁、锌等元素的吸收利用有什么特点？有哪些促进因素？有哪些妨碍因素？

三、操作题

1．找一个药店，看一看其中维生素增补剂有哪些品种？选几个品种，看看其含量单位是什么？剂量是多少？销售人员是如何介绍其功效的？

2．去食品超市，看一看哪些食品类别添加了维生素，添加剂量是多少？销售人员是如何介绍其功效的？添加这些维生素对于膳食营养供应有多大意义？

3．检查自己和家人的日常饮食习惯，按照本章中学到的维生素的食物来源、缺乏表现以及需求量的影响因素，判断自己和家人可能缺乏哪些维生素，应如何改进？

4．某种贝类的蛋白质含量为81.2%（以干基计），利用氨基酸分析仪测定其必需氨基酸的组成和含量，其结果见表1-31，1973年FAO/WHO推荐的膳食必需氨基酸标准模式也如表1-31中所示，请对该贝类的氨基酸进行评分，并指出该种贝类的氨基酸分、第一限制性氨基酸。

表1-31 某种贝类必需氨基酸组成和含量表

氨基酸	某种贝类/%	标准模式/（mg/g）	氨基酸评分
苏氨酸	3.86	250	
缬氨酸	3.82	310	
蛋氨酸+胱氨酸	2.21+0.98	220	
异亮氨酸	3.62	250	
亮氨酸	2.74	440	
苯丙氨酸+酪氨酸	3.21+2.75	380	
赖氨酸	6.45	340	
色氨酸	0.58	60	

项目二　食物营养

知识目标

1. 掌握食物营养价值的概念、评价指标和营养质量指数。
2. 熟悉各类动物性、植物性食物的主要营养素成分和营养价值。
3. 了解调味品、茶饮料、功能性食品的有关知识。

能力目标

1. 具有通过查阅食物成分表，初步评定食物营养价值的能力。
2. 能够调查分析和评价每日膳食的食物构成和数量。

课堂导入 2-1

“土鸡蛋”与“洋鸡蛋”哪个好

“土鸡蛋”是指农家完全散养的鸡所产的蛋，这类鸡没有喂饲料，主要以虫子、蔬菜、野草等为食物。“洋鸡蛋”是指养鸡场或养鸡专业户用合成饲料喂养的鸡所产的蛋。因为饲养环境不同，消费者一般认为“土鸡蛋”的营养价值比“洋鸡蛋”要高。因此，即使“土鸡蛋”的售价比“洋鸡蛋”高 1～2 倍，还是有很多人愿意购买。

问题：“土鸡蛋”和“洋鸡蛋”究竟哪个营养价值更高呢？

任务一　食物营养价值的评价

食物营养价值的评价

食物作为人体获取能量和各种营养素的基本来源，是人类赖以生存、繁衍的物质基础。食物按其性质和来源可以分为 3 类：动物性食物，如畜禽肉类、奶类、蛋类、水产品等；植物性食物，如粮谷类、豆类、薯类、坚果类、蔬菜、水果等；用各种动植物原料加工制作的食物，如凉菜、副食、罐头、糕点、冷饮、裱花蛋糕、鲜榨果蔬汁等。

一、食物营养价值的概念

食物营养价值是指食物中各种营养素含量及其被机体消化、吸收和利用程度的相对指标。食物营养价值取决于食物中所含营养素种类、数量、相互比例及被消化吸收程度。

一般认为，食物所提供的营养素越接近人体需要的水平，该食物的营养价值就越高。例如，虽然鱼翅中蛋白质的含量可达 80%左右，但由于必需氨基酸组成不符合人体需要水平，故其蛋白质的营养价值并不高。不同食物因营养素的构成不同，其营养价值也有所不同。例如，粮谷类食物，能供给较多的碳水化合物，但蛋白质的水平较低；蔬菜、水果能提供丰富的维生素、矿物质及膳食纤维，但其蛋白质、脂肪含量极少。食物的营养价值是相对的，即使同一种食物由于品种、部位、产地和烹调加工方法的不同，营养价值也会存在一定的差异。

二、食物营养价值的评价

评价食物的营养价值可以帮助我们全面了解各种食物的天然组成成分；了解在加工过程中食物营养素的损失，以便采取有效措施最大限度地保存食物中的营养素，从而指导人们科学地选购食物和合理配制营养均衡的膳食。

评价食物营养价值的基本方法是判定食物营养素的含量、形式是否满足人体的需要，以及满足程度。

（一）能量密度、营养素密度和营养质量指数

1. 能量密度和营养素密度

不同食物的能量密度和营养素密度各不相同。因此，能量密度和营养素密度是了解不同食物能量和营养素对人体满足程度的一个简单分析方法。计算公式为

能量密度=一定量食物提供的能量值÷能量推荐摄入量

营养素密度=一定量食物提供的营养素含量÷相应营养素推荐摄入量

用能量密度或营养素密度评价食物的营养价值时，需要注意同一种食物对不同的人群可能有不同的能量（或营养素）密度值，因此，同一种食物对不同人群来说其营养价值是不一样的。

2. 营养质量指数

为了更好地评价食物的营养价值，常采用营养质量指数（index of nutrition quality，INQ）作为评价食物营养价值的指标。它可以直观、综合地反映食物能量和营养素的需求情况。

INQ=营养素密度÷能量密度

INQ=1，表示被评价食物在能量达到摄入量标准时，该营养素含量正好达到摄入量的要求。

INQ>1，表示被评价食物在能量达到摄入量标准时，该营养素含量超过了摄入量的要求，所以 INQ≥1 的食物，其被评价的营养素的营养价值高。

INQ<1，表示被评价食物在能量达到摄入量标准时，该营养素含量未能达到摄入量的要求，营养价值较低。长期单纯食用 INQ<1 的食物，可能发生该营养素的缺乏或产能过量。

部分食物营养成分及营养质量指数见表 2-1。

表 2-1　部分食物营养成分及营养质量指数

营养素	RNI 或 AI	面条（富强粉，煮）		大白菜		猪瘦肉	
		含量（100g）	INQ	含量（100g）	INQ	含量（100g）	INQ
能量/kcal	2 600	109	1.00	17	1.00	143	1.00
蛋白质/g	65	2.7	0.99	1.5	3.53	20.3	5.68
钙/mg	800	4	0.12	50	9.56	6	0.14
铁/mg	12	0.5	0.99	0.7	8.92	3.0	4.55
锌/mg	12.5	0.21	0.40	0.38	4.65	3.0	4.36
维生素 A/（μg RAE）	800	—	—	20	3.82	44	1.00
烟酸/mg	15	1.8	2.86	0.6	6.12	5.3	6.42

（二）营养素的种类和含量评价

评价某种食物的营养价值，首先应分析它所含营养素的种类，并测定其含量。所含营养素的种类与数量与人体需要越接近，其营养价值越高。例如，在植物性食品中，大豆是蛋白质含量最高的一种作物。人体营养研究认为，人类可以用谷类和大豆很好地满足蛋白质营养的需求，素食主义者只要充分摄入豆制品，就可以保证人体所需蛋白质的数量和质量。

食物中不仅含有营养成分，还存在一些影响食品营养素吸收利用的物质。例如，豆类、谷类和薯类中存在一些妨碍蛋白质吸收的蛋白酶抑制剂，需要较长时间的加热才能将其灭活。食物中抗营养因素的存在，在一定程度上会影响食物营养元素的利用率。食物中还可能含有致过敏成分，可能带来少部分人的过敏反应，甚至带来生命危险。例如，鱼、虾、蟹、牛奶、牛肉、豆类等高蛋白质食品都含有常见的食物过敏原。对于有食物过敏和不耐受的人来说，首先要考虑的是食物的安全性，应严格避免食用过敏食品或不耐受食品。

（三）营养素的质量

食物中所含营养素的种类和含量固然十分重要，但营养素的质量也是一项非常重要的指标。不同食物中的蛋白质、脂肪等营养素都存在质量上的差异。

蛋白质的质量体现在其氨基酸的数量和比例及可被消化利用的程度上，其评价指标有氨基酸评分、经消化率校正后的氨基酸评分、蛋白质生物价、功效比价、蛋白质消化率和蛋白质互补作用等。

脂肪的评价指标除考虑消化率外，还包括总脂肪及必需脂肪酸含量、*n*-3 不饱和脂肪酸含量、各类脂肪酸的比例，以及胆固醇、植物甾醇、反式脂肪酸和维生素 E 的含量等。

碳水化合物与血糖的关系也是人们关注的重点，食物 GI 同时考虑了碳水化合物的含量和质量，而后人们又引入了血糖负荷（glycemic load，GL）的概念，其计算公式为

GL=食物 GI×摄入该食物的实际可利用碳水化合物含量

查阅食物成分表中的各种食物的碳水化合物含量和膳食纤维含量，两者的差值即为实际可利用碳水化合物含量。一般而言，食物为低 GI 时，总有低 GL；中高 GI 食物的 GL 却有一个从低到高的变化范围。

（四）评定食物营养价值的意义

（1）可以全面了解各种食物的天然组成，包括营养素、非营养素类物质、抗营养因素等，提出食物的营养缺陷，并找出改造和创制新食物的方向。

（2）可以了解在加工过程中食物营养素的变化和流失，以采取有效措施最大限度地保存食物中营养素的含量，提高食物的营养价值。

（3）可以指导人们科学地选购食物、合理配制营养平衡膳食，以达到增强体质及预防疾病的目的。

课堂导入 2–2

不同精度的米面

我国 1950 年规定，稻米与小麦的加工精度为"九二米"和"八一粉"（每 100kg 去壳的稻米和小麦分别加工成 92kg 的大米和 81kg 的面粉）。1953 年，又将出米率和出粉率进一步提高，确定"九五米"和"八五粉"（每 100kg 去壳的稻米和小麦分别加工成 95kg 的大米和 85kg 的面粉）为标准米和标准面。这样既保留了较多的 B 族维生素、纤维素和无机盐，也对节约粮食、预防某些营养缺乏病起着积极作用。随着经济发展和人民生活水平的提高，许多人认为：为保证良好的感官性状及吸收率，应该多食用精白大米、面粉（每 100kg 去壳的稻米和小麦分别加工成 88kg 大米和 70kg 面粉）。

问题：以上说法对吗？究竟哪种稻米与小麦的加工精度更适合我们呢？

任务二 植物性食物的营养价值

植物性食物的营养价值

植物性食物主要包括谷类、薯类、豆类、蔬菜、水果等。植物性食物是人类获取碳水化合物、水溶性维生素和膳食纤维的主要来源。因品种、种植条件、栽培与管理措施等因素的不同，每类植物性食物的营养素含量与比例有所差异。通过了解各自的特性与差异，可以从中合理选择、合理搭配，提高营养价值，组成平衡膳食。

一、谷类食物的营养价值

谷类食品主要包括小麦、荞麦、大米、玉米、小米、高粱米、黑米等，其中以稻米和小麦为主，是膳食中的主食。我国居民膳食中 47.4%～60.7%的能量、55%的蛋白质、一些矿物质及 B 族维生素主要来源于谷类食品。《中国居民膳食指南（2022）》中指出在 1 600～2 400kcal 能量需要量水平下，碳水化合物提供总能量的 50%～65%，建议成年人每人每天摄入谷类 200～300g，鱼、禽、肉、蛋等动物性食物推荐摄入量共计 120～

200g，脂肪的摄入量为36～80g。城市和农村有明显差异，城市居民膳食中能量来源于谷类的比例较低，其中城市居民为47.1%、农村居民为58.8%。

（一）谷粒结构和营养素分布

各种谷粒的形态大小不一，但其结构基本相似，主要有皮层、胚乳、胚3个部分（图2-1），分别占谷粒重量的13%～15%、83%～87%和2%～3%。

皮层为谷粒的外壳，主要成分是纤维素、半纤维素，也含有一定量的植酸、蛋白质、脂肪、矿物质和维生素等。皮层磨粉后成为麸皮，主要作为饲料和高纤维食品的原料。

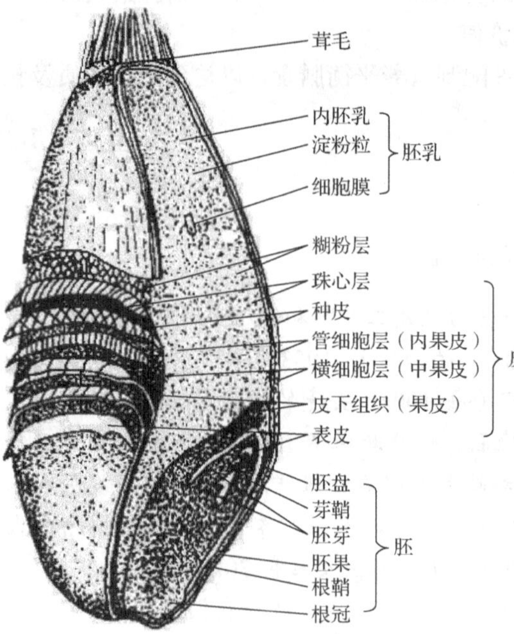

图2-1 谷粒的结构示意图

胚乳是谷粒的主要部分，含大量淀粉和一定量的蛋白质，而脂肪、矿物质、维生素、纤维素等含量都比较低。蛋白质主要分布在靠近胚乳周围的地方，越靠近胚乳中心，含量越低。

皮层和胚乳之间有一层糊粉层，含有较多的磷和丰富的B族维生素及矿物质，但在碾磨加工时，糊粉层易与谷皮同时脱落而造成营养素的损失，加工精度越高，损失越大。

胚位于谷粒的一端，富含脂肪、蛋白质、可溶性糖、矿物质、B族维生素和维生素E。胚质地较软而有韧性，不易粉碎，在加工时，易与胚乳分离而丢失。在磨制精度低的面粉时，把胚芽磨入面粉中可提高面粉的营养价值，但其中的脂肪易变质，故不利于储藏。

（二）谷类食物的营养成分

1. 蛋白质

谷类食物蛋白质的含量取决于谷类的品种、气候、地区及加工方法，一般为7%～16%，主要由谷蛋白、醇溶蛋白、白蛋白、球蛋白组成。一般谷类蛋白质的营养价值低于动物性食物，因为谷类蛋白质中的必需氨基酸组成不平衡，多数缺乏赖氨酸及苏氨酸，而且色氨酸、苯丙氨酸及蛋氨酸含量也偏低，赖氨酸通常为谷类蛋白质中的第一限制氨基酸。因此常采用氨基酸强化和蛋白质互补的方法来提高谷类蛋白质的营养价值。

2. 碳水化合物

谷类食物的碳水化合物主要为淀粉，占谷粒总重量的70%～80%，其集中在胚乳的淀粉细胞内，此外还有少量糊精、戊聚糖、葡萄糖、果糖、纤维素和半纤维素等。根据分子结构的不同，淀粉分为直链淀粉和支链淀粉，可直接影响食用风味。直链淀粉易溶于水，较黏稠，易消化，支链淀粉则相反。研究认为，直链淀粉使血糖升高的幅度较小，因此目前高科技农业已培育出直链淀粉达70%的玉米品种。

3. 脂肪

谷类食物脂肪含量低，大米、小麦中的脂肪含量占比为1%～2%，玉米和小米中的脂肪含量占比为4%，主要集中在糊粉层和胚芽中，其中不饱和脂肪酸占80%，主要为油酸、亚油酸和棕榈酸。玉米和小麦胚芽油中的亚油酸可以占其不饱和脂肪酸总量的60%，可降低人体中血清胆固醇的含量，防止动脉粥样硬化。

4. 矿物质

谷类食物中矿物质含量为1.5%～3%，主要以磷和钙为主。矿物质在谷类中多以植酸盐形式存在，故影响了其在人体内的消化吸收。谷类中的矿物质存在于糊粉层和谷皮中，因此过度加工会导致矿物质流失。

5. 维生素

谷类食物是膳食B族维生素的主要来源，如硫胺素（维生素B_1）、核黄素（维生素B_2）、烟酸、泛酸，主要分布在糊粉层和胚芽部。谷类中维生素C含量极少。谷类胚芽中富含维生素E，玉米和小米含少量类胡萝卜素。谷类中几乎不含维生素D。谷类食物加工精度越高，保留的胚芽和糊粉层就越少，维生素损失也就越多。

6. 膳食纤维

谷类食物中的膳食纤维含量较多，其中玉米和燕麦含量最多（分别为14.5%和13.8%）。膳食纤维是不能被人体消化道分泌的消化酶消化的多糖的总称，是健康饮食不可缺少的第七大营养物质。膳食纤维可以清洁消化壁和增强消化功能，同时可稀释和加速食物中的致癌物质和有毒物质的移除，保护脆弱的消化管和预防结肠癌。膳食纤维可减缓消化速度和促进胆固醇排泄，所以可使血液中的血糖和胆固醇控制在较理想的水平。

全谷类食物（如米糠、糙米、燕麦、玉米）及其制品是膳食纤维的优质来源，美国癌症协会推荐每人每天需摄取30～40g的膳食纤维。

常见谷类食物的营养成分见表2-2。

表 2-2 常见谷类食物的营养成分（每 100g 食部）

谷类食物	能量/kcal	蛋白质/g	脂肪/g	碳水化合物/g	维生素 B_1/mg	维生素 B_2/mg	维生素 E/mg	钙/mg	铁/mg
小麦粉（标准粉）	354	15.7	2.5	70.9	0.46	0.05	0.32	31	0.6
小麦粉（特一粉）	361	12.3	1.5	74.9	0.11	0.03	0.32	27	0.7
粳米（极品粳米）	337	6.4	1.2	78.1	0.06	0.02	Tr	3	0.2
玉米面（黄）	339	8.5	1.5	78.4	0.07	0.04	0.98	22	0.4
黑大麦	297	10.2	2.2	74.3	0.54	0.14	—	20	6.5
小米（黄）	355	8.9	3.0	77.7	0.32	0.06	1.62	8	1.6
荞麦面	329	11.3	2.8	70.2	0.26	0.10	5.31	71	7.0

（三）谷类的营养价值

1. 小麦

小麦中含有 12%～14%的蛋白质。面筋中的蛋白质占总蛋白质的 80%～85%，主要为麦胶蛋白和麦谷蛋白，它们遇水膨胀可形成富有黏性和弹性的面筋质。小麦粉中还含有脂肪、B 族维生素和维生素 E，由于脂肪、维生素和矿物质主要分布在小麦粒的胚芽和糊粉层中，因此小麦粉加工精度越高，面粉越白，其淀粉含量越高，而维生素和矿物质含量就越低。普通粉除筋力和色泽不如精白面粉外，其营养价值高于精白面粉。

2. 荞麦

荞麦的营养价值比米、面都高。荞麦的蛋白质中氨基酸构成比较均衡，维生素 B_1、维生素 B_2 和胡萝卜素含量高，还含有多种特殊成分，如苦味素、荞麦碱、芦丁、槲皮素等类黄酮物质，可以预防心血管疾病、糖尿病、青光眼、贫血等。

3. 大米

大米中的蛋白质主要为谷蛋白。大米的营养价值与其加工精度有直接关系，以精白大米和糙米进行比较，精白大米中蛋白质减少 8.4%，脂肪减少 56%，纤维素减少 57%，钙减少 43.5%，维生素 B_1 减少 59%，维生素 B_2 减少 29%，烟酸减少 48%。

4. 玉米

玉米中蛋白质含量为 8%～9%，主要为玉米醇溶蛋白。玉米蛋白质中赖氨酸和色氨酸含量约为 4.5%，所含维生素 E 和不饱和脂肪酸主要集中在玉米胚芽中，主要为不饱和脂肪酸。

5. 小米

小米中蛋白质主要为醇溶谷蛋白，其中赖氨酸含量很低，而蛋氨酸、色氨酸和苏氨酸较其他谷类高。小米中含有较多的硫胺素、核黄素和β-胡萝卜素等多种维生素。

6. 高粱米

高粱米中蛋白质含量为9.5%～12%，主要为醇溶谷蛋白，其中亮氨酸含量较高，但其他氨基酸的含量较低。由于高粱米中含有一定量的鞣质和色素，因此，蛋白质的吸收利用率较低。高粱米中脂肪和铁的含量比大米高。

7. 黑米

黑米中蛋白质高于大米，所含锰、锌、铜等矿物质比大米高 1～3 倍，还含有大米所缺乏的维生素 C、叶绿素、花青素、胡萝卜素等特殊成分，因而黑米比普通大米更具营养，是稻米中的珍品，被称为“补血米”“长寿米”。

（四）合理利用

1. 合理加工

谷类加工有利于人体食用和人体消化吸收，但由于蛋白质、脂肪、矿物质和维生素主要存在于谷皮和谷胚中。因此，不同加工方法对营养素的存留程度有着重大影响，加工精度越高，营养素损失就越多。受加工精度影响最大的营养素是维生素和矿物质，如谷类过分碾磨或烹调都可以造成大量营养素的损失，尤其是赖氨酸和 B 族维生素。人们若长期食用精制米面，不注意其他副食的摄取，易患脚气病。

为了保持良好的感官性状、利于人体消化吸收，又最大限度地保留各种营养素，我国营养学家和粮食工艺学家制定了米面加工的标准，将稻米和小麦的加工精度规定为“九五米”和“八五粉”，这样既能使米面中矿物质和 B 族维生素不致过多损失，又能使米面加工达到一定精度的要求，对预防营养缺乏病有较好的效果。

2. 合理烹调

烹调可使一些谷类食物的营养素损失，且不同的烹调方式对营养素损失的影响也不同，尤其是对 B 族维生素的影响。例如，大米在淘洗过程中，维生素 B_1 可损失 30%～60%，维生素 B_2 和烟酸可损失 20%～25%，矿物质可损失 70%，且淘洗次数越多、浸泡时间越长、水温越高、损失就越多。蒸饭或焖饭比捞饭损失的营养素少；煮粥时加碱，维生素 B_1 会损失 82%，维生素 B_2 会损失 70%。面食在烘烤过程中，还原糖和氨基化合物会发生褐变的反应，产生的褐色物质在消化道中不能被水解，故无营养价值，而且该反应可使赖氨酸失去效能。因此，米类应少搓少洗为好，面粉蒸煮加碱要适量，且要减少使用炸、烤的烹调方式。

3. 合理储存

谷类在一定条件下可以储存很长时间且质量不易发生变化，但当环境条件发生改变，如环境湿度增大、温度较高时，谷粒内酶的活性将增大，呼吸作用将加强，会使谷粒呼吸发热，从而促使霉菌生长，导致蛋白质、脂肪分解，酸度升高，最后谷粒会霉烂变质，失去食用价值，故谷类食物应储存在避光、阴凉、通风和干燥的环境中。

4. 合理搭配

谷类食物蛋白质中的赖氨酸普遍较低，宜与富含赖氨酸的豆类和动物性食物混合食用，起到互补作用以提高蛋白质的营养价值；另外，除可在面粉或米粉中添加赖氨酸之外，还可在精白大米或精白面粉中添加维生素 B_1、维生素 B_2、烟酸、钙、铁等进行营养强化。

二、薯类食物的营养价值

薯类食物的种类较多，主要包括马铃薯、红薯、芋头、山药、木薯等。

（一）薯类的营养价值

薯类所含的营养成分较为相似，为富含淀粉的块根类，还含有大量的纤维素、半纤维素，蛋白质、脂肪、矿物质和维生素含量相对较低。

1. 马铃薯

马铃薯又称土豆、洋芋等，与稻、麦、玉米、高粱一起被称为全球五大农作物。马铃薯中蛋白质约占 2%，其中赖氨酸和色氨酸含量较高，淀粉含量为 10%～20%，水分含量为 70%～80%，脂肪含量很低。马铃薯中维生素和矿物质含量较为丰富，每 100g 马铃薯中含 30μg 维生素 A 原（β-胡萝卜素）、0.1mg 维生素 B_1、0.03mg 维生素 B_2、27mg 维生素 C、0.34mg 维生素 E、8mg 钙、0.8mg 铁，镁与钾的含量也较高。

马铃薯既可以作为蔬菜，又可以作为主食。一方面，马铃薯中的淀粉含量远远高于蔬菜、水果，营养价值优于米、面；另一方面，它又含有较多的矿物质、水溶性维生素及水分，可作为蔬菜食用。

2. 红薯

红薯又称为地瓜、甘薯、番薯、山芋，其特点与马铃薯相似，主要被人们作为主食。红薯中含有多种人体需要的营养物质，每 100g 红薯可提供能量 99kcal，含 1.1g 蛋白质、24.7g 碳水化合物、0.2g 脂肪、1.6g 膳食纤维、125μg RE 维生素 A（胡萝卜素）、0.04mg 维生素 B_1、0.04mg 维生素 B_2、26mg 维生素 C、0.28mg 维生素 E、23mg 钙、0.5mg 铁。红薯丰富的β-胡萝卜素和维生素 C 使其具有较高的营养价值，颜色越深的红薯中所含的胡萝卜素及维生素 C 越多。

与其他谷类食物不同的是，赖氨酸在红薯中含量较丰富，谷薯类可以互补，所含能量也比一般谷类食物低。中医认为红薯具有补虚气、益气力、健脾胃、强肾阴、活血、暖胃、益肺之功效。红薯蛋白质中的黏蛋白能防疲劳、提高人体免疫力、促进胆固醇排泄、防止心血管脂肪沉积和动脉粥样硬化和抑制肿瘤等。

3. 山药

山药主要含山药多糖（包括黏液质及糖蛋白）、胆甾醇、麦角甾醇、油菜甾醇、β-谷甾醇、多酚氧化酶、植酸、皂苷等多种活性成分。

山药中的淀粉酶、多酚氧化酶等物质，有促进脾胃的消化吸收功能；山药中的皂苷、黏液质，有润滑、滋润的作用，故可益肺气、养肺阴，有宜于肺虚咳痰久咳之症；山药中的黏蛋白、维生素及微量元素，有降低血糖、阻止血脂在血管壁沉积的作用。

相关调查结果显示，我国居民的薯类消费率和摄入量相对较低。建议适当增加薯类食物的摄入，每周 5 次左右为宜，每次摄入 50～100g。

（二）合理利用

薯类食物最好采用蒸、煮、烤的烹调方式，以保留较多的营养素。

三、豆类及其制品的营养价值

豆类按照营养组成特点分为两类：一是大豆类（黄豆、黑豆和青豆），含有较高的蛋白质（35%～40%）和脂肪（5%～20%），碳水化合物含量相对较少（20%～30%）；二是其他豆类（红豆、豌豆、蚕豆、绿豆、豇豆、芸豆等），碳水化合物含量较高（55%～65%），蛋白质含量中等（20%～30%），脂肪含量较低（小于 5%）。

豆类是我国居民膳食中植物性蛋白质和植物性脂肪的主要来源，也提供部分膳食纤维、矿物质和 B 族维生素。

（一）大豆的营养价值

1. 大豆的营养成分

1）蛋白质

大豆含有大量的蛋白质，但品种不同，豆类的蛋白质含量有较大的差别。我国的大豆蛋白质含量一般在 40%左右，个别品种高达 52%。与肉类食物相比，1kg 大豆所含蛋白的数量（按 40%含量计）相当于 2.3kg 猪瘦肉或 2kg 牛瘦肉所含的蛋白质。在我国的膳食结构中，豆类和豆制品是优质蛋白质的重要来源。

蛋白质的营养价值取决于氨基酸的组成符合人体需要的程度。大豆蛋白质中 8 种必需氨基酸的组成十分符合人体的需要，因此是优质蛋白质。大豆蛋白质中除了蛋氨酸和半胱氨酸含量较少外，其余必需氨基酸含量均达到甚至超过了 WHO 推荐的必需氨基酸需要量的水平，尤其是赖氨酸的含量。因此将豆类与粮食混合食用，可提高食物蛋白质的营养水平。例如，在小麦粉中添加 15%的大豆粉，人体对小麦粉蛋白质的利用率将提高 1.8 倍。

2）脂类

大豆中脂肪含量为 15%～21%，以黄豆和黑豆较高。大豆脂肪中包含不饱和脂肪酸，约占脂肪总量的 85%，其中亚油酸含量占不饱和脂肪酸总量的比例为 52%～57%，具有较强的天然抗氧化能力，不含胆固醇，且能降低血清胆固醇。此外，大豆油中还含有 1.64%的磷脂和具有较强抗氧化能力的维生素 E。大豆油是目前我国居民主要的烹调用油。

3）碳水化合物

大豆中碳水化合物含量为 25%～30%，其中一半为可供利用的淀粉、阿拉伯糖、半乳糖和蔗糖；另一半为人体不能消化吸收的寡糖，如棉子糖和水苏糖，其存在于大豆细胞壁，在肠道细菌的作用下发酵可产生二氧化碳和氨，从而引起腹胀。

4）维生素

大豆中含有丰富的 B 族维生素，以维生素 B_1 最多，约为 0.5mg/100g，维生素 B_2 的含量为 0.20mg/100g，烟酸含量为 3.0mg/100g，此外，还含有较多的胡萝卜素和维生素 E。干大豆几乎不含有维生素 C，但黄豆发芽后，维生素 C 量可增加到 6mg/100g，是冬季和缺蔬菜地区补充维生素 C 的良好来源。

5）矿物质

大豆中的矿物质有十余种，其含量因豆类品种及种植条件而差异较大，主要有钙、钾、钠、镁、铁、硫、磷、锌、铜等，总含量为 40%～50%，是一类高钾、高镁、低钠的食物。100g 大豆中含钙 190mg、铁 7mg、钾 1 503mg、钠 2.2mg、磷 456mg，其中钙含量比牛肉、猪肉高数十倍，是生长发育中的儿童和易患骨质疏松症的老人膳食钙的极好来源；铁含量是猪肉的 3～4 倍，是牛奶的百余倍，虽然其生物利用率不高，但优于蛋黄，对预防婴幼儿缺铁性贫血有一定的作用。

2. 大豆中的特殊成分

大豆中存在众多特殊成分，可分为植物化学物类及抗营养因子。近年来，相关研究表明，一些抗营养因子也具有特殊的生理作用。

1）大豆异黄酮和皂苷

大豆异黄酮主要分布于大豆种子的子叶和胚轴中，含量为 0.1%～0.3%。目前发现的大豆异黄酮共有 12 种，分为游离型的苷元和结合型的糖苷两大类。大豆异黄酮具有多种生物学作用。大豆皂苷在大豆中的含量为 0.62%～6.12%，具有广泛的生物学作用。以上两类物质有抗氧化、降低血脂和血胆固醇的作用。

2）大豆甾醇

大豆甾醇主要来源于大豆油脂，含量为 0.1%～0.8%。其在体内的吸收方式与胆固醇相同，但是吸收率远远低于胆固醇，只有胆固醇的 5%～10%。大豆甾醇的摄入可以阻碍胆固醇的吸收，抑制血清胆固醇的上升，因此可以作为降血脂的原料，起到预防和治疗高血压、冠心病等心血管疾病的作用。

3）大豆卵磷脂

大豆卵磷脂是豆油精炼过程中得到的一种淡黄色至棕色、无臭或略带有气味的黏稠状或粉状物料，不溶于水，易溶于多种有机溶剂。大豆卵磷脂对与营养相关的慢性疾病具有一定的预防作用。

4）大豆低聚糖

大豆低聚糖是生产浓缩和分离大豆蛋白时的副产品。因人体缺乏糖苷酶，大豆中的水苏糖和棉子糖不能消化吸收，在肠道微生物作用下，可产酸、产气而引起胀气，故称为胀气因子或抗营养因子。近年来的相关研究发现，大豆低聚糖可不经消化直接进入大肠，可被双歧杆菌利用，具有维持肠道微生态平衡、提高免疫力、降血脂和血压等作用，故被称为“益生元”。目前市场上已有企业利用大豆低聚糖作为功能性食品的基料，部分代替蔗糖应用于清凉饮料、酸乳、面包等多种食品生产中。

5）植酸

大豆中植酸含量为1%～3%，是很强的金属离子螯合剂，在肠道内可与锌、钙、镁、铁等矿物质螯合，从而影响其吸收利用。将大豆浸泡在pH值4.5～5.5的溶液中，植酸可溶解35%～75%，而对蛋白质质量的影响不大，因此可通过此方法消除大部分植酸。

6）蛋白酶抑制剂

大豆中的蛋白酶抑制剂以胰蛋白酶抑制剂为主，对人体胰蛋白酶活性有部分抑制作用，从而降低了大豆的营养价值。常压蒸汽加热30min，可破坏大豆中的胰蛋白酶抑制剂。因大豆中脲酶的抗热能力比蛋白酶抑制剂强，且测定方法简单，故常用脲酶实验来测定大豆中蛋白酶抑制剂是否已经被破坏。我国婴儿配方代乳粉标准中明确规定，含有豆粉的婴幼儿代乳品的脲酶实验结果必须呈阴性。

7）豆腥味

生大豆有豆腥味和苦涩味，是因为其中的不饱和脂肪酸经脂肪氧化酶氧化降解，产生了醇、酮、醛等小分子挥发性物质。采用95℃以上加热10～45min，再用醋酸处理后减压蒸发，可以较好地去除豆腥味。日常生活中将豆类食物加热、煮熟、烧透也可以破坏脂肪氧化酶，去除豆腥味。

8）植物红细胞凝集素

植物红细胞凝集素是能凝集人和动物红细胞的一种蛋白质，种子来源的凝集素主要集中在子叶、胚乳和胚轴的蛋白质中，含量随大豆成熟程度的增加而上升，大豆发芽时其含量迅速下降。植物红细胞凝集素可影响动物的生长发育，加热即被破坏。

（二）豆制品的营养价值

豆制品不仅是指以大豆为原料生产的豆制品，还包括以其他豆类为原料生产的豆制品。豆制品有非发酵豆制品和发酵豆制品两种。非发酵豆制品有豆浆、豆腐、豆芽、豆腐干、干燥豆制品等；发酵豆制品有腐乳、豆豉、臭豆腐等。各种豆制品因加工方法和含水量的不同，其营养价值有较大差异。

1. 豆浆

每100g豆浆（水分占96.4%）中含蛋白质1.8g、脂肪0.7g、碳水化合物1.1g、硫胺素0.02mg、核黄素0.02mg、维生素E 0.80mg、钙10mg、磷30mg。豆浆中蛋白质的利用率可达 90%以上，在蛋白质的供给上不亚于牛奶，但脂肪和糖含量较低，维生素 B_2、维生素 A、维生素 D 比鲜奶少，其中的铁含量虽多但吸收率较低。若有针对性地进行营养成分的补充，可以大大提高其营养水平。因为豆浆中存在抗营养因子胰蛋白酶抑制剂，所以必须充分加热后方可食用。

2. 豆腐

每 100g 北豆腐中含有蛋白质 8.1g、脂肪 3.7g、碳水化合物 4.2g、硫胺素 0.04g、核黄素 0.03g、维生素 E 6.70mg、钙 138mg、磷 158mg，能提供 410kJ（98kcal）的能量。豆腐中的蛋白质的利用率要高于豆浆，可以达到 95%左右。

3. 豆芽

豆芽是由大豆、绿豆、黑豆等发制而成，干豆类几乎不含有维生素 C，但经过发制后的豆芽富含维生素 C，每 100g 黄豆芽中维生素 C 含量为 8mg，绿豆芽中维生素 C 含量约为 6mg。豆芽具有清热解毒、利水消肿、去除胃淤气等功效。虽然在豆芽发制过程中，豆中的营养成分存在不同程度的降解和消耗，但豆中的胰蛋白酶抑制剂可因发芽而被部分去除，蛋白质的利用率会比未加工时提高 10%左右。此外，豆芽中的植酸可被酶降解，从而提高了矿物质的吸收利用率。

4. 腐乳

腐乳是将块状豆腐经初步发酵，用盐或盐水腌渍，再进行后期发酵制成的。大豆蛋白经有益真菌发酵后，会产生多种氨基酸、多肽等营养物质，有利于人体吸收和利用。

（三）大豆蛋白制品的营养价值

大豆蛋白制品是应用现代科学技术对大豆进行深加工的产品，包括大豆分离蛋白、大豆浓缩蛋白和组织化蛋白等，常作为营养食品和保健食品的配料。大豆分离蛋白中蛋白质含量在 90%左右，可用来强化或制成各种植物性高蛋白食品。大豆浓缩蛋白中蛋白质含量约为 70%。组织化蛋白是将豆粕粉、浓缩蛋白或分离蛋白除去纤维，加入各种调料或添加剂，经过高温高压膨化而成的，可以做成各种形状，并具有肉的口感，故俗称“人造肉”。在肉类食物中添加一定数量的大豆分离蛋白，在既不影响动物性食物蛋白质的营养价值，也不影响食品的风味的同时，可以大大降低食品生产成本、提高植物性食品蛋白质的转化效率，增加食品产量。

（四）其他豆类的营养价值

其他豆类主要有豌豆、蚕豆、绿豆、红豆、豇豆、芸豆等。蛋白质含量约为 20%，脂肪含量极少，碳水化合物含量为 55%～60%，其他营养素含量近似大豆。以下我们主要介绍一下绿豆和红豆。

1. 绿豆

绿豆又叫青小豆，是我国人民喜爱的药食兼用的豆类食物，含有丰富的营养成分。绿豆蛋白质的含量是大米的 3 倍，蛋白质功效比值是各种食用豆类中最高的。绿豆蛋白质中氨基酸种类齐全，赖氨酸含量比一般动物性食物还高。绿豆中的多种维生素，以及钙、磷、铁等矿物质的含量也都比大米高。绿豆性味甘凉，有清热解毒的功效，夏季饮用绿豆汤能够清暑益气、止渴利尿，不仅能补充水分，还能及时补充矿物质，对维持水液电解质平衡有着重要作用。

2. 红豆

红豆又称为赤豆、红小豆，富含淀粉，因此又被人称为“饭豆”，具有利尿、消胀、除肿、止吐的功能，是人们生活中不可缺少的高蛋白、低脂肪、高营养、多功能的杂粮之一。红豆含有较多的皂角苷，可刺激肠道，能解酒、解毒、利尿，对心脏病、肾病和水肿均有一定的作用。红豆还含有较多的膳食纤维，具有良好的润肠通便、预防结石和健美减肥的作用。

每 100g 豆类的营养成分见表 2-3。

表 2-3 每 100g 豆类的营养成分

种类	蛋白质/g	脂类/g	糖类/g	膳食纤维/g	钙/mg	磷/mg	铁/mg	维生素A/IU	维生素B_1/mg	维生素B_2/mg	烟酸/mg
大豆	40.0	18	27	3.5	190	500	7	10	0.5	0.2	3.0
豌豆	21.7	1.0	55.7	6.0	58	360	5	100	0.5	0.15	4.5
蚕豆	26.0	1.2	50.9	5.8	100	129	7	150	0.5	0.1	3.0
绿豆	23.0	1.7	54.7	4.0	110	430	6	100	0.5	0.25	3.0
豇豆	23.9	2.0	49.3	4.7	75	570	4	—	—	—	—
扁豆	19.6	1.6	54.5	5.9	75	570	4	—	—	—	—
红豆	20.9	0.7	54.9	5.0	75	430	4	20	0.5	0.1	2.5

（五）合理利用

不同的加工方法对大豆蛋白质利用率的影响也不同。整粒熟大豆的蛋白质利用率仅为65.3%，但豆浆的蛋白质利用率可达84.9%，豆腐的蛋白质利用率可提高到92%～96%。大豆中含有抗蛋白酶的因子，它能抑制胰蛋白酶的消化作用，使大豆难以分解为人体可吸收利用的各种氨基酸，煮熟后这种因子被破坏，利用率也随之提高，所以大豆及其制品须经充分加热煮熟后再食用。

豆类蛋白质含有较多的赖氨酸，与谷类食物混合食用，可以较好地发挥蛋白质的互补作用，提高谷类食物蛋白质的利用率，因此豆类食物宜与谷类食物搭配食用。

豆类中膳食纤维含量较高，特别是豆皮，因此国外有人将豆皮经过处理磨成粉，作为高膳食纤维用于焙烤食品。

四、蔬菜的营养价值

蔬菜是指经过烹饪可以成为食品的一类植物或菌类。蔬菜的品种多样，按照结构和可食部分的不同，可分为叶菜类、根茎类、瓜茄类、鲜豆类和菌藻类，其含水分多，能量低，富含植物化学物，是维生素、矿物质、膳食纤维和天然抗氧化物的重要来源，对刺激人体胃肠蠕动、消化液分泌，促进食欲、调节体内酸碱平衡有很大作用。各类蔬菜因其种类的不同各有其营养特点，差异较大。

（一）蔬菜的营养成分

1. 水分

新鲜的蔬菜，水占绝大部分，它是维持蔬菜正常生理活性和新鲜品质的必要条件，也是蔬菜的重要品质特性之一。蔬菜含水量因其种类的不同而不同，一般蔬菜的含水量为65%～95%。大白菜含水量为93%～96%，胡萝卜含水量为86%～91%，黄瓜含水量为94%～97%，大蒜含水量为70%左右。

2. 维生素

几乎所有的蔬菜都含有维生素C，以叶菜类、瓜茄类较为丰富。番茄中的维生素C含量虽然不是很高，但不易损失，是维生素C的良好来源。

蔬菜中胡萝卜素含量也较丰富。我国居民普遍存在维生素A摄入不足的问题，而我国居民的膳食结构又是以植物性食物为主，因此，胡萝卜素成为我国居民维生素A的重要来源。深黄、深绿色蔬菜均含有丰富的胡萝卜素，如菠菜、苋菜、胡萝卜、南瓜、辣椒等。

蔬菜也含有一定量的B族维生素，如维生素B_1、维生素B_2、叶酸和烟酸。尤其是维生素B_2，虽然其含量不如谷类、肉类、蛋类，但因为我国居民以植物性食物为主，并且膳食中普遍缺少维生素B_2，所以蔬菜中的维生素B_2在膳食中占有一定的比例。通常深黄、深绿色蔬菜（如菠菜、油菜、芹菜叶、苋菜、雪里蕻、香椿），以及鲜豆类（如豆角、毛豆、鲜蚕豆）中维生素B_2比较丰富。绿叶蔬菜也是叶酸的主要来源。

3. 矿物质

蔬菜中含有丰富的钠、钾、钙、磷、镁等常量元素，以及铁、锌、硒、钼等微量元素，尤以钾的含量为最高。钾具有多种生理功能，可维持心肌的正常功能，有降低血压的作用。蔬菜也是我国居民膳食中钙和铁的良好来源，如绿叶蔬菜中的苜蓿、苋菜、油菜和雪里蕻。鲜豆类（如蚕豆、毛豆）中铁的含量较高，但是蔬菜中钙和铁的生物利用率不高。锌、硒等矿物质在根茎类蔬菜（如大蒜、芋头）及鲜豆类（如蚕豆、豌豆、豆角）中含量较高。

4. 膳食纤维

蔬菜中所含纤维素、半纤维素、木质素是人们膳食纤维的主要来源。这些膳食纤维虽然不能被人体的消化酶消化分解，但是可以被肠道的有益细菌发酵产酸，降低肠道的pH值，有利于肠道的健康。可溶性纤维可溶于水形成黏稠的物质，影响葡萄糖和胆固醇的吸收，同时促进胆酸的排泄，所以对于糖尿病、动脉粥样硬化和胆石症有很好的预防作用，但是，过多的膳食纤维会影响其他营养素（如钙、铁、锌）的吸收。

5. 三大营养物质和能量

蔬菜中的三大供能营养素含量较低，蛋白质含量为1%～3%。鲜豆类蛋白质含量较高，为2%～14%，平均为4%左右。蔬菜中的脂类含量在1%以下。蔬菜中碳水化合物含量因品种而异，叶菜类和瓜茄类多在5%以下，根茎类为5%～20%，藕、山药的碳水化合物含量较高，可替代部分主食。蔬菜中的碳水化合物主要是淀粉、果糖和葡萄糖。因为供能营养素含量不高，所以蔬菜是一种低能量的食物，叶菜类、瓜茄类能量为40～170kJ/100g，根茎类稍高一些，可达330kJ/100g以上。

6. 色素、芳香物质、有机酸及其他生理活性物质

除去营养素之外，蔬菜中还含有多种保健物质，特别是具有抗氧化作用的成分。大量研究证实，蔬菜的摄入量与多种慢性疾病，特别是心血管疾病的发生呈现负相关。其中除去膳食纤维、钾、叶酸、维生素C、β-胡萝卜素等因素的作用，不能转变成维生素A的类胡萝卜素、类黄酮和其他健康成分也均有贡献。

例如，绿叶蔬菜和橙黄色蔬菜中含有不能转变成维生素A的多种类胡萝卜素，包括番茄中的番茄红素、绿叶蔬菜中的叶黄素、辣椒中的玉米黄素和辣椒红素等。茄子、芹菜、芦笋、洋葱等蔬菜中富含生物类黄酮，如芹菜中所含的芹菜素、洋葱中含有的槲皮素等。紫色、黑色蔬菜如紫甘蓝、紫背天葵、紫菜薹中富含花青素，是一类与类黄酮相似的抗氧化成分。此外，十字花科蔬菜中的硫代葡萄糖苷，大蒜、洋葱中的有机硫化物等，也赋予这些蔬菜以特定的保健价值，如预防某些癌症的发生、降低血脂等。

（二）各类蔬菜的营养价值

1. 叶菜类

叶菜类食物主要有白菜、菠菜、油菜、韭菜等。叶菜类食物的蛋白质含量较低，一般为1%～2%，脂肪含量小于1%，碳水化合物含量为2%～4%，膳食纤维含量为1.5%～1.8%。绿叶蔬菜和橙色蔬菜维生素含量较为丰富，特别是胡萝卜素的含量较高；维生素B_2含量虽不是很丰富，但在我国人民膳食中叶菜类仍是维生素B_2的主要来源；维生素C含量多为35mg/100g，其中西蓝花、芥蓝等维生素C含量较高，为50mg/100g以上；维生素B_1、烟酸和维生素E的含量与其水分含量有关，但普遍低于谷类和豆类食物；矿物质的含量为1%左右，种类较多，包括钾、钠、钙、镁、铁、锌、硒、铜、锰等。叶菜类是胡萝卜素、维生素B_2、维生素C、矿物质和膳食纤维的良好来源。

2. 根茎类

根茎类食物主要有萝卜、藕、山药、芋头、马铃薯、葱、蒜、竹笋等。根茎类食物中蛋白质含量为1%～2%，脂肪含量小于0.5%，碳水化合物含量相差较大，低者为3%

左右，高者可达20%以上，膳食纤维的含量较叶菜类低，约为1%。胡萝卜中含胡萝卜素最高，含量为4 130μg/100g。硒主要富集在大蒜、芋头、洋葱、马铃薯等根茎类食物中。

3. 瓜茄类

瓜茄类食物包括黄瓜、茄子、番茄、辣椒、冬瓜、南瓜、丝瓜等，其含水量高，营养素含量相对较低。蛋白质含量为0.4%～1.3%，碳水化合物含量为0.5%～9.0%，膳食纤维含量在1%左右，脂肪微量。胡萝卜素含量在南瓜、番茄和辣椒中较高；维生素C含量在辣椒、苦瓜中较高。辣椒中还含有丰富的硒、铁和锌，是一种营养价值较高的食物。

4. 鲜豆类

鲜豆类食物有毛豆、豇豆、四季豆、扁豆、豌豆等，营养素含量比其他蔬菜相对较高。鲜豆类食物的蛋白质含量为2%～14%，脂肪含量不高，一般小于0.5%。鲜豆类食物的碳水化合物的含量为4%左右，膳食纤维含量为1%～3%，胡萝卜素含量普遍较高，为200μg/100g左右。鲜豆类食物中含有丰富的钾、钙、铁、锌、硒等，铁的含量在刀豆、蚕豆、毛豆中较高，大于3mg/100g，锌的含量以蚕豆、豌豆和芸豆较高，大于1mg/100g，硒的含量以玉豆、龙豆、毛豆、豆角和蚕豆较高，大于2μg/100g。鲜豆类食物中核黄素含量与绿叶蔬菜相似。

5. 菌藻类

菌藻类食物包括食用菌和藻类食物。食用菌是指供人类食用的真菌，有500多个品种，常见的有香菇、银耳、木耳等品种。藻类食物是无胚、自养、以孢子形式进行繁殖的低等植物，有海带、紫菜、发菜等。

菌藻类食物富含蛋白质、碳水化合物、维生素、微量元素和膳食纤维。蛋白质含量以发菜、松茸和口蘑最为丰富，大于20%，其氨基酸组成比较均衡，必需氨基酸含量占蛋白质总量大于60%，脂肪含量低，约为1.0%；碳水化合物含量差别较大，干品大于50%，如侧耳菇、香菇、银耳、木耳等，鲜品较低，如金针菇、海带等，小于7%；胡萝卜素含量差别较大，除紫菜和蘑菇外的其他菌藻类含量较低，维生素B_2和维生素B_1含量比较高；微量元素含量丰富，尤其是铁、锌和硒，其含量约是其他食物的数倍甚至十余倍。海产藻类，如海带、紫菜等含碘丰富，碘含量可达36mg/100g。由于海藻多含多不饱和脂肪酸（如DHA），目前保健食品用DHA多来源于裂壶藻、双鞭甲藻等。

（三）合理利用

1. 合理选择

蔬菜含有丰富的维生素。除维生素C以外，一般叶部维生素含量比根茎部高，深色叶菜中维生素含量比浅色高。因此，鼓励选择新鲜和应季蔬菜，避免蔬菜存储时间过长，导致某些营养物质的流失。鉴于色泽深的蔬菜的营养优势，应多摄入深色蔬菜，保证其占到蔬菜总摄入量的一半。同时还要多增加十字花科蔬菜（如甘蓝、菜花、卷心菜等）

和菌藻类食物的摄入。十字花科蔬菜含有大量植物化学物，如芳香性异硫氰酸酯，它以糖苷的形式存在，是抑制癌症的重要成分。

2. 合理烹调

蔬菜的营养价值除了受品种、部位、产地、季节等因素的影响外，还受烹调方法的影响。烹调蔬菜的正确方法如下。

1）先洗后切

蔬菜中的维生素、矿物质易溶于水，宜先洗后切，以减少蔬菜与水和空气的接触面积，避免营养素的损失。正确的方法是流水冲洗、先洗后切，不要将蔬菜尤其是切碎的蔬菜在水中浸泡过久。

2）急火快炒

胡萝卜素含量较高的蔬菜要用油急火快炒，不仅可以减少维生素的损失，还可促进胡萝卜素的吸收。相关实验表明，蔬菜煮制 3min，其维生素 C 将损失 5%，煮制 10min，其维生素 C 损失将达 30%，为了减少损失，烹调时还可加少量淀粉，以有效保护维生素 C。

3）沸水煮菜

适合生吃的蔬菜，应尽量凉拌生吃，或在沸水中焯 1～2min 再拌，也可用带油的热汤烫菜。用沸水煮根类蔬菜，可以软化膳食纤维、改善蔬菜的口感。

4）炒好即食

蔬菜应现做现吃，避免反复加热，这是因为蔬菜中的营养素会随着储存时间的延长而丢失，同时，硝酸盐还原作用还会增加亚硝酸盐的含量。

3. 菌藻食物的合理利用

菌藻类食物，除了可提供丰富的营养素外，还有明显的保健功效。研究发现，蘑菇、香菇、银耳中的多糖物质，具有提高人体免疫功能和抗肿瘤的作用。香菇中所含的香菇嘌呤可抑制体内胆固醇的形成和吸收，促进胆固醇的分解和排泄，有降血脂的作用。黑木耳能抗血小板聚集和降低血凝，防止血栓生成，有助于防治动脉粥样硬化。海产藻类（海带、紫菜）含有大量的碘，临床上常用来治疗缺碘性甲状腺肿。

五、水果的营养价值

水果是指多汁且大多数有甜味可直接生吃的植物果实，不但含有丰富的营养而且能够帮助消化。水果可分为鲜果、干果和坚果类，其营养成分和营养价值与蔬菜相似，是人体维生素和矿物质的主要来源。水果普遍含有较多的碳水化合物和纤维素，还富含多种具有生物活性的特殊物质、各种有机酸、芳香物质和天然色素等成分，这些成分使其具有良好的感官性状，对增进食欲、促进消化、丰富食品多样性具有重要的意义。

（一）水果的营养价值

1. 水分

水果的含水量一般为 70%～90%，水果中的水分以游离水、胶体结合水和化合水 3

种状态存在。其中游离在水果组织的细胞间隙和液泡中水分占总量的70%～80%。胶体结合水与水果组织中的蛋白质、多糖类等结合在一起，不能自由流动。化合水存在于水果化学物质中，一般不会因干燥作用而损失。

2. 碳水化合物

碳水化合物是水果的主要成分，其中水果的碳水化合物含量为6%～28%，主要以双糖或单糖的形式存在，包括葡萄糖、果糖及蔗糖、淀粉、膳食纤维、果胶和低聚糖、多聚糖类等。仁果类、浆果类食物主要含果糖和葡萄糖；核果类食物主要含蔗糖、葡萄糖，果糖次之；柑橘类食物主要含蔗糖。以淀粉多糖为主的有香蕉、苹果等。淀粉在淀粉酶或酸的作用下，会逐步分解成葡萄糖，因此含淀粉多的果实经过储藏后，其口味会变甜。

水果中的纤维素和果胶是骨架物质，也是细胞壁的主要构成成分。水果种类不同，果胶的含量和性质也有差异，水果中的山楂、柑橘、苹果等含有较多的果胶。纤维素和果胶不能被人体消化吸收，但可以促进肠道蠕动，有助于食物的消化及粪便的排出。

淀粉类坚果淀粉含量高而脂肪很少，包括栗子、芡实、银杏、莲子等，其碳水化合物含量在70%左右，在膳食中可与粮谷类一起烹调。油脂类坚果碳水化合物含量在20%左右，如松子、腰果、花生、葵花子。

3. 维生素

水果中含丰富的维生素，是人体所需维生素的主要来源。水果中的维生素种类和含量与水果的种类有关。

黄色和红色的水果（如芒果、柑橘、木瓜、沙棘、杏、枇杷、山楂）中含有较多的胡萝卜素；枣类（鲜枣、酸枣）、柑橘类（橘、柑、橙、柚）和浆果类（猕猴桃、沙棘、黑加仑、草莓）中维生素C含量比较高；香蕉、黑加仑、枣、龙眼等的钾含量比较高。成熟水果所含的营养成分一般比未成熟的水果高，新鲜水果每100g可食部分含有的矿物质为0.2～0.3g。

坚果类是维生素E和B族维生素的良好来源，包括维生素B_1、维生素B_2、烟酸和叶酸。油脂类坚果富含维生素E，如黑芝麻中维生素E含量高达50.4mg/100g；淀粉类坚果水溶性维生素含量较为丰富，如杏仁中的维生素B_2。

4. 矿物质

水果中含有各种矿物质，如钙、磷、铁、硫、钾等，以钾、钙、镁、磷含量较多。它们大多以硫酸盐、磷酸盐、碳酸盐、有机酸盐和与有机物相结合的状态存在于植物体内，是人们获得矿物质的主要来源，对维持机体酸碱平衡有着重要作用。不同种类的水果中矿物质的含量有较大的差异。

坚果富含钾、镁、磷、钙、铁、锌、硒、铜等矿物质。铁的含量以黑芝麻最高，硒的含量以腰果最多，在榛子中含有丰富的锰，坚果中锌的含量普遍较高。通常，淀粉类坚果的矿物质含量略低，而油脂类坚果中矿物质含量更加丰富。

5. 脂肪

坚果中的脂肪含量较高，多为40%左右，其中松子、杏仁、榛子、葵花子等达50%以上。坚果中的脂肪多为不饱和脂肪酸，必需脂肪酸含量丰富，是植物性脂肪的优质来源。根据脂肪含量的不同，坚果可以分为油脂类坚果和淀粉类坚果。顾名思义，油脂类坚果的油脂含量丰富，大于40%，如核桃、腰果、花生等。

6. 蛋白质

新鲜的坚果中蛋白质含量为12%～22%，不同坚果的蛋白质氨基酸组成各有特点，有些必需氨基酸含量相对不足，从而影响蛋白质的生物学价值，需要与其他食品营养互补后方能发挥最佳的营养作用。

7. 有机酸

水果中因含有多种有机酸而具有酸味。水果中的有机酸除果酸、柠檬酸、苹果酸、酒石酸等外，还有少量的苯甲酸、水杨酸、琥珀酸和草酸等。在同一个果实中，往往同时存在数种有机酸。有机酸因水果种类、品种和成熟度的不同而不同。仁果、核果、浆果和热带水果中的有机酸以柠檬酸为主，蔷薇科水果（苹果）以苹果酸为主，葡萄中以酒石酸为主。水果中的有机酸可以刺激人体消化腺分泌消化液，可以增进食欲，促进消化，同时有机酸对维生素C的稳定性有保护作用。

8. 其他成分

水果中除了含有丰富的维生素和矿物质外，还含有大量的有益健康的活性物质，如类胡萝卜素、黄酮类物质、芳香物质等。水果中的各种芳香物质和色素，使食品具有特殊的香味和颜色，可赋予水果良好的感官性状。例如，单宁和多酚类化合物，不仅影响食品的风味，还会使食品变色。一般果实在未成熟时单宁含量比较多，涩味较强。随着果实成熟度的提高，单宁发生一系列的变化，果实的涩味逐渐减少直至消失。水果中存在着各种糖苷，大多数具有苦味，其中某些糖苷还具有水果的独特风味。水果中较重要的糖苷有苦杏仁苷、橘皮苷、柚皮苷等。其中苦杏仁苷普遍存在于果实的种子中，如核果类的杏核、扁桃核、李核等。水果中还含有叶绿素、类胡萝卜素、花青素等色素物质，以及抗坏血酸氧化酶、葡萄糖氧化酶、过氧化氢酶、淀粉酶、果胶酶、蛋白质分解酶等。

（二）各类水果的营养价值

1. 鲜果及干果

鲜果种类很多，主要有苹果、橘子、桃、梨、杏、葡萄、香蕉和菠萝等。鲜果的含水量较高，营养素含量相对较低，蛋白质、脂肪含量较低，一般不超过1%，碳水化合物含量差异较大，低者为5%，高者可达30%，主要以双糖或单糖形式存在；维生素B_1和维生素B_2含量不高，胡萝卜素和抗坏血酸含量因品种不同而异，其中胡萝卜素较高的水果为柑、橘、杏和鲜枣，含维生素 C 丰富的水果为鲜枣、草莓、橙、柑、柿等；除枣中铁的含量丰富、白果中硒的含量较高外，水果中矿物质含量相差不大。新鲜水果经过加工晒干可制成干果，如葡萄干、杏干、蜜枣和柿饼等。受加工工艺的影响，干果中维生素损失较多，尤其是维生素 C，但干果便于储运，并别具风味，有一定的食用价值。除个别品种外，大部分干果的矿物质含量相差不大。

2. 坚果

坚果中蛋白质含量为 12%～22%，高者可达 30%以上，如西瓜子和南瓜子脂肪含量较高，多在 40%左右，松子、杏仁、榛子、葵花子等脂肪含量可高达 50%以上，坚果类中的脂肪多为不饱和脂肪酸，富含必需脂肪酸，是植物性脂肪的优质来源。除栗子、腰果、莲子中碳水化合物大于 40%外，一般含量较少，多小于 15%。坚果是维生素 E 和 B 族维生素的良好来源，包括维生素 B_1、维生素 B_2、烟酸和叶酸。黑芝麻中维生素 E 含量可多达 50.4mg/100g，在栗子和莲子中还含有少量的维生素 C。

（三）合理利用

水果收获后，仍是一个有机体，在储存过程中，会继续进行呼吸作用，分解产生的代谢产物蓄积会导致水果变色、腐烂。水果除含有丰富的维生素和矿物质外，还含有大量的非营养素的生物活性物质，可以防病、治病，也可致病。因此，人们在食用水果时应注意食用卫生及方法。

1. 食用水果要注意卫生

不要食用开始腐烂的水果，以及无防尘、防蝇设备又没彻底洗净消毒的水果，否则容易引发痢疾、伤寒、急性胃肠炎等消化管传染病。食用水果时尽量要削皮。一些人认为，果皮中维生素含量比果肉高，因而应带皮食用水果，但水果生长过程中喷洒的农药会浸透并残留在果皮蜡质中，因而果皮中的农药残留量比果肉中高得多。

2. 食用水果要注意时间

食用水果的正确时间是饭前 1 小时和饭后 2 小时左右（柿子等不宜在饭前吃的水果除外）。饭前吃水果有很多好处：首先，水果中有许多成分是水溶性的，饭前食用有利于身体必需营养素的吸收。其次，水果是低能量食物，其平均能量仅为同等质量面食的 1/4，同等质量肉食的 1/10。先食用低能量的食物，人体比较容易控制总能量的摄入。再次，许多水果本身容易被氧化，先吃水果可缩短它在胃中的停留时间，降低其氧化程度，减少其可能对身体造成的不利影响。需要注意的是，饭后立即食用水果，不但不会助消化，反而会造成胀气或便秘。

3. 食用水果要注意数量

过量食用水果，会使人体缺铜，从而导致血液中胆固醇增高，引起冠心病，因此不宜在短时间内过多进食水果。

4. 食用坚果要合理

大多数坚果可不经烹调而直接食用，但花生、瓜子等一般需炒熟后食用。坚果仁经常制成煎炸、焙烤食品或糖果和糕点，作为日常零食食用，也用于各种烹调食品的加香。植物油多来自芝麻、花生、胡麻等，多数坚果水分含量低，而耐储藏，但油脂类坚果的不饱和程度高，易被氧化或因滋生霉菌而变质，应当保存于干燥阴凉处，并尽量隔绝空气。

坚果是一类营养价值较高的食品，其能量高、富含各种矿物质和B族维生素。从营养素含量而言，油脂类坚果优于淀粉类坚果。由于坚果类所含能量比较高，虽为营养佳品，也不可过量食用，以免导致肥胖。

课堂导入 2-3

金星村的“怪病”

江苏省太仓市金星村前几年一直有一种“怪病”侵扰着这里的村民，其表现为头晕、乏力、胸闷等症状。经调查，这种“怪病”是因铁摄入量不足而导致的，根本原因是动物性食物摄入不当引起的。金星村的村民摄入的水产类食物过多，而畜产品食物过少，贫血患病率达到61.9%。

问题：各种动物性食物在营养上有何差异？

任务三 动物性食物的营养价值

动物性食物的营养价值

动物性食物包括畜禽肉、水产品、蛋类和奶类及其制品，是人们膳食构成的重要组成部分，随着我国居民膳食结构的改变，此类食物的摄入量逐渐增加。

一、畜禽肉的营养价值

畜禽肉是人们膳食的重要组成部分。该类食品能供给人体优质蛋白质、脂肪、矿物质和维生素。一般，将畜禽肉类分为畜类和禽类两大类，畜肉类包括猪、牛、羊、马等的肌肉、内脏及其制品，禽肉类包括鸡、鸭、鹅、鸽、鹌鹑等的肌肉及其制品。

（一）畜禽肉的组织结构

虽然畜禽肉种类很多，但其组织结构特性基本相同，一般主要由肌肉组织、脂肪组织和结缔组织构成。不同的组织有着不同的结构特点和不同的化学组成。因此，它们具有不同的性质特点和食用价值。

1. 肌肉组织

肌肉组织是畜禽肉的主要构成部分，一般占其总重的50%～60%，是最有食用价值的部分。肌肉组织主要由横纹肌组成，而构成横纹肌的最小结构单位为肌纤维。肌纤维含有蛋白质、矿物质等营养素和各种酶的主要成分。

2. 脂肪组织

脂肪组织是决定肉品质和食用价值的重要因素。脂肪组织一般沉积在皮下、肾脏周围及腹腔内肠膜的表面，一部分与蛋白质相结合存在于肌肉，一般占肉体的20%～30%。肌肉中的脂肪称为肌间脂肪，能使肉柔滑而风味鲜美，因而食用价值很高。脂肪组织由脂肪细胞构成，脂肪细胞外围是由网状纤维组成的脂肪细胞膜，内有一层凝胶状原生质。原生质中有一个细胞核，中间则为脂肪滴。

3. 结缔组织

结缔组织在畜禽体内连接着机体各部分，建立起软硬支架。在整个有机体内都有结缔组织分布，如腱、筋膜、血管等，一般占肉体的 9%～11%。结缔组织中的间质蛋白质主要有两种，即胶原蛋白与弹性蛋白。胶原蛋白具有较大的机械牢固性，在一般条件下不溶解，在 70～100℃时变为胶质可以被消化；弹性蛋白在 130℃高温下才能被水解。胶原蛋白与弹性蛋白属于不完全蛋白质，营养价值低，故结缔组织含量越少，肉的营养价值越高。

（二）畜禽肉的营养价值

动物因种类、年龄、肥瘦程度及部位的不同，其营养素的分布也不同。动物内脏中脂肪含量少，而蛋白质、维生素、矿物质含量较高。畜禽肉类食物经适当加工烹调不仅味道鲜美、饱腹作用强，而且易于消化吸收。

1. 蛋白质

畜禽肉类的蛋白质主要存在于动物肌肉组织和结缔组织中，含量占动物体重的10%～20%。例如，牛肉中蛋白质含量为 15%～20%，猪瘦肉中蛋白质含量为 10%～17%，羊肉中蛋白质含量为 9%～17%，鸡肉中蛋白质含量大于 20%，鸭肉中蛋白质含量为15%～18%。蛋白质按照在肌肉组织中存在的部位不同，分为肌浆蛋白质（占 20%～30%）、肌原纤维蛋白质（占 40%～60%）、基质蛋白质（占 10%～20%）。畜禽肉的蛋白质中含有充足的必需氨基酸，其氨基酸模式接近人体氨基酸模式，因而易于消化吸收，营养价值很高，为利用率高的优质蛋白质；但存在于结缔组织中的基质蛋白质，主要是胶原蛋白和弹性蛋白，其必需氨基酸组成不平衡，如色氨酸、酪氨酸、蛋氨酸含量很少，蛋白质的利用率低。此外，畜禽肉中还含有可溶于水的含氮浸出物，以及肌凝蛋白原、肌肽、肌酸、肌苷、嘌呤等非蛋白含氮浸出物。肉类蛋白质经烹调变性后，一些浸出物溶出，这是肉汤鲜美的原因。成年动物肉体中浸出物的含量较幼年动物高，烹调加工后的味道更鲜美。

2. 脂肪

畜肉的脂肪含量因牲畜的肥瘦程度及部位的不同有较大的差异。例如，猪肥肉中脂肪含量达 90%，猪里脊肉中脂肪含量为 7.9%，猪前肘中脂肪含量为 31.5%，猪五花肉中脂肪含量为 35.3%。畜肉中的脂肪以饱和脂肪酸为主，含量为 10%～30%，熔点较高，不易被人体消化吸收，主要成分包括甘油三酯，少量卵磷脂、胆固醇和游离脂肪酸。其中，胆固醇多存在于动物内脏，如猪肝中胆固醇含量为 288mg/100g，猪肾中胆固醇含量为 354mg/100g，牛肝中胆固醇含量为 297mg/100g。畜肉煮制后的味道与畜肉中的脂肪含量有一定关系，脂肪含量少，风味就较差。

在各种肉用禽类中，火鸡和鹌鹑的脂肪含量较低，小于 3%；鸡和鸽子的脂肪含量类似，为 14%～17%；鸭和鹅的脂肪含量达 20%左右。翅膀部分含有较多脂肪，大于 12%。胸脯肉的脂肪含量很低，通常仅有 3%～5%。家禽内脏当中，以心脏含脂肪最高，为 9%～12%；肝脏、肫等内脏的脂肪含量较低。禽肉脂肪中不饱和脂肪酸的含量高于畜肉，达总脂肪酸的 70%以上，饱和脂肪酸的含量明显低于畜类脂肪，在室温下呈半固态，其胆固醇含量与畜肉相当。禽类的脂肪组织的脂肪含量可高达 90%，而其中的皮是脂肪含量较高的部位。

3. 碳水化合物

畜禽肉中的碳水化合物以糖原（也称动物淀粉）形式存在于肌肉和肝脏中，含量极少，正常含量约占动物体重的 5%。碳水化合物在保存过程中，由于酶的分解作用糖原含量会逐渐下降。

4. 矿物质

畜肉矿物质总含量为 0.8%～1.2%，多集中在内脏（如肝、肾）及瘦肉中。其中，钙含量低，为 7.9mg/100g；铁、磷的含量较高。畜肉中的铁以血红素铁的形式存在，因其生物利用率高，所以畜肉是膳食铁的良好来源。

与畜肉相同，禽肉中铁、锌、硒等矿物质含量很高，但钙的含量不高。禽类的肝脏中富含多种矿物质，且平均水平高于禽肉。肝脏和血液中铁的含量十分丰富，为 30mg/100g 以上，可称为铁的最佳膳食来源。禽类的心脏和胗也是含矿物质非常丰富的食物。

5. 维生素

畜肉尤其是动物的肝、肾等内脏中含有丰富的脂溶性维生素和 B 族维生素。畜肉中主要营养素含量（每 100g 食部）见表 2-4。

表 2-4 畜肉中主要营养素含量（每 100g 食部）

畜肉名称	蛋白质/g	脂肪/g	能量/kcal	胆固醇/mg	维生素A/μgRE	维生素B_1/mg	维生素B_2/mg	钙/mg	铁/mg
猪肉（肥瘦）	13.2	37.0	395	80	18	0.22	0.16	6	1.6
猪肉（里脊）	20.2	7.9	155	50	5	0.47	0.12	6	1.5
猪肝	19.3	3.5	129	288	4972	0.21	2.08	6	22.6
猪肾	15.4	3.2	96	354	41	0.31	1.14	12	6.1
牛肉（里脊）	22.3	5.0	134	44	4	0.04	0.10	3	0.4
牛腩	17.1	29.3	332	44	Tr	0.02	0.06	6	0.6
牛臀肉	22.6	2.6	117	22	Tr	0.05	0.09	2	1.4
羊肉（肥瘦）	19.0	14.1	203	92	22	0.05	0.14	6	2.3

禽肉的营养价值与畜肉的不同点在于，其脂肪含量较少，熔点较低，不饱和脂肪酸含量高（含有 20%的亚油酸），质地较畜肉细嫩而且含氮浸出物多，故禽肉炖汤的味道比畜肉更为鲜美，且更易于人体的消化吸收。禽肉中的维生素 B_1、维生素 B_2 和烟酸也比一般畜肉中含量高，禽肉中主要营养素含量（每 100g 食部）见表 2-5。

表 2-5 禽肉中主要营养素含量（每 100g 食部）

禽肉名称	蛋白质/g	脂肪/g	钙/mg	铁/mg	维生素 A/μgRE	维生素B_1/mg	维生素B_2/mg	胆固醇/mg
鸡肉	19.3	9.4	9	1.4	48	0.05	0.09	106
鸡肝	16.6	4.8	7	12.0	10 410	0.33	1.10	356
鸡肫	19.2	2.8	7	4.4	36	0.04	0.09	174
鸭肉	15.5	19.7	6	2.2	52	0.08	0.22	94
鸭肝	14.5	7.5	18	23.1	1 040	0.26	1.05	341
鸭肫	17.9	1.3	12	4.3	6	0.04	0.15	135
鹅肉	17.9	19.9	4	3.8	42	0.07	0.23	74

（三）合理利用

畜禽肉蛋白质含有较多的赖氨酸，营养价值较高，宜与谷类食物搭配食用，以发挥蛋白质的互补作用。为了充分发挥畜禽肉的营养作用，不应集中食用，应注意将畜禽肉分散到一日三餐中。

因畜肉的脂肪和胆固醇含量较高，且脂肪主要由饱和脂肪酸组成，食用过多易引起肥胖和高脂血症等疾病，因此不宜过多食用，但是禽肉的脂肪含不饱和脂肪酸较多，故老年人及心血管疾病患者宜选用禽肉。动物内脏含有较多的维生素、铁、锌、硒、钙，特别是肝脏，维生素 B_2 和维生素 A 的含量丰富，因此宜适当食用。

畜禽肉通过加工烹调，可以提高蛋白质和脂肪的利用率，除了水溶性维生素外，其他营养素含量变化较小。维生素 B_1 的损失与加热程度有关，如罐装肉、熟肉制品经高温加热，维生素 B_1 的损失高于一般烹调方法，而其他营养素只有当加热出现焦煳现象时，其营养价值才会降低甚至失去。各种炖、煮等烹调方法可增加食品中矿物质、含氮物质及水溶性维生素的溶出。

二、水产品的营养价值

水产品包括动物性和植物性两大类：动物性水产品主要为各种鱼、虾、蟹、贝类；植物性水产品包括海带、紫菜等。

（一）鱼类的营养价值

鱼肉的结构与畜禽肉类似，但营养价值更高。

1. 蛋白质

鱼类肌肉蛋白质含量一般为15%～25%，其蛋白质氨基酸的组成与人体组织蛋白相接近，属完全蛋白质，是优质的蛋白质膳食来源。鱼肉肌纤维细短，基质蛋白质少，易被人体内蛋白酶分解吸收。鱼肉结缔组织也较少，因而其肉质较畜禽肉细嫩，更易消化，吸收率很高（87%～98%），非常适合幼儿及老年人食用。鱼类蛋白质的氨基酸组成与畜禽肉相似，不同的是赖氨酸和亮氨酸含量较高，而色氨酸含量较低。存在于鱼类结缔组织和软骨中的含氮浸出物主要为胶原蛋白和黏蛋白，属于不完全蛋白质，会使鱼汤冷却形成凝胶。

2. 脂肪

鱼类的脂肪含量一般比畜肉少很多，为1%～3%，因而热量较低。不同鱼类的脂肪含量差别也较大，如鳗鱼的脂肪含量大于 10%，而鳕鱼的脂肪含量仅为 0.5%。鱼类脂肪在鱼肉中含量很少，主要分布在皮下和内脏周围，大部分为不饱和脂肪酸，如黄鱼所含的不饱和脂肪酸含量为62%，带鱼所含的不饱和脂肪酸含量为61%，黄鳝所含的不饱和脂肪酸含量为69%。因此，鱼类脂肪熔点低，常温下多呈液态，利用率大于95%，但鱼类脂肪很容易氧化和酸败，较难保存。

鱼类脂肪中含有的长链多不饱和脂肪酸（*n*-3 系列脂肪酸），如二十碳五烯酸和二十二碳六烯酸，能促进大脑、神经系统生长发育，维持视网膜正常功能，降低血脂、预防血栓，预防动脉粥样硬化、脑卒中等心脑血管疾病。海产品多含有二十二碳六烯酸，以深海鱼类（如鲑鱼、鲭鱼、沙丁鱼、秋刀鱼）含量最多，尤其是在鱼眼球附近的脂肪组织。鱼类的胆固醇含量一般为100mg/100g，但鱼子中胆固醇含量较高，如鲳鱼子、虾子的胆固醇含量可达 1 070mg/100g 和 896mg/100g。

3. 矿物质

鱼类中矿物质总含量占鱼总体重的1%～2%。所含矿物质主要是磷，其含量可占总矿物质含量的40%，此外钙、钾、镁、硒、锌、铜、铁、碘等含量也很丰富。

4. 维生素

鱼类含有丰富的维生素 A、维生素 D 和 B 族维生素，尤其是维生素 B_2，如黄鳝中

维生素 B_2 的含量为 0.98mg/100g，河蟹中维生素 B_2 的含量为 0.28mg/100g，海蟹中维生素 B_2 的含量为 0.39mg/100g。此外鱼类还含有水溶性维生素 B_6、维生素 B_{12}、烟酸及生物素等。鱼类肝脏中含有丰富的维生素 A 和维生素 D，特别是鲨鱼和鳕鱼中含量最高。鱼肉中含有能分解维生素 B_1 的硫胺素酶，经过加热可被破坏，故加热可防止维生素 B_1 的损失。主要水产品营养成分（每 100g 食部）见表 2-6。

表 2-6　主要水产品营养成分（每 100g 食部）

水产品名称	食部/g	能量/kcal	蛋白质/g	脂肪/g	胆固醇/mg	维生素A/μgRE	维生素 B_1/mg	维生素 B_2/mg	钙/mg	铁/mg
草鱼	58	96	17.7	2.6	47	11	0.04	0.05	17	1.3
鲢鱼	61	84	16.3	2.1	38	20	0.01	0.05	53	1.5
鲫鱼	54	89	18.0	1.6	21	—	0.08	0.06	79	1.3
带鱼	70	108	17.6	4.2	52	19	0.02	0.08	431	1.1
小黄花鱼	62	114	14.4	5.1	76	94	0.03	0.08	191	0.7
鲭鱼	49	417	21.2	39.4	60	183	0.03	0.47	7	1.4
鲅鱼	80	121	18.6	3.1	95	19	0.03	0.04	35	0.8
鲈鱼	58	105	17.2	3.4	86	19	0.03	0.27	138	2.0
鲑鱼	72	139	17.7	7.8	68	45	0.07	0.18	13	0.3
舌鳎	68	83	18.6	1.4	82	6	0.04	0.06	57	1.5
金枪鱼	40	101	18.0	2.9	54	20	0.01	0.03	102	1.4
黄鳝	67	89	17.6	1.4	126	50	0.06	0.98	42	2.5
鲤鱼	54	109	18.6	4.1	84	25	0.03	0.09	50	1.0
斑节对虾	59	103	18.6	0.8	148	82	—	—	59	2.0
河虾	86	87	16.4	2.4	240	48	0.04	0.03	324	4.0
基围虾	60	101	18.2	1.4	181	—	0.02	0.07	53	2.0
虾皮	100	153	30.7	2.2	428	19	0.02	0.14	991	6.7
河蟹	42	103	17.5	2.6	267	389	0.06	0.28	126	2.9
梭子蟹	49	95	15.9	3.1	142	121	0.03	0.30	280	2.5
鲜扇贝	35	60	11.1	0.6	140	—	—	0.10	142	7.2
蛤蜊	39	62	10.1	1.1	156	21	0.01	0.13	133	10.9

鱼肉搅碎后，各种成分即可溶出，除蛋白质、脂肪、色素外，其他溶出物统称为提出物，包括氨基酸、低分子肽、氧化三甲胺、甜菜碱、肌苷酸、有机酸等。提出物中有许多呈味物质，如谷氨酸及其钠盐、低分子肽、5-肌苷酸、5-鸟苷酸等都是鲜味成分。

5. 常见鱼类食物的营养保健功能

带鱼富含蛋白质、钙、镁、铁、锌、铜、锰、钴、硒、维生素 A、维生素 B_1、维生素 B_2 等。带鱼肉质肥嫩、细腻鲜美，是一种物美价廉的大众食品。中医认为它具有补脾益胃、补虚益血、润肤美发等功效，适用于脾胃虚弱、消化不良、皮肤干燥、头发枯黄等症。

甲鱼肉味鲜美，营养丰富，蛋白质含量较高，不仅含有 22 种氨基酸，并含有脂肪、糖类和多种维生素，还含有钙、磷、铁、锌、硒等元素。甲鱼性平味甘，具有滋阴、清热、凉血、散结、益肾、健骨、活血及补中益气的功效，对头晕眼花、腰膝酸痛、潮热、盗汗、崩漏失血、老年体虚、精力功能衰竭、肝脾肿大等具有良好的辅助治疗作用。

（二）虾、贝、蟹类的营养特点

虾、贝、蟹为无脊椎动物，有淡水、咸水之分，种类繁多，味道鲜美，营养价值与鱼类有很多相似之处，其主要营养特点如下所述。

1. 蛋白质含量较多

虾、贝、蟹类含蛋白质较多，鲜品中蛋白质含量为10%～20%，干品中蛋白质含量更高，鲍鱼干中蛋白质含量每100g可达54.1g，鱿鱼干中蛋白质含量为60g/100g，墨鱼干中蛋白质含量为65.3g/100g，其蛋白质的氨基酸组成比较全面，因此营养价值较高。

2. 脂肪易被吸收

虾、贝、蟹类脂肪含量不高，平均为1%～3%，大部分为不饱和脂肪酸，易被人体吸收。

3. 维生素种类丰富

对虾、河蟹等含有较丰富的维生素A、维生素B_2。因为贝类以能合成维生素B_{12}的微生物为食物，所以其维生素B_{12}的含量也较高。

4. 矿物质种类丰富

水产品中的各种矿物质含量丰富，钙、硒等元素的含量明显高于畜肉，微量元素的生物利用率也较高。甲壳类食品是锌、铜等微量元素的最佳来源。贝类、虾和鱼罐头是钙的良好来源。海鱼和海生虾、贝类还是碘、铜、锰、锌等元素的优质来源。

5. 鲜味成分较多

虾、贝、蟹类含有与鱼类相同的鲜味成分，其含有的甘氨酸、丙氨酸都具有很强的甜味和鲜味。贝类含有的琥珀酸钠能形成特有的鲜味。

虾的蛋白质含量较高，尤其是海米和虾皮。虾肉中含有较多的蛋白质和游离的氨基酸，因而具有特殊的鲜味。虾的脂肪含量较少，虾皮中含有丰富的钙质。

（三）珍贵水产品的营养价值

有些水产品只因稀少而名贵，如鱼翅、海参等，尽管其蛋白质含量为75%～80%，但氨基酸组成不均衡，缺乏色氨酸，故营养价值不及一般鱼肉。

1. 鱼翅

鱼翅取自鲨鱼等软骨鱼类鳍中的软骨，它的主要成分是胶原蛋白。从营养学的角度讲，胶原蛋白是一种不完全蛋白质。研究发现，鱼翅中含有大量的汞，而汞对人体有很大的危害。

2. 海参

海参的营养价值较高，每 100g 水发海参含蛋白质 14.9g、脂肪 0.9g、糖类 0.4g、钙 357mg、磷 12mg、铁 2.4mg，并含维生素 B_1、维生素 B_2、烟酸等。海参胆固醇极低，脂肪含量相对少，是一种典型的高蛋白、低脂肪、低胆固醇食物，对高血压、高脂血症和冠心病患者尤为适宜。

中医认为，海参味甘、咸，性温，具有补肾益精、壮阳疗痿、润燥通便的作用。现代医学研究表明，海参有抗癌、预防心脑血管疾病、抗衰老、增强性功能等作用。

3. 鲍鱼

中医认为鲍鱼肉味甘咸，性平可滋阴清热、益精明目，能治月经不调、大便燥结。相同重量的鲍鱼和鸡蛋所含的蛋白质比较相似，但其他营养成分如钙、铁、硒含量要比鸡蛋多得多。

（四）合理利用

1. 充分利用鱼类营养资源

鱼肉富含蛋白质，其氨基酸模式与人体氨基酸模式接近，属于优质蛋白质，容易被人体消化吸收，并且饱和脂肪酸含量较少，不饱和脂肪酸含量较多，其应用价值在营养学中受到特别的重视。《中国居民膳食指南（2022）》指出，适量吃鱼、禽、蛋、瘦肉等，对于改善营养不良及预防某些慢性疾病的发生具有重要的意义。

2. 防止腐败变质

鱼类因水分和蛋白质含量高，结缔组织少，相比畜肉、禽肉更易腐败变质。特别是青皮红肉鱼，如金枪鱼，组氨酸含量高，一旦变质，可产生大量的组胺，能引起人体组胺中毒。鱼类的多不饱和脂肪酸含量高，所含的不饱和双键极易被氧化破坏，从而产生脂质过氧化物，对人体有害，因此打捞的鱼类需要及时保存或加工处理，以防止腐败变质。一般采用低温或食盐保存处理，来抑制组织蛋白酶的作用和微生物的生长繁殖。低温处理有冷却和冻结两种方式：冷却是用冰冷却鱼体的温度，-1℃左右，一般可保存 5～15d。冻结是使鱼体在-40～-25℃的环境中冷冻，此时各组织酶和微生物均处于休眠状态，保藏期可达半年以上。以食盐保藏的海鱼，用盐量应大于 15%。

3. 防止食物中毒

有些鱼含有极强的毒素，如河鲀，虽其肉质细嫩，味道鲜美，但其卵巢、肝脏和血液中含有极毒的河鲀毒素，若加工处理方法不当，可引起急性中毒而死亡。

三、蛋类的营养价值

常见的蛋类主要包括鸡蛋、鸭蛋、鹅蛋、鹌鹑蛋、鸽蛋等，其中销量最大、食用最普遍的是鸡蛋。蛋制品是以蛋类为原料加工而成的产品，如皮蛋、咸蛋、糟蛋等。蛋类的营养素不仅含量丰富，而且质量较好，是一类营养价值较高的食品。

（一）蛋的结构

各种蛋类的结构基本相似，主要由蛋壳、蛋清、蛋黄三部分组成。蛋壳位于最外层，壳上布满细孔，占全重的11%～13%，主要由碳酸钙构成。蛋壳的颜色由白到棕色，其颜色由蛋壳中的原卟啉色素决定，而该色素的合成能力因蛋的品种而异，与蛋的营养价值关系不大。

蛋清为白色、半透明、黏性胶状物质，分为三层，即外层稀蛋清、中层浓蛋清和内层稀蛋清，含水量分别为89%、84%、86%。蛋黄为浓稠、不透明、半流动黏稠物，表面包有蛋黄膜，由两条韧带将蛋黄固定在蛋的中央。蛋黄的颜色会受饲料成分的影响，如饲料中添加β-胡萝卜素会增加蛋黄中类胡萝卜素的含量，从而使蛋黄呈现黄色至橙色的鲜艳颜色。

（二）蛋的组成及营养价值

蛋清和蛋黄分别约占蛋总可食部的2/3和1/3。

1. 蛋白质

蛋类蛋白质含量一般在10%以上。蛋清中蛋白质含量较低，蛋黄中蛋白质含量较高。咸蛋或皮蛋中蛋白质含量略有提高，但变化不大。

蛋清中营养素主要是蛋白质，种类超过40种，主要有卵清蛋白、卵伴清蛋白、卵黏蛋白等。蛋黄中的蛋白质主要是蛋白质和脂类结合的卵黄脂蛋白和卵黄磷蛋白。鸡蛋蛋白质的必需氨基酸组成与人体的必需氨基酸组成接近，几乎能被人体完全吸收利用，是生物价最高的蛋白质。在进行各种食物蛋白质的营养质量评价时，常以全蛋蛋白质作为参考蛋白。

2. 脂肪

蛋清中脂肪含量极少，98%的脂肪存在于蛋黄中。蛋黄中的脂肪，几乎全部以与蛋白质结合的良好乳化形式存在，分散成细小的颗粒，因此利用率高。蛋黄中脂肪含量为28%～33%，其中中性脂肪含量为62%～65%，磷脂为30%～33%，固醇为4%～5%，此外还有微量脑苷脂类。蛋黄中性脂肪的脂肪酸中，以单不饱和脂肪酸油酸含量最为丰富，占50%左右，亚油酸约占10%，其余主要是硬脂酸、棕榈酸和棕榈油酸，并含微量的花生四烯酸。蛋黄是磷脂良好的食物来源，蛋黄中的磷脂主要是卵磷脂和脑磷脂，除此之外还有神经鞘磷脂，其中，卵磷脂具有降低血胆固醇的作用，并能促进脂溶性维生素的吸收。蛋中胆固醇含量极高，主要集中在蛋黄，其中鹅蛋黄中胆固醇含量最高，其次是鸭蛋黄，再次是鸡蛋黄，鹌鹑蛋黄最低。咸蛋和松花蛋，胆固醇含量无明显变化。蛋清中不含胆固醇。

3. 碳水化合物

蛋类含碳水化合物较少，蛋清中主要是甘露糖和半乳糖，蛋黄中主要是葡萄糖，多以与蛋白质相结合的形式存在。

4. 矿物质

蛋类的矿物质主要存在于蛋黄部分，蛋清部分含量极低，蛋黄中含矿物质1%～1.5%，其中磷最为丰富，为240mg/100g。

蛋黄是多种微量元素的良好膳食来源，包括铁、镁、钾、钠等，蛋黄中所含铁量较高，但以非血红素铁的形式存在，由于蛋黄中的卵黄高磷蛋白对铁的吸收有干扰作用，故蛋黄中铁的生物利用率较低，仅为3%左右。

不同禽类所产蛋中矿物质含量有所差别，鹌鹑蛋含锌量高于鸡蛋，鸵鸟蛋各类矿物质含量与鸡蛋相近。

5. 维生素

蛋类维生素含量较为丰富，主要集中在蛋黄中，蛋清中的维生素含量较少，蛋类的维生素含量受到品种、季节、饲料的影响，以维生素A、维生素E、维生素B_2、维生素B_6和泛酸为主，也含有一定量的维生素D、维生素K，维生素种类相对齐全。维生素A、维生素D、维生素B_1、维生素B_2，多集中于蛋黄中。

各类禽蛋及蛋制品的营养成分大致相当，但也存在一些细微的差异。各种常见禽蛋及蛋制品主要营养素含量（每100g食部）见表2-7。

表2-7 各种常见禽蛋及蛋制品主要营养素含量（每100g食部）

禽蛋名称	蛋白质/g	脂肪/g	糖类含量/g	能量/kcal	胆固醇/mg	维生素A/μgRE	维生素B_1/mg	维生素B_2/mg	钙/mg	铁/mg
全鸡蛋（红皮）	12.8	11.1	1.3	164	585	194	0.13	0.32	44	2.3
鸡蛋清	11.6	6.1	3.1	—	—	—	0.04	0.31	9	1.6
鸡蛋黄	15.2	28.2	3.4	—	1510	438	0.33	0.29	112	6.5
鸭蛋	12.6	13.0	3.1	186	565	261	0.17	0.35	62	2.9
咸鸭蛋	12.7	12.7	6.3	178	647	134	0.16	0.33	118	3.6
松花蛋	14.2	10.7	4.5	—	608	215	0.06	0.18	63	3.3
鹌鹑蛋	12.8	11.1	2.1	—	531	337	0.11	0.49	47	3.2

（三）合理利用

一般烹调方法，温度不超过 100℃，对蛋的营养价值影响很小，仅 B 族维生素有一些损失，如维生素 B_2 损失率：荷包蛋 13%、油炸蛋 16%、炒蛋 10%。水煮蛋的蛋白质会变得软且松散，容易被消化吸收，利用率较高。

在蛋清中，含有抗生物素蛋白和抗胰蛋白酶。抗生物素蛋白能与生物素在人体肠道内结合，影响生物素的吸收，食用者可引起食欲不振、全身无力、毛发脱落、皮肤发黄、肌肉疼痛等症状；抗胰蛋白酶能抑制胰蛋白酶的活力，妨碍蛋白质的消化吸收，故不可生食蛋清。烹调加热可破坏这两种物质，但是蛋不宜过度加热，否则会使蛋白质过度凝固，变硬变韧，反而影响食欲及消化吸收。

蛋黄中含有大量的卵磷脂，具有降低血胆固醇的效果，对心血管疾病有预防作用，并能促进脂溶性维生素的吸收。

四、奶类及奶制品的营养价值

奶类是指动物的乳汁，包括牛奶、羊奶和马奶等，其中人们经常食用的是牛奶和羊奶。奶类是一种营养成分齐全、组成比例适宜、容易消化吸收的理想的天然食物。奶类不但能满足出生婴儿生长发育的全部需要，也是体弱者、老年人和病人等特殊人群的理想食物。奶制品是指以奶类为原料经浓缩、发酵等工艺制成的产品，如奶粉、酸奶、奶酪等。奶类及其制品几乎含有人体所需的所有营养素，除维生素 C 含量较低外，其他营养素含量都比较丰富。

（一）奶类的组成及营养价值

奶类是由水、蛋白质、脂肪、乳糖、矿物质、维生素等组成的复合乳胶体。奶呈乳白色，味道温和，稍有甜味，具有由低分子化合物（如丙酮、乙醛、二甲硫、短链脂肪酸）和内酯形成的特有香味。奶的各种成分除脂肪含量有较大差异外，其他成分基本上是稳定的，但也受季节、奶牛品种、饲料、产乳期等因素的影响而发生变化。奶中含有大约 17%的固形物，主要提供优质蛋白质、脂肪、乳糖、维生素 A 和钙等。

1. 蛋白质

牛奶中蛋白质含量为 3.0%～3.5%，其氨基酸模式非常接近人体蛋白质的氨基酸模式，人体消化吸收率为 85%～89%，生物价为 85，均高于一般畜禽肉，为优质蛋白质。牛奶蛋白主要有 80%～82%的酪蛋白、11.5%的乳清蛋白和 3.3%的乳球蛋白。其中酪蛋白对促进大脑发育有着重要作用。乳球蛋白多是牛奶中的生物活性物质，如免疫球蛋白、乳铁蛋白、溶菌酶等，具有抵抗细菌、病毒等致病源，激活体内免疫反应，调节肠道菌群，维持肠道健康等保健作用。牛奶中含有谷类食物的限制性氨基酸，可作为谷类食物的互补食品。

2. 脂肪

全脂牛奶中的脂肪含量为 3.5%～4.5%，以微粒状的脂肪球形式分散在乳浆中，是牛奶主要的香气成分。乳脂肪中脂肪酸种类远多于其他动植物脂肪酸，其组成优点是以中链脂肪酸为主，非常容易消化吸收。此外，乳脂肪中还有少量的卵磷脂、胆固醇等。牛奶中所含的共轭亚油酸对抑制癌症和防治糖尿病有积极作用。牛奶中多不饱和脂肪酸在总脂肪酸中的比例非常低，高血脂人群应控制摄入牛奶脂肪。

3. 碳水化合物

牛奶中碳水化合物含量为 4.5%～5%，其中 95%为乳糖，还有少量葡萄糖、果糖和半乳糖。乳糖是哺乳动物乳汁中特有的糖类，人体肠道中乳糖酶可以将乳糖分解为葡萄糖和半乳糖供人体吸收利用。乳糖有调节胃酸、促进胃肠蠕动和消化液分泌的作用，还能促进钙的吸收和助长肠道乳酸杆菌的繁殖，抑制腐败菌的生长。牛奶中乳糖的含量比人乳少，因此用牛奶喂养婴儿时除调整蛋白质含量和构成外，还应注意适当增加甜度。

有些成人摄入大量牛奶及奶制品后会出现胀气、腹泻，主要是因为消化管内乳糖酶的活性和含量降低，奶中的乳糖不能被最终分解成单糖，而是被肠道细菌分解转化为乳酸，上述症状称为乳糖不耐症。为避免发生乳糖不耐症，可选择喝酸奶。

4. 矿物质

牛奶中的矿物质含量为 0.6%～0.7%，主要包含钠、钾、钙、镁、氯、磷、硫、铜、铁等，大部分与有机酸结合形成盐类，小部分与蛋白质结合或吸附在脂肪球膜上。牛奶为弱碱性食品，同时也是动物性食物中唯一的弱碱性食品。

100mL 牛奶中钙含量为 110mg，约为人奶的 3 倍，磷含量为人奶的 6 倍，钙磷比例比较合理，利用率较高，是钙和磷的良好膳食来源；但铁、锌、铜等元素含量较低，用牛奶喂养婴儿时应注意铁的补充。

奶中的矿物质含量因品种、饲料、泌乳期等因素的影响而有所差异。例如，初乳中矿物质含量最高，常乳中矿物质含量略有下降；发酵乳中钙含量高并且具有较高的生物利用率，为膳食中最好的天然钙来源。牛奶中钠、钾、氯离子基本上完全存在于溶液中，而钙、磷分布在溶液和胶体两相中。

羊奶中的矿物质含量比牛奶略高，达 0.85%，其中钙、磷含量丰富，也是钙的最佳天然补充物之一，羊奶中铁含量与牛奶相当，钴含量比牛奶高 6 倍。

5. 维生素

牛奶是各种维生素的良好来源，它含有几乎所有种类的维生素，包括脂溶性维生素 A、维生素 D、维生素 E、维生素 K，各种 B 族维生素和微量的维生素 C。奶中各种维生素含量的差异较大，受多种因素的影响，如叶酸含量受季节影响明显，而饲料中的钴含量直接影响奶中维生素 B_{12} 的浓度，奶中的维生素 D 含量与紫外光照射时间有关。

6. 有机酸

牛奶的 pH 为 6.6 左右，有机酸含量不高，其中 90%的有机酸为柠檬酸，可以促进钙在奶中的分散，其含量随着奶牛的营养状况和泌乳期而变化。此外，牛奶中含有微量的丙酮酸、尿酸、丙酸、丁酸、醋酸、乳酸等。牛奶中的丁酸也称酪酸，是牛奶脂肪的代表性成分之一。丁酸具有抑制乳腺癌和肠癌等肿瘤细胞生长分化的作用，可诱导肿瘤细胞凋亡，抑制癌细胞转移。

（二）奶制品的营养价值

奶制品包括巴氏消毒乳、奶粉、酸奶、还原奶、干酪、炼乳、奶油等。

1. 巴氏消毒乳

巴氏消毒乳是将新鲜生牛奶经过过滤、加热杀菌后分装出售的饮用奶。巴氏消毒乳除维生素 B_1 和维生素 C 有损失外，营养价值与新鲜牛奶差别不大。市售巴氏消毒乳中常会强化维生素 D 和维生素 B_1 等营养素。

2. 奶粉

根据食用要求，奶粉又分为全脂奶粉、脱脂奶粉和调制奶粉。

全脂奶粉溶解性好，对蛋白质的性质、奶的色香味及其他营养素的影响较小。脱脂奶粉由于脱脂后其中的脂溶性维生素损失，仅适合于要求少脂膳食的人群。调制奶粉又称母乳化奶粉，是以牛奶为基础，按照母乳组成的模式和特点加以调制，使各种营养成分的含量比例接近母乳。例如，改变牛奶中酪蛋白的含量和酪蛋白与乳清蛋白的比例，补充乳糖，以适当比例强化各种维生素和强化微量元素等。

3. 酸奶

酸奶是一种发酵奶制品，是以新鲜奶或奶粉等为原料接种乳酸菌，经发酵制成的。奶经过乳酸菌发酵后，乳糖变成乳酸、蛋白质凝固和脂肪不同程度的水解，产生细小的分子凝块，能与体内酶充分接触。酸奶营养丰富、易于消化吸收，且风味独特，可刺激胃酸分泌，还有利于体内一些维生素的保存。乳酸菌中的乳酸杆菌和双歧杆菌为肠道益生菌，在肠道中可抑制腐败菌的生长繁殖，防止腐败胺类产生，对维护人体的健康有着重要作用。酸奶适合于消化功能不良的婴幼儿、老年人，能使成人原发性乳糖缺乏者的乳糖不耐症症状减轻。

4. 还原奶

还原奶是将脱脂奶粉按原比例加水，经过与黄油和一定比例的鲜奶混合、均质、杀菌等工艺制成的液态奶，其营养价值略逊于鲜牛奶。酸奶、冰淇淋等奶制品，大多以还原奶为原料加工制成。

5. 干酪

干酪也称奶酪，是在原料奶中加入适量的乳酸菌发酵剂或凝乳酶，使蛋白质发生凝固，并加盐压榨，排除乳清之后的产品，是一种营养价值很高的发酵奶制品。

干酪中的蛋白质大部分为酪蛋白，经凝乳酶或酸作用而形成凝块，但也有一部分白蛋白和球蛋白被机械地包含于凝块中。此外，经过发酵作用，干酪中还含有肽类、氨基酸和非蛋白氮成分。除少数品种之外，大多数品种的蛋白质中包裹的脂肪成分多，占干酪固形物的45%以上。脂肪在发酵中的分解产物可以使干酪具有特殊的风味，干酪制作过程中大部分乳糖随乳清流失，少量在发酵中起到促进乳酸发酵的作用，对抑制杂菌的繁殖有作用。

干酪中含有多种维生素，脂溶性维生素大多保留在蛋白质凝块中，而大部分水溶性B族维生素损失于乳清之中，原料奶中维生素C含量本来就很低，在酪化过程中几乎全部丢失。硬质干酪是钙的极佳来源，软干酪含钙较低。干酪中镁的含量约是原料奶中镁含量的5倍。

6. 炼乳

炼乳是以奶为原料，除去水分之后经装罐灭菌制成的浓缩产品。炼乳是一种浓缩奶，种类较多，按其成分可分为甜炼乳、淡炼乳、全脂炼乳、脱脂炼乳，若添加维生素D等营养物质可制成各种强化炼乳。目前市场上炼乳的主要品种是甜炼乳和淡炼乳。

甜炼乳是在牛奶中加入约16%的蔗糖，并经减压浓缩到原体积40%的一种奶制品。甜炼乳水分活度较低，储藏性能较好。

淡炼乳为无糖炼乳，是将牛奶浓缩到原体积1/3后装罐密封，经加热灭菌后制成具有保存性的乳制品。淡炼乳经过高温灭菌后，维生素 B_1 受到损失，若予以增补，营养价值与鲜奶几乎相同。高温处理后形成的软凝乳块经均质处理可使脂肪球微细化，有利于人体消化吸收，所以淡炼乳适合婴儿喂养。

7. 奶油

奶油是提取牛奶中的脂肪得到的制成品，一般脂肪含量为80%～83%，含水量低于16%，主要用于佐餐和制作面包、糕点。

知识链接

如何正确喝奶

尽量选择饮用鲜牛奶；不要空腹喝牛奶，最好同时吃一些谷类食物，使营养更加平衡，也更利于牛奶中蛋白质的消化吸收。

（三）合理利用

鲜奶中含水量高，营养素种类齐全，有利于微生物生长繁殖，因此须经严格消毒灭菌后才可食用。常用的消毒方法有煮沸法和巴氏消毒法。煮沸法要求简单，可达消毒目的，但对奶的理化性质影响较大，其营养成分有一定损失，多在家庭中使用。大规模生产鲜奶产品时采用巴氏消毒法。

奶应避光保存，以保护其中的维生素，鲜牛奶经日光照射 1min，B 族维生素会很快消失，维生素 C 也所剩无几，即使在微弱的阳光下，经 6h 照射后，B 族维生素含量也仅剩一半，而避光保存的牛奶不仅维生素损失少，还能保持牛奶特有的鲜味。

课堂导入 2-4

重要的植物油

一个人一生要吃掉 1.18t 的食用油。如果把 5L 的食用油桶平铺在长城上，中国人一年的消费量相当于 3.7 条长城。随着社会经济水平的提高，中国人比以往任何时候都更关心如何摄入食用油。

任务四　其他食物的营养价值

其他食物的营养价值

一、食用油脂的营养价值

食用油脂包括植物油和动物脂肪。植物油有花生油、豆油、菜籽油、芝麻油、玉米油、葵花子油、橄榄油、棕榈油、核桃油等；动物脂肪包括动物体脂、乳脂和鱼类脂肪。

植物油含有较多不饱和脂肪酸和维生素 E，动物脂肪中几乎不含维生素，但动物肝脏中的脂肪和奶油中含有较丰富的脂溶性维生素，如维生素 A 和维生素 D。

动物脂肪中含饱和脂肪酸和胆固醇较多，食用过多会导致人体血液中胆固醇水平升高。植物油中的亚油酸等不饱和脂肪酸能使肝内胆固醇分解为胆酸并促使其排泄，从而降低血浆中胆固醇的含量，可预防血管硬化症和冠心病的发生。

植物油中脂溶性维生素含量较低，因此不能忽视动物脂肪的营养价值，特别是已经产生脂溶性维生素缺乏症的人，如有皮肤粗糙、视力差、夜盲症等症状的人，更要进食一定量的动物脂肪。

1. 花生油

花生油属于优质食用油，每 100g 花生油中含脂肪 99.9g（不饱和脂肪酸 82.2g）、维生素 E 51.63mg，适宜冠心病、高血脂和高血压患者食用。

2. 豆油

豆油较其他油脂的营养价值更高，每 100g 豆油中含有脂肪 99.9g、胡萝卜素 0.52mg、维生素 E 137.19mg。中医认为豆油性味甘辛温，能驱虫润肠，常用于肠道梗阻、大便秘结等症的治疗。

3. 菜籽油

菜籽油又称菜油，是从菜籽中榨出来的油。菜籽油所含脂肪酸大部分为不饱和脂肪酸，另外菜籽油中还含有维生素 E，对高血脂病人有着良好的保健作用。

4. 芝麻油

芝麻油是芝麻的种子榨取的油。中医认为芝麻油甘凉，能润燥通便、解毒生肌，常用于治疗肠燥、便秘、蛔虫积食、腹痛、疮肿溃疡、皮肤皲裂和熬制膏药等，是一种高级食用油。芝麻油有很强的抗氧化能力，因其含有天然的抗氧化剂——芝麻酚。它的不饱和脂肪酸中油酸为 38%，亚油酸为 46%，比花生油、菜籽油都高。另外，芝麻油还含有棕榈酸、芝麻素、维生素 E 等，对心血管病患者非常有益。

5. 色拉油

色拉油即生拌油，是采用菜籽油、豆油、花生油等混合，经过脱胶、脱酸、脱蜡、脱色、脱臭等工艺后制成。色拉油油质清澄透明、色泽浅淡，入锅中加热不变色、不变焦、无油烟，使菜肴鲜亮有美感，且风味淡雅。大豆色拉油比菜籽色拉油的营养价值高，尤其适合中老年人食用。

6. 猪油

猪油是从猪的脂肪组织（如板油、肠油、皮下脂肪层的肥膘）中提炼出来的动物脂肪，其中从板油熬炼出来的猪油质量最好。猪油在液态时透明、清澈，在 10℃以下呈白色膏状，具有清香味道。每 100g 猪油中含脂肪 88.8g、胆固醇 85mg、维生素 B_2 0.01mg、烟酸 0.1mg。猪油的熔点比羊油、牛油都低，易被人体吸收。猪油中的胆固醇和花生四烯酸等特殊物质在植物油中是不存在的，这些物质是人脑和神经细胞的重要成分。

二、调味品的营养价值

调味品是烹饪过程中主要用于调配食物口味的一类原料，有的来源于天然的植物花蕾、种子、皮、茎、叶等，有的来自天然的矿物性物质，还有的是人工酿造和提炼的产品。

（一）人工酿造和提炼的调味品的营养价值

1. 食盐

食盐的主要成分是氯化钠，粗盐中还有少量的碘、钙、镁、钾等。长期的高盐饮食与高血压等心血管疾病的患病风险密切相关。正常人每天食盐的摄入量以不超过 5g 为宜，对于高血压的患者每天的食盐摄入量应控制为 3～5g，心脏病、肾脏病、肝脏病患者也应限制食盐的摄入量。

2. 酱油

酱油是以脱脂大豆和面粉为原料酿造而成的营养价值较高的调味品。在酿造发酵过程中，原料中蛋白质分解成胨、肽和氨基酸等产物，赋予酱油独有的风味。初制的酱油中含有蛋白质、碳水化合物、钙、磷和维生素 B_1 等营养成分。因为酱油中添加了较多的盐，所以高血压、心脏病患者应尽量少食。

3. 食醋

食醋是以粮食、糖、酒等为原料，经发酵配制而成的。食醋按照原料不同可以分为米醋、糖醋和酒醋等。醋中主要含有 3%～5%的醋酸。食醋是烹饪中的重要调味品之一，以酸味为主，且有芳香味，能去腥解腻，增进鲜味和香味，并在食物加热过程中保护维生素 C 不受破坏，还可以使烹饪原料中的钙质溶解而利于人体吸收，对细菌有一定的杀灭和消毒作用。

4. 味精和鸡精

味精是以淀粉为原料，用微生物发酵，经提取、浓缩、结晶等过程制成的，主要成分是谷氨酸钠。味精含鲜味与溶解度有很大关系，在弱酸和中性溶液中溶解度最大，具有强烈的肉鲜味；在碱性溶液中不但没有鲜味，反而有不良气味。高温会导致味精变性，失去鲜味甚至产生毒性，所以不宜过早地加入处在高温下的菜肴中。使用味精还应适量，用量多会产生一种似咸非咸、似涩非涩的味道。

目前，市场上销售的鸡精等复合鲜味调味品中含有味精、鲜味核苷酸、糖、盐、肉类提取物、蛋类提取物、香辛料和淀粉等成分，调味后能赋予食品以复杂而自然的美味，增加食品鲜味的浓厚感和饱满度。

（二）葱、姜、蒜、辣椒的营养价值

葱、姜、蒜、辣椒含有丰富的各类挥发性的生物活性物质，在中式烹调中是极其重要的调味品，尤其是在烹调肉、禽、鱼类食品和调制凉菜时应用十分广泛。

1. 大蒜

大蒜为百合科葱属植物蒜的鳞茎，营养成分十分丰富，除含有糖、蛋白质、脂肪、维生素和矿物质外，还含有具特殊生物活性作用的成分——蒜素和超氧化物歧化酶等。大蒜不仅具有较高的营养价值，而且有很高的食疗作用。

2. 姜

姜是一味极为重要的调味品，它可将自身的辛辣味和特殊芳香渗入菜肴中，使其鲜美可口，味道清香。生姜具有解毒杀菌、促进血行、祛散寒邪的作用，饮热姜汤对着凉、感冒能起到很好的预防和治疗作用。生姜中的姜辣素进入人体后，能产生一种抗氧化酶，抗氧自由基的效果超过维生素 E，可以预防癌症，抵抗衰老。烂姜、冻姜不宜食用，因为姜变质后会产生致癌物。

3. 葱

葱作为调味品可以用于煎炒烹炸、生食或拌凉菜，同时具有防治疫病的功效。葱含有刺激性气味的挥发油，能祛除菜肴中的异味、产生特殊香气。它还含有前列腺素A，有舒张小血管、促进血液循环的功效，有助于防止血压升高所致的头晕，使大脑保持灵活和预防老年痴呆。经常吃葱的人，可降低胆固醇水平，强壮体质。葱含有微量元素硒，可降低胃液内的亚硝酸盐含量，对预防胃癌等多种癌症有一定作用。葱中的挥发性辣素有较强的杀菌作用。

4. 辣椒

辣椒含有辣椒素，能增强胃肠蠕动，促进消化液分泌，增进食欲，加速新陈代谢。辣椒素还可以促进激素分泌，对皮肤有很好的美容保健作用。辣椒含有丰富的维生素C，可以控制心脏病及冠状动脉硬化，降低胆固醇。它还含有较多抗氧化物质，可预防癌症及其他慢性疾病。

知识链接

吃大蒜时应注意的问题

大蒜是一种抗细菌、抗病毒、抗癌症、有助减肥的食品，它能把癌症的风险降到最低点，能使肺癌风险降低50%，能使结肠癌风险降低2/3。研究表明，食用大蒜时，应把大蒜切成片，然后在空气里放置15min后食用，大蒜氧化后其蒜素含量最高。

三、酒类的营养价值

我国的酒类根据制造方法的不同可以分为三类，即发酵酒、蒸馏酒和配制酒。酒对人体产生作用的主要成分是乙醇，少量乙醇可兴奋神经中枢，促进血液循环和增强物质代谢。过量饮酒对人体有害，严重的可造成酒精中毒而死。孕妇、儿童不宜饮酒。

蒸馏酒中以白酒居多。白酒种类很多，风味各异，乙醇含量为20%～60%。白酒的香味成分非常复杂，一般由醇、酯、醛类物质组成，起呈香作用。白酒具有高能量的营养特点，少量饮用具有刺激食欲、补充能量、舒筋活血的功效，过量饮用则会对身体健康造成危害。

啤酒属于发酵酒，营养丰富，除含有乙醇和二氧化碳外，还含有果糖、麦芽糖和糊精等碳水化合物，以及矿物质（如钙、磷、钾、镁、锌）等，素有“液体面包”的美誉。啤酒在发酵过程中产生多种氨基酸、脂肪酸，以及醇、醛、酮类物质，形成独特的风味。优质啤酒在一定程度上会刺激胃液分泌、促进消化和利尿。适量饮用啤酒对预防肾脏病、高血压、心脏病有一定的作用。

葡萄酒属发酵酒是果酒中有代表性的一种。它的香味成分主要来自丙醇、异戊醇和乳酸乙酯。它的营养成分不仅有乙醇、有机酸、挥发酯、多酚及单宁物质，也有丰富的氨基酸、糖、多种维生素，还有钾、钙、镁、铜、锌、铁等矿物质。经常饮用葡萄酒，不仅能为人体提供多种营养素和能量，还有预防肝病和心脏病、抗衰老、美容养颜的作用。

黄酒属发酵酒，是中国古老的饮料酒，它具有独特的风味和很高的营养价值。黄酒含有糖类、糊精、有机酸、维生素等营养物质，其氨基酸含量居各种酿造酒之首。

配制酒，是以发酵酒、蒸馏酒或者食用酒精为酒基，加入可食用的花、果、动植物或中草药，或以食品添加剂为呈色、呈香及呈味物质，采用浸泡、煮沸、复蒸等不同工艺加工改变了其原酒基风格的酒。配制酒分为植物类配制酒、动物类配制酒、动植物配制酒及其他配制酒。有些配制酒选用药食同源的动植物进行制作，具有提高免疫力等特殊功效。

四、茶饮料的营养价值

（一）我国茶叶的种类

茶树采摘下来的嫩芽，经不同的制茶方法可制作成各类茶饮品。我国是世界上茶树品种最丰富的国家。目前茶叶分类尚未有统一的方法，我国按照不同的标准有不同的分类方法，以制法和品质为基础，以茶多酚氧化程度为序把初制茶叶分为绿茶、红茶、黑茶、乌龙茶、黄茶、白茶六大类。

1. 绿茶

绿茶是不经过发酵的茶，即将鲜茶叶经过摊晾后直接放到 100～200℃的热锅里炒制，以保持其绿色的特点。绿茶是我国产区最广、产量最多的一类茶叶，具有香高、味醇、形美、耐冲泡等特点。由于加工时干燥方法的不同，绿茶又可分为炒青绿茶、烘青绿茶、蒸青绿茶和晒青绿茶。

2. 红茶

红茶属于全发酵茶，发酵程度大于 80%，茶多酚氧化产生茶红素、茶黄素等，呈现红汤、红叶，形成特有的色、香、味。红茶主要有小种红茶、功夫红茶和红碎茶。

3. 黑茶

黑茶属于后发酵茶类，主要用于制作紧压茶。由于加工时堆积发酵时间较长，其叶色呈暗褐色。

4. 乌龙茶

乌龙茶是一类介于红茶和绿茶之间的半发酵茶，既有绿茶的鲜浓，又有红茶的甜醇，汤色金黄或橙黄、清澈明亮，滋味醇厚。乌龙茶工艺复杂、费时，泡法也最讲究，所以喝乌龙茶也被称为喝“功夫茶”。

5. 黄茶

黄茶属于微发酵茶，在制茶过程中，经过闷堆渥黄，形成黄叶、黄汤，茶汤香气清悦，滋味醇厚。黄茶分黄芽茶、黄小茶、黄大茶。

6. 白茶

白茶属轻微发酵茶，加工时不炒不揉，只将细嫩、叶背满茸毛的茶叶晒干或用文火烘干，而使白色茸毛完整地保留下来，具有外形芽毫完整或形态自如成朵，满身批毫，毫香清鲜，汤色清中显绿，滋味清淡回甘的特点。

知识链接

春茶、夏茶、秋茶和冬茶的特点

春茶是指当年3月下旬到5月中旬采制的茶叶。春茶芽肥硕、色泽翠绿、叶质柔软、滋味鲜活、香气宜人，且含丰富的维生素和氨基酸。夏茶是5月中旬至7月初采制的茶叶。夏茶中能溶于茶汤中的水浸出物含量相对减少，其滋味、香气多不如春茶强烈，且花青素、咖啡因、茶多酚含量比春茶多，滋味较为苦涩。秋茶是8月中旬以后采制的茶叶，新梢芽内含物质相对减少，叶片大小不一，叶底发脆，滋味和香气显得比较平和。冬茶在10月下旬开始采制。冬茶新梢芽生长缓慢，内含物质逐渐增加，所以滋味醇厚，香气浓烈。

（二）茶的化学成分

茶叶中化学成分种类繁多，组成复杂。研究表明，茶叶的化学成分有500多种，其中有机化合物有450种以上，无机化合物约有30种。茶叶中的化学成分归纳起来可分为水分和干物质两大类。干物质一般占鲜叶重的22%～25%，包括有机质和矿物质，其中有机质占93%以上。

1. 水分

水分是茶树生命活动中必不可少的成分，是制茶过程一系列化学变化的重要介质。制茶过程中茶叶色、香、味的变化就是随水分的变化而变化的。因此，在制茶时常将水分的变化作为控制品质的重要生化指标。

2. 蛋白质与氨基酸

茶叶中的蛋白质含量占干物质总量的20%～30%，氨基酸含量占干物质总量的1%～4%。茶叶中的氨基酸有茶氨酸、谷氨酸等，其中茶氨酸含量约占氨基酸总量50%以上。氨基酸，尤其是茶氨酸是形成茶叶香气和鲜爽度的重要成分。

3. 生物碱

茶叶中的生物碱包括咖啡碱、可可碱和茶碱，其中以咖啡碱的含量最多，占干物质总量的2%～5%，是形成茶叶滋味的重要物质，其他成分含量微少，所以茶叶中的生物碱含量常以测定咖啡碱的含量为代表。咖啡碱对人体有多种药理功效，如提神、利尿、促进血液循环、助消化等。

4. 茶多酚

茶多酚是茶叶中 30 多种多酚类物质的总称，包括儿茶素、黄酮类、花青素和酚酸四大类物质。茶多酚的含量占干物质总量的20%～35%。在茶多酚总量中，儿茶素约占70%，它是决定茶叶色、香、味的重要成分，其氧化聚合产物茶黄素、茶红素等对红茶汤色的红艳度和滋味有决定性作用。黄酮类物质是形成绿茶汤色的主要物质之一。花青素呈苦味，花青素过多会降低茶叶的品质，影响红茶汤色的红艳度，造成绿茶滋味苦涩。

5. 糖类

茶叶中的糖类包括单糖、双糖和多糖，占干物质总量的20%～25%。单糖和双糖易溶于水，含量为 0.8%～4%，是组成茶叶滋味的物质之一。茶叶中的多糖是衡量茶叶老嫩度的重要成分。茶叶中的水溶性果胶是形成茶汤厚度和外形光泽度的主要成分。

6. 有机酸

茶叶中的有机酸是香气的主要来源，现已发现茶叶香气成分中有机酸的种类达 25 种。有些有机酸本身虽无香气，但经氧化后转化为香气成分，如亚油酸等；有些有机酸是香气成分的良好吸附剂，如棕榈酸等。

7. 脂类

茶叶中的脂类物质包括脂肪、磷脂、甘油酯、糖脂和硫酯等，含量占干物质总量的8%左右，对形成茶叶香气有着积极作用。

8. 色素

茶叶中的色素包括脂溶性色素和水溶性色素两部分，含量仅占茶叶干物质总量的1%左右。脂溶性色素不溶于水，有叶绿素、叶黄素、胡萝卜素等。水溶性色素有黄酮类物质、花青素及茶多酚氧化产物。绿茶、红茶、黄茶、白茶、乌龙茶、黑茶六大茶类的色泽均与茶叶中色素的含量、组成、转化密切相关。

9. 芳香物质

茶叶中的芳香物质是指茶叶中挥发性物质的总称。通常茶叶含有的香气成分化学物达 300 余种。鲜叶中的芳香物质以醇类为主，低沸点的青叶醇具有强烈的青草气，高沸点的沉香醇、苯乙醇等具有清香、花香等特性。成品绿茶的芳香物质以醇类和吡嗪类的香气成分含量较多，红茶香气成分以醇类、醛类、酮类、酯类等香气化学物为主，它们多是在烘炒或加工过程中氧化而成的。

10. 维生素

茶叶中含有丰富的维生素，其含量约占干物质总量的 0.6%～1%。其中脂溶性维生素以维生素 A 含量较多，但由于其不溶于水，饮茶时不能被直接吸收利用。水溶性维生素以维生素 C 含量最多，一般每 100g 高级绿茶中水溶性维生素含量可达 250mg 左右，最高的可达 500mg 以上。

除以上化学成分外，茶叶中还含有丰富的酶类和无机化合物。茶叶加工就是利用酶的特性，钝化或激发酶的活性而获得各类茶特有的色香味。茶叶中的无机化合物约占干物质总量的 3.5%～7.0%，其中水溶性成分和不溶性成分分别占 2%～4%和 1.5%～3.0%。

（三）茶的营养功能

1. 补充人体需要的多种维生素

茶叶中含有多种维生素，饮茶是补充水溶性维生素的好办法，每人每天只要喝 10g 左右的优质绿茶，就能满足人体对维生素 C 的日需要量。

2. 补充人体需要的蛋白质和氨基酸

茶叶中能被直接吸收利用的水溶性蛋白质含量约为 2%，茶叶中的氨基酸丰富，多达 20 余种，其中异亮氨酸、苏氨酸、赖氨酸等是人体必需氨基酸，可作为人体蛋白质和氨基酸的补充来源。

3. 补充人体需要的矿物质

茶叶中含有人体所需的大量矿物质，每克绿茶中平均含锌量达 73μg，高的可达 252μg。

（四）茶的保健功能

茶不仅具有提神清心、清热解暑、消食化痰、去腻减肥、解毒醒酒、生津止渴、降火明目等功能，还对现代疾病，如辐射病、心脑血管病、癌症等有一定功效。茶叶具有药理作用的主要成分是茶多酚、咖啡碱、脂多糖等。

1. 延缓衰老，抑制心血管疾病和预防癌症

茶多酚具有很强的抗氧化性和生理活性，是人体自由基的清除剂，其抗衰老效果比维生素 E 高 18 倍。茶多酚可降低血液黏稠度，抑制动脉粥样硬化，阻断亚硝胺的形成，并且有直接杀伤癌细胞和提高机体免疫能力的功效。

2. 预防和治疗辐射损伤，抑制和抵抗病原菌

根据临床试验，茶叶提取物对肿瘤患者的轻度放射病和白细胞减少症状疗效明显。茶多酚有较强的收敛作用，对病原菌、病毒有明显的抑制和杀灭作用，对消炎止泻有明显效果。

3. 醒脑提神，利尿解乏

茶叶中的咖啡碱能增强大脑皮层的兴奋过程，起到提神益思、清心醒脑的效果；咖啡碱还可以刺激肾脏，促使尿液迅速排出体外。

4. 美容减肥，护齿明目

茶多酚具有消毒、灭菌、抗衰老，减少日光中的紫外线辐射对皮肤的损伤等功效。此外，经常饮茶可以护眼明目、降低龋齿。

五、功能食品的营养价值和营养保健功能

（一）功能食品的概念

我国功能食品定义同保健食品，是指声称并具有特定保健功能或者以补充维生素、矿物质为目的的食品，即适用于特定人群食用，具有调节机体功能，不以治疗疾病为目的，并且对人体不产生任何急性、亚急性或慢性危害的食品。

（二）功能食品中的活性成分与活性物质

1. 活性成分

食品中具有某些特殊功能的成分一般被称为活性成分（亦称功能成分或功能因子），包括生理活性成分、药理活性成分、生理和药理两者兼有的活性成分。生理活性成分具有调节人体生理活动、提高免疫力、预防疾病、促进健康的作用。药理活性成分主要用于治疗疾病。生理和药理两者兼有的活性成分具有调节人体生理活动和治疗疾病的双重功效。

2. 活性物质

含有活性成分的物质，被称为活性物质，可分为三大类，即生理活性物质、药理活性物质和生理、药理兼有活性物质。

3. 活性成分的种类

各类功能食品活性成分主要包括膳食纤维、功能性低聚糖、活性多糖、活性多肽与活性蛋白质、功能性植物多酚、功能性维生素、功能性脂肪酸等。

4. 功能食品的种类

功能食品主要包括增智、益智功能食品（如大豆磷脂、二十二碳六烯酸）、增强免

疫力的功能食品（如花粉、蛋黄免疫球蛋白）、提高运动能力的功能食品、延缓衰老的功能食品、调节血糖功能食品（如甘露醇、蜂胶）、降血脂的功能食品（如功能性油脂，含皂苷、多酚、黄酮类活性成分的功能食品，肽类降脂功能食品）、减肥功能食品、改善贫血功能食品、改善胃肠道功能的功能食品。

思考训练题

一、选择题

1．新鲜果蔬中含有丰富的维生素 C，但易于缺乏的营养素有（　　）。
A．蛋白质　B．微量元素　C．能量物质　D．矿物质

2．鱼类食物具有的营养特点是（　　）。
A．蛋白质质量高　B．脂肪中含有 ω-3 脂肪酸
C．富含膳食纤维　D．钙磷含量丰富

3．有人饮用牛奶后出现腹胀、腹痛、腹泻，常见的原因是（　　）。
A．牛奶受到细菌污染　B．可能是喝得太多
C．肠内缺乏消化乳糖的酶　D．牛奶含钙很高

4．坚果的营养特点包括（　　）。
A．蛋白质含量较高
B．富含不饱和脂肪酸
C．富含钾、镁、钙、磷、铁等矿物质
D．富含维生素 A、维生素 D

5．水果中维生素 C 含量较高的是（　　）。
A．柠檬　B．山楂　C．柑橘　D．猕猴桃

6．蔬菜中含胡萝卜素最为丰富的是（　　）。
A．深色的叶类蔬菜　B．浅色的茎类蔬菜
C．深色的茎类蔬菜　D．浅色的叶类蔬菜

7．食物中富含维生素 A 的是（　　）。
A．肉类　B．动物内脏　C．米面　D．鱼肝油

8．食物中不是补充钙的良好途径的是（　　）。
A．奶类及奶制品　B．小虾米皮
C．紫菜　D．骨头汤

9．禽类脂肪比畜类脂肪营养价值高，是因为（　　）。
A．禽类脂肪含量高于畜类脂肪　B．禽类脂肪中不饱和脂肪酸含量高
C．禽类脂肪中 B 族维生素含量高　D．禽类脂肪中矿物质含量高

10．酱油、味精等调味品（　　）。

A. 都含高量钠，应尽量避免摄取 B. 含高量饱和脂肪酸，应避免摄入

C. 含高钾 D. 含高糖量，应避免摄入太多

11. 谷物类蛋白质的营养价值不高，主要是因为（ ）。

A. 富含亮氨酸 B. 缺乏赖氨酸

C. 脂肪含量低 D. 吸收率低

12. 谷类食物中含有的维生素主要是（ ）。

A. 维生素 C B. 维生素 A C. B 族维生素 D. 维生素 E

13. 谷类中矿物质吸收率较低的一个原因，是含有较多（ ）。

A. 植酸 B. 草酸 C. 醋酸 D. 磷酸

14. 下列说法不正确的是（ ）。

A. 谷物的加工精度越高，营养损失越大

B. 谷物淘洗次数越多，温度越高，营养损失越大

C. 酵母发酵可以提高谷物中矿物质的吸收率

D. 油炸食品可以保护谷物中维生素免受损失

15. 膳食中优质蛋白质的主要来源是（ ）。

A. 蔬菜、谷物、肉类 B. 肉类、水果、豆类

C. 肉类、豆类、蛋类 D. 肉类、谷物、豆类

16. 在米的淘洗过程中，主要损失的营养素是（ ）。

A. B 族维生素和矿物质 B. 碳水化合物

C. 蛋白质 D. 维生素 C

17. 豆制品中，（ ）是维生素 C 的良好来源。

A. 豆腐 B. 豆豉 C. 豆芽 D. 豆浆

18. 食用油脂在烹调中的作用，描述不正确的是（ ）。

A. 有良好的口味和色泽

B. 能加快烹调的速度，缩短食物的成熟时间，使原料保持鲜嫩

C. 高温加热可使油脂中的维生素 A、维生素 E 和胡萝卜素等遭受破坏

D. 高温可缩短烹调时间，减少维生素损失，因此应高油温烹调加工蔬菜

19. 奶制品中不适合喂养婴儿的是（ ）。

A. 甜炼乳 B. 奶粉 C. 调制奶粉 D. 酸奶

20. 食品中所含热能和营养素能满足人体需要的程度被称为（ ）。

A. 食品的营养素密度 B. 食品的营养价值

C. 食品的热能密度 D. 食品营养质量指数

21. 谷类食物中较难消化的成分是（ ）。

A. 支链淀粉 B. 直链淀粉 C. 果糖 D. 葡萄糖

22. 影响谷类矿物质吸收利用的成分是（ ）。

A. 磷酸 B. 直链淀粉 C. 支链淀粉 D. 果糖

23．菠菜、茭白等蔬菜中钙、铁不易吸收是由于含有一定量的（　　）。

A．植物　　B．鞣酸　　C．草酸　　D．磷酸

24．谷类中第一限制氨基酸是（　　）。

A．蛋氨酸+胱氨酸　　B．赖氨酸

C．色氨酸　　D．苏氨酸

25．影响钙吸收的植酸主要存在于（　　）。

A．粮谷类　　B．蔬果类　　C．肉类　　D．奶类

26．畜肉类营养价值较高是因为富含（　　）。

A．钙　　B．铁　　C．维生素　　D．蛋白质

27．消化功能不良，饮用鲜奶易出现腹胀等不适症状者，较适宜选择食用的奶制品为（　　）。

A．全脂奶粉　　B．脱脂奶粉　　C．酸奶　　D．淡炼乳

28．畜肉中含胆固醇最高的部分是（　　）。

A．肥肉　　B．瘦肉　　C．肝脏　　D．脑

二、简答题

1．食品营养价值评价有哪些指标？评定食品营养价值有什么意义？

2．比较畜肉和禽肉的营养价值。

3．简述鸡蛋的营养价值。

4．简述牛奶的营养价值。

5．如何改善谷类蛋白质的营养价值？

三、讨论题

在不同种类食品的选择上，有些营养学家形象地说："吃四条腿的（畜类食品）不如两条腿的（禽类食品），吃两条腿的不如吃没有腿的（鱼类食品）。"请依据食品营养学知识对以上观点进行分析和讨论。

项目三　膳 食 平 衡

知识目标

1. 了解膳食结构和膳食指南的概念。
2. 理解中国居民平衡膳食宝塔（2022）。
3. 了解食品加工中各类营养素的变化。
4. 了解食品营养强化和保健食品的基本知识。

能力目标

1. 能践行《中国居民膳食指南（2022）》。
2. 能应用中国居民平衡膳食宝塔（2022）的基本原则进行膳食规划。
3. 能利用所学知识合理选择保健食品。

课堂导入 3-1

长寿的秘密

巴马瑶族自治县是世界五大长寿乡链条中唯一长寿老人不断增多的地方，位于广西盆地和云贵高原的斜坡地带。巴马人的饮食特点是低热量、低脂肪、低盐和高维生素、高纤维素，每日两粥一饭，均自然处于限食状态。主食以玉米粥和大米粥为主，辅以番薯和各类蔬菜、豆类等天然食品，常用火麻油炒菜。火麻油是目前所有常见的食用植物油中不饱和脂肪酸含量最高的，也是目前世界上唯一能溶于水的植物油。巴马瑶族自治县境内多山，空气清新，被称为“天然氧吧”。该县北部山区的农田和菜地土壤中锰、锌含量极高，而铜、镉含量低。研究表明，高锰低铜的土壤分布与心血管发病率呈负相关，与长寿老人的密度呈正相关。锌被称为“生命之花”，能提高人体免疫力，维持人体正常新陈代谢。

问题：巴马瑶族自治县居民的饮食属于哪种膳食类型？

任务一　膳 食 结 构

膳食结构

一、膳食结构的类型

膳食是指人们经常性的、有规律进食的食物或食品。广义的膳食，包括食物的选择、加工方式、消费和利用等内容；狭义的膳食仅指人们日常生活的食物组成情况。

膳食结构是指膳食中主要食物种类和数量的组成。不同民族、不同地区的居民有着不同的饮食生活习惯及食物构成，这种食物种类和数量的相对构成特点即为膳食模式。

按照膳食中动物性食物、植物性食物所占的比重，以及能量、蛋白质、脂肪和碳水化合物的供给量作为划分膳食结构的标准，可将世界不同地区的膳食结构分为以下 4 种类型。

（一）动物性食物、植物性食物平衡的膳食结构

动物性食物、植物性食物平衡的膳食结构以日本、新加坡为代表。这种膳食中动物性食物与植物性食物比例适当，在动物性食物消费量中，海产品所占比例达到 50%，动物性蛋白质摄入量占总蛋白质摄入量的 42.8%；每天能量摄入保持在 8 368kJ（2 000kcal）左右，宏量营养素供能比例为：碳水化合物 57.7%、脂肪 26.3%、蛋白质 16.0%。

该类型的膳食结构中，能量既能够满足人体需要，又不致过剩；蛋白质、脂肪、碳水化合物的供能比例合理；来自植物性食物的膳食纤维和来自动物性食物的营养素（如铁、钙等）均比较充足，同时动物性脂肪又不高，有利于避免营养缺乏病和营养过量性疾病，促进人体健康。该类型的膳食结构已成为世界各国调整膳食结构的首要参考。

（二）以植物性食物为主的膳食结构

以植物性食物为主的膳食结构主要存在于发展中国家，每人平均能量摄入量小于 8 786kJ（2 100kcal）/d，蛋白质摄入量小于 50g/d，动物性蛋白质摄入量占蛋白质总摄入量的 10%～20%，甚至小于 10%，而碳水化合物占总能量的比值高达 76.6%。这种膳食结构中膳食纤维较多，脂肪、热量和蛋白质均不高，心血管疾病发生率较发达国家低，蛋白质质量不高，维生素 A、维生素 B_2 不足，钙、铁等矿物质利用率低，有较普遍的营养缺乏病发生，属于营养不足型膳食结构。

（三）以动物性食物为主的膳食结构

欧美国家对于肉类、蛋类、奶类及罐头制品等动物性食物需求较多，年人均消费肉类 100kg 左右、奶及奶制品 100～150kg、蛋类 15kg、食糖 40～60kg，而谷类的年消费量为 60～75kg。膳食结构为高脂、高蛋白和高能量的“三高型”，其中脂肪每天摄入量为 130～150g，蛋白质 100g 以上，而且动物性蛋白质比例高，超过 50%，能量为 1.38×10^4～1.46×10^4kJ。这种膳食结构缺乏膳食纤维，高脂会带来心血管疾病的增加，高能量还会带来肥胖、糖尿病和某些癌症发病率的增加。

（四）地中海膳食结构

地中海地区居民心脑血管疾病发生率很低，如意大利、希腊可作为地中海膳食结构的代表。该类型膳食结构的突出特点是饱和脂肪酸摄入量低，膳食中含大量复合碳水化合物，蔬菜、水果摄入量较高。该类型膳食结构的主要特点是：食物的加工程度低，新鲜度较高；以当季、当地产的食物为主；橄榄油是主要的食用油；脂肪提供的能量占膳食总能量的比值为 25%～35%，饱和脂肪酸所占比例较低，为 7%～8%；每天食用适量奶酪和酸奶；每周食用适量鱼、禽，少量的蛋；以新鲜水果作为典型的每日餐后食品，

甜食每周只食用几次；每月食用几次红肉（猪、牛和羊肉及其产品）；大部分成年人有饮用葡萄酒的习惯。

二、中国居民的膳食结构

（一）中国居民传统膳食结构的特点

中国居民的传统膳食以植物性食物为主，谷类、薯类和蔬菜的摄入量较高，肉类的摄入量较低，豆类及豆制品总体摄入量不高且因地区而不同，奶类及奶制品消费在大多数地区不多。中国居民传统的膳食结构的特点如下所述。

1. 高碳水化合物

我国南方居民以大米为主食，北方居民以小麦为主食，谷类食物的供能比例在70%以上。

2. 高膳食纤维

谷类食物和蔬菜中所含的膳食纤维丰富，因此我国居民膳食纤维的摄入量也很高。这是我国居民传统膳食结构的优势之一。

3. 低动物脂肪

在我国居民传统的膳食结构中，动物性食物的摄入量很少，动物脂肪的供能比例一般在10%以下。

（二）中国居民膳食结构的现状及变化趋势

2015～2019年，国家卫生健康委员会组织中国疾病预防控制中心、国家癌症中心、国家心血管病中心开展了新一轮的中国居民慢性病与营养监测，覆盖31个省（区、市）近6亿人口，现场调查人数超过60万，具有国家和省级代表性，根据监测结果形成《中国居民营养与慢性病状况报告（2020年）》。报告结果显示，近年来，随着健康中国建设和健康扶贫等民生工程的深入推进，我国营养改善和慢性病防控工作取得积极进展和明显成效。主要体现以下几个方面。

一是居民体格发育与营养不足问题持续改善，城乡差异逐步缩小。居民膳食能量和宏量营养素摄入充足，优质蛋白质摄入不断增加。成人平均身高继续增长，儿童青少年生长发育水平持续改善，6岁以下儿童生长迟缓率、低体重率均已实现2020年国家规划目标，特别是农村儿童生长迟缓问题已经得到根本改善。居民贫血问题持续改善，成人、6～17岁儿童青少年、孕妇的贫血率均有不同程度的下降。

二是居民健康意识逐步增强，部分慢性病行为危险因素流行水平呈现下降趋势。近年来，居民吸烟率、二手烟暴露率、经常饮酒率均有所下降。家庭减盐取得成效，人均每天烹调用盐9.3g，与2015年相比下降了1.2g。居民对自己健康的关注程度也在不断提高，定期测量体重、血压、血糖、血脂等健康指标的人群比例显著增加。

三是重大慢性病过早死亡率逐年下降，因慢性病导致的劳动力损失明显减少。2019年，我国居民因心脑血管疾病、癌症、慢性呼吸系统疾病和糖尿病等四类重大慢性病导致的过早死亡率为16.5%，与2015年的18.5%相比下降了2个百分点，降幅达10.8%，提前实现2020年国家规划目标。

随着我国经济社会发展和卫生健康服务水平的不断提高，居民人均预期寿命不断增长，随着慢性病患者生存期的不断延长，加之人口老龄化、城镇化、工业化进程加快和行为危险因素流行对慢性病发病的影响，我国慢性病患者基数仍将不断扩大。同时，因慢性病死亡的比例也会持续增加，2019年我国因慢性病导致的死亡人数占总死亡人数的88.5%，其中心脑血管病、癌症、慢性呼吸系统疾病死亡比例为80.7%，防控工作仍面临巨大的挑战。挑战主要体现在两个方面。

一是居民不健康生活方式仍然普遍存在。膳食脂肪供能比持续上升，农村首次突破30%推荐上限。家庭人均每日烹调用盐和用油量仍远高于推荐值，同时，居民在外就餐比例不断上升，食堂、餐馆、加工食品中的油、盐应引起关注。儿童青少年经常饮用含糖饮料问题已经凸显，15岁以上人群吸烟率、成人30天内饮酒率超过1/4，身体活动不足问题普遍存在。

二是居民超重肥胖问题不断凸显，慢性病患病/发病率仍呈上升趋势。城乡各年龄组居民超重肥胖率继续上升，有超过一半的成年居民超重或肥胖，6～17岁、6岁以下儿童青少年超重肥胖率分别达到19%和10.4%。高血压、糖尿病、高胆固醇血症、慢性阻塞性肺疾病患病率和癌症发病率与2015年相比有所上升。

面对当前仍然严峻的慢性病防控形势，党中央、国务院高度重视，将实施慢性病综合防控战略纳入《“健康中国2030”规划纲要》，将合理膳食和重大慢病防治纳入健康中国行动，进一步聚焦当前国民面临的主要营养和慢病问题，从政府、社会、个人（家庭）3个层面协同推进，通过普及健康知识、参与健康行动、提供健康服务等措施，积极有效应对当前挑战，推进实现全民健康。

课堂导入 3-2

“吃”的苦恼

人们在享受美食的同时，身体也在辛勤地劳作，不断地把吃下去的蛋糕、烤肉、奶茶等变成脂肪储备起来，成功升级为“胖子”。于是，减肥成为毕生的“事业”。

问题：怎么吃才能又美又健康？

任务二 膳食指南

膳食指南

膳食指南是根据营养学原理，紧密结合我国居民膳食消费和营养状况的实际情况制定的，是指导广大居民实践平衡膳食、获得合理营养的科学文件。

制定膳食指南的目的包括：引导食物生产和消费；保障人群膳食平衡，满足其营养素需求，提高生活质量和身体素质；指导运动或体力活动，纠正不良行为和习惯；预防营养素缺乏和过量，预防营养相关慢性疾病发生。

中国营养学会于 1989 年制定并发布了《中国居民膳食指南》，1997 年发布了第 2 版《中国居民膳食指南》，以及《特定人群膳食指南》。2007 年 9 月由中国营养协会理事会扩大会议通过了《中国居民膳食指南（2007）》。2014 年起，国家卫生和计划生育委员会委托中国营养学会组织专家根据中国居民膳食结构变化，历时两年时间，于 2016 年 5 月发布了《中国居民膳食指南（2016）》。时隔六年，中国营养学会发布了最新版的《中国居民膳食指南（2022）》。

随着社会经济的发展，我国居民健康状况和营养水平不断改善，《中国居民膳食指南（2022）》通过帮助居民改善膳食结构，起到了引导食物生产与消费、促进健康发展等重要作用。

《中国居民膳食指南（2022）》由一般人群膳食指南、特定人群膳食指南和中国居民平衡膳食实践三部分组成，共有 8 条核心推荐条目，在每个条目下设有提要、关键推荐、实践应用、科学依据和知识链接。提要是对条目中心内容、关键推荐和关键事实进行的总结；关键推荐是对实现核心条目建议的具体化操作要点；为指导大众在日常生活中进行具体实践，同时推出了中国居民平衡膳食宝塔（2022）、中国居民平衡膳食餐盘（2022）、中国儿童平衡膳食算盘（2022）三个可视化图形；凝聚了近百名专家对营养和膳食问题的核心意见和科学共识，将为全体营养和健康教育工作者、健康传播者提供最新的科学证据和资源，在落实健康中国行动中发挥重要作用。

《中国居民膳食指南（2022）》适用于 2 岁以上健康人群，根据该人群的生理特点和营养需要，结合我国居民膳食结构特点，以期达到平衡膳食、合理营养、保证健康的目的。

一、食物多样，谷类为主

（一）条目具体内容

（1）坚持谷类为主的平衡膳食模式。

（2）每天的膳食应包括谷薯类、蔬菜、水果、畜禽鱼蛋奶和豆类食物。

（3）平均每天摄入 12 种以上食物，每周 25 种以上，合理搭配。

（4）每天摄入谷类食物 200～300g，其中包含全谷物和杂豆类 50～150g；薯类 50～100g。

（二）条目说明

（1）食物多样。小份量选择、同类食物互换、巧搭配营养好、粗细搭配、荤素搭配、色彩搭配。

（2）谷类为主。餐餐有谷类，在外就餐勿忘主食。

（3）全谷物和杂豆作为膳食重要组成。全谷物和杂豆是膳食的好搭档，可以融入主食中摄入，也可做成菜肴。

（4）增加薯类摄入。可以将红薯等薯类做成主食，某些薯类可以做成菜肴，如家常的炒土豆丝等。

二、吃动平衡，健康体重

（1）各年龄段人群都应天天运动、保持健康体重。

（2）食不过量，保持能量平衡。

（3）坚持日常身体活动。每周至少进行 5d 中等强度身体活动，累计 150min 以上；主动身体活动最好每天 6 000 步。

（4）鼓励适当进行高强度有氧运动，加强抗阻运动，每周 2～3d。

（5）减少久坐时间，每小时起来动一动。

知识链接

食量和运动量

（1）每天吃多少食物为适量？

食不过量是指每天摄入各种食物所提供的能量，和人体所消耗的能量大致相同，这样才能达到能量平衡，保持健康体重。一般食欲可以有效地控制进食量，吃饱就意味着能量可以满足身体需要。有些人满足其食欲的进食量往往要超过实际需要，过多的能量摄入可引起体重的增加，造成超重乃至肥胖。反之，有人食欲不佳，摄入的能量不能满足身体的需要，就可能造成体重过低或消瘦。

俗话说“一口吃不成胖子”，在能量摄入大于消耗的基础上，从体重增加发展到肥胖往往要经历一个较长的时间。预防超重就要从控制日常的饮食量做起，从少吃一两口做起，每天减少一点能量的摄入，长期坚持才有可能控制住体重的增加。

（2）健康成年人适宜的身体活动量是多少？

身体活动时，肌肉收缩，能量消耗增加。人们的身体活动包括两个部分：一部分包括工作、出行和家务日常生活中消耗较多的体力活动；另一部分是体育锻炼活动。

每天都有一些体力消耗活动的生活习惯，减少看电视、打牌等久坐少动的时间，是健康生活方式中必不可少的内容。做家务、散步、上下楼梯、短距离走路和骑自行车等日常活动都可以消耗能量，有助于保持人体能量平衡。

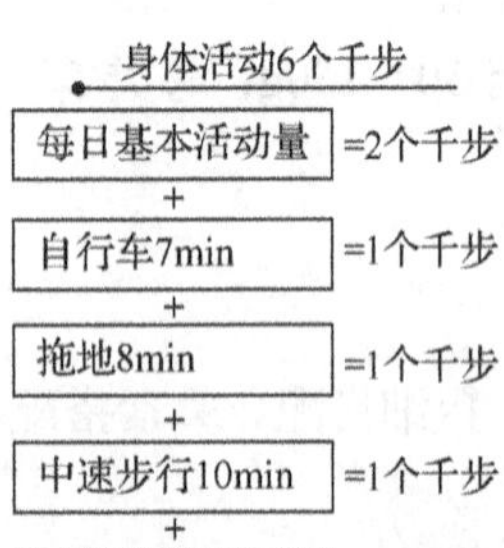

图 3-1　身体活动量

体育锻炼是以健身为目的的主动身体活动，适合一般人的是中等强度的有氧运动，如快走、慢跑、游泳、打球等。最好能坚持每周 3 次，每次 30min 以上的中等强度的有氧运动。

身体活动量是根据活动的强度，即单位活动时间消耗的能量，折合成相当于走路的千步量。《中国成人身体活动指南》推荐的健康成人每天身体活动量应达到 6～10 个千步的活动量（图 3-1）。

三、多吃蔬果、奶类、全谷、大豆

（一）条目具体内容

（1）蔬菜、水果、全谷和奶制品是平衡膳食的重要组成部分。

（2）餐餐有蔬菜，保证每天摄入不少于 300g 的新鲜蔬菜，深色蔬菜应占 1/2。

（3）天天吃水果，保证每天摄入 200～350g 的新鲜水果，果汁不能代替新鲜水果。

（4）吃各种各样的奶制品，摄入量相当于每天 300mL 以上液态奶。

（5）经常吃全谷物、大豆制品，适量吃坚果。

（二）条目说明

（1）餐餐有蔬菜，深色占一半。天天吃水果，蔬果巧搭配，五颜六色会挑选，巧烹饪保营养。蔬菜、水果能量低，是维生素、矿物质、膳食纤维和植物化学物质的重要来源。提高蔬菜、水果摄入量可以降低脑卒中、冠心病、食管癌和结肠癌的发病风险，以及心血管疾病的死亡风险。

（2）牛奶富含钙质，多摄入可增加人体骨密度，酸奶可以缓解便秘；建议选择多种奶制品，乳糖不耐受人群适合选择酸奶等制品。

（3）大豆及其制品可降低乳腺癌、骨质疏松、胃癌、高血压的发生风险。大豆及其制品建议摄入量为 25g/d。

（4）经常吃全谷物、适量坚果有益健康，不宜过量食用。

四、适量吃鱼、禽、蛋和瘦肉

（一）条目具体内容

（1）鱼、禽、蛋和瘦肉摄入要适量，平衡每天 120～200g。

（2）每周最好吃鱼 2 次或 300～500g，蛋类 300～350g，畜禽肉 300～500g。

（3）少吃深加工肉制品。

（4）鸡蛋营养丰富，吃鸡蛋不弃蛋黄。

（5）优先选择鱼，少吃肥肉、烟熏和腌制肉制品。

（二）条目说明

鱼、禽、蛋、瘦肉为优质蛋白质、脂溶性维生素和某些矿物质的良好膳食来源。

（1）鱼类含有较多的不饱和脂肪酸，有些鱼类富含二十碳五烯酸和二十二碳六烯酸；禽类脂肪含量相对较低；蛋类各种营养成分比较齐全，营养价值高，但胆固醇含量也高，摄入量不宜过多；畜肉类中铁的利用率较高，但饱和脂肪酸含量较高。

（2）在烟熏和腌制肉类的过程中，肉类易遭受一些致癌物污染，过多摄入烟熏肉可增加胃癌和食管癌的发病风险（B 级）。

五、少盐少油，控糖限酒

（一）条目具体内容

（1）培养清淡的饮食习惯，少吃高盐和油炸食品。成人每天摄入食盐不超过 5g，每天烹调油用量为 25～30g。

（2）控制添加糖的摄入量，每天摄入不超过 50g，最好控制在 25g 以下。

（3）反式脂肪酸每天摄入量不超过 2g。

（4）不喝或少喝含糖饮料。

（5）儿童青少年、孕妇、乳母以及慢性病患者不应饮酒。成人如饮酒，一天饮用的酒精量不超过 15g。

（二）条目说明

我国居民油盐摄入量居高不下，儿童青少年糖的摄入量持续升高，成为我国肥胖和慢性病发生发展的关键影响因素。

（1）培养清淡口味，逐渐做到量化，具体可以通过以下方法：①选用新鲜食材，巧用替代方法；②合理运用烹调方法；③做好总量控制；④注意隐性钠问题，少吃高盐（钠）食品等方法实现食盐量化。高盐（钠）摄入可增加高血压、脑卒中和胃癌的发生风险。

合理选用碘盐：食盐是人体所需要的钠（碘）的主要来源；根据《食品安全国家标准 食用盐碘含量》（GB 26878—2011）的规定，在食用盐中加入碘强化剂后，平均碘含量为 20～30mg，因此 5g 碘盐可提供碘 100～150μg。沿海地区不宜选择碘盐，预防碘摄入过量引起的慢性危害。

（2）烹调用油约占总脂肪摄入量的 53%，是人体必需脂肪酸和维生素 E 的重要来源，有助于食物中脂溶性维生素的吸收利用。油脂摄入量过多可增加肥胖的发生风险，摄入过多反式脂肪酸会增加冠心病的发生风险。

（3）在食品生产和制备过程中被添加到食品中的糖及糖浆被称为添加糖，主要有蔗糖、葡萄糖和果糖。糖容易被人体消化吸收，除果糖外，添加糖都具有较高的 GI。果糖也是目前已知天然糖中最甜的糖。添加糖是纯能量食物，不含其他营养成分。当添加糖摄入量小于 10%能量（约 50g）时，龋齿的发生率下降；当添加糖摄入量小于 5%能量（约 25g）时，龋齿发病率显著下降。过多摄入含糖饮料可增加龋齿和肥胖的发病风险。隐性“添加糖”，如各种甜味饮料、点心等会使添加糖的摄入量增多，从而导致能量增加，应引起重视并改善。

（4）大量饮酒会使碳水化合物、蛋白质及脂肪的摄入量减少，维生素和矿物质的摄入量也不能满足机体的需要。过量饮酒可增加肝损伤、直肠癌、乳腺癌、心血管疾病及胎儿酒精综合征等的发生风险。孕妇和儿童青少年应忌酒。

六、规律进餐，足量饮水

（一）条目具体内容

（1）合理安排一日三餐，定时定量，不漏餐，每天吃早餐。

（2）规律进餐、饮食适度，不暴饮暴食、不偏食挑食、不过度节食。

（3）足量饮水，少量多次。在温和气候条件下，低身体活动水平成年男性每天饮水1 700mL，成年女性每天饮水1 500mL。

（4）推荐喝白水或茶水，少喝或不喝含糖饮料，不用饮料代替白水。

（二）条目说明

（1）规律进餐是实现平衡膳食合理营养的前提，一日三餐定时定量，饮食有度，是健康生活方式的重要组成部分。

（2）营养素全面充足摄入有益健康，如果饮食不规律，暴饮暴食、极端节食等不健康的饮食行为，会影响身体健康。

（3）水是构成人体成分的重要物质，并发挥着多种生理作用。水摄入和排出的平衡可以维护机体适宜水合状态和健康，每天主动、足量饮水。

（4）含糖饮料的主要成分是水和添加糖，营养价值、营养素密度低。过多摄入含糖饮料可增加龋齿、超重肥胖、II型糖尿病、血脂异常的发病风险，应少选购或不选购含糖饮料。

七、会烹会选，会看标签

（一）条日具体内容

（1）在生命的各个阶段都应做好健康膳食规划。

（2）认识食物，选择新鲜的、营养素密度高的食物。

（3）学会阅读食品标签，合理选择预包装食品。

（4）学习烹饪、传承传统饮食，享受食物天然美味。

（5）在外就餐，不忘适量与平衡。

（二）条目说明

（1）生命的各个阶段都应该重视膳食计划，把食物多样、能量平衡放在首位，统筹好食物选购，设计好菜肴，合理分配三餐和零食茶点。

（2）加工食品在膳食中的比例日渐增大，学会读懂预包装食品标签和营养标签，了解原料组成、能量和核心营养成分含量水平，慎选高盐、高油、高糖食品，做出健康的选择。

（3）我们应了解各种食物的营养特点，学会看懂营养标签，比较和选择食物，学习传统烹饪技能，做到按需备餐、营养配餐，维护健康生活。

（4）对于外卖食品或在外就餐的餐品选择。在外就餐，不忘适量与平衡。应根据就餐人数确定适宜份量，做到荤素搭配，并主动提出健康诉求。

八、公筷分餐，杜绝浪费

（一）条目具体内容

（1）选择新鲜卫生的食物，不食用野生动物。
（2）食物制备生熟分开，熟食二次加热要热透。
（3）讲究卫生，从分餐公筷做起。
（4）珍惜食物，按需备餐，提倡分餐不浪费。
（5）做可持续食物系统发展的践行者。

（二）条目说明

（1）选择本地种植生产的当季食物能最大限度保障食物的新鲜度和营养，预包装食品可以通过看食品标签上的生产日期了解食物的新鲜程度；当无法获得生产日期等信息时，食物是否新鲜，可以用看、触、闻等手段通过食物的外观、色泽、气味等感官指标加以辨别。

（2）在食物清洗、切配、储藏的整个过程中，生熟都应分开。在冰箱存放生熟食品，应分格摆放。隔顿、隔夜的剩饭在食用前须彻底再加热，以杀灭储存时增殖的微生物。致病菌在熟食品中比在生食品中更易繁殖，因此决不能忽视熟食的二次加热过程。

（3）采用分而食之的"分餐"方式，就餐时一人一小份，每个人餐具相对独立，或者使用公筷公勺，可以有效地降低经口、经唾液传播传染性疾病的发生和交叉感染的风险；分餐制还有利于明确食物种类、控制进餐量，实现均衡营养，培养节约、卫生、合理的饮食习惯。

（4）针对目前我国食品浪费现象广泛存在的问题，厉行节约，反对浪费，既是保障国家粮食安全的迫切需要，也是弘扬中华民族勤俭节约传统美德、落实膳食指南的需要。

课堂导入 3-3

请查阅资料，并比较2016版和2022版中国居民平衡膳食宝塔的区别。

任务三　中国居民平衡膳食宝塔（2022）

中国居民平衡膳食宝塔（Chinese Food Guide Pagoda，以下简称"宝塔"）是根据《中国居民膳食指南（2022）》的准则和核心推荐，把平衡膳食原则转化为各类食物的数量和所占比例的图形化表示。中国居民平衡膳食宝塔形象化的组合，遵循了平衡膳食的原则，体现了在营养上比较理想的基本食物构成。宝塔共分5层，各层面积大小不同，体现了5

中国居民平衡膳食宝塔（2022）

大类食物和食物量的多少。5 大类食物包括谷薯类、蔬菜水果、畜禽鱼蛋奶类、大豆和坚果类以及烹调用油盐。食物量是根据不同能量需要量水平设计，宝塔旁边的文字注释，标明了在 1 600～2 400kcal 能量需要量水平时，一段时间内成年人每人每天各类食物摄入量的建议值范围。

一、中国居民平衡膳食宝塔（2022）的内容

（一）中国居民平衡膳食宝塔（2022）的结构

中国居民平衡膳食宝塔（2022）包含我们每天应吃的主要食物种类，共分 5 层，见图 3-2。

第一层：谷薯类食物。

第二层：蔬菜、水果。

第三层：鱼、禽、肉、蛋等动物性食物。

第四层：奶类、大豆和坚果。

第五层：烹调油和盐。

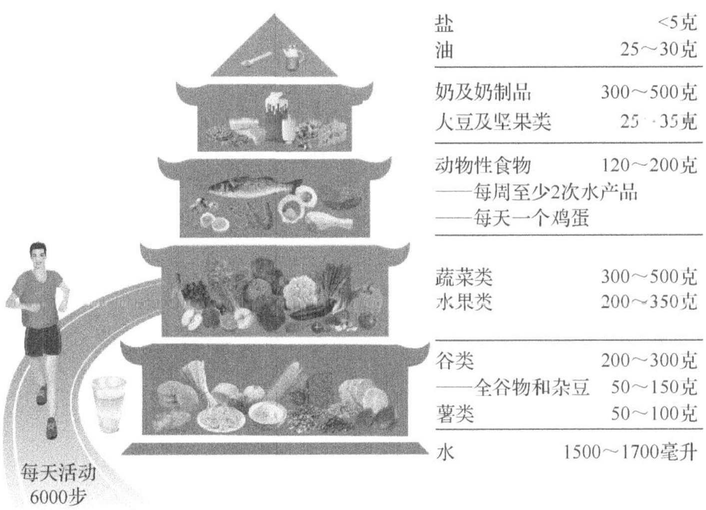

图 3-2　中国居民平衡膳食宝塔（2022）

中国居民平衡膳食宝塔（2022）图外侧为水和身体活动的形象，强调足量饮水和增加身体活动的重要性。在温和气候条件下生活的轻体力活动的成年人，男性每天至少饮水 1 700mL，女性每天至少饮水 1 500mL，在高温或强体力劳动的条件下，饮水量应适当增加。建议成年人每天进行累计相当于步行 6 000 步以上的身体活动，如果身体条件允许，最好进行 30min 中等强度的运动。

中国居民平衡膳食宝塔（2022）没有建议糖的摄入量，因为我国居民现在平均吃糖的量还不多，对健康的影响还不大。但多吃糖有增加龋齿的危险，尤其是儿童、青少年不应吃太多的糖和含糖高的食品。饮酒的问题在任务二中已有说明，此处不再一一赘述。

（二）中国居民平衡膳食宝塔（2022）建议的食物量

中国居民平衡膳食宝塔（2022）建议的各类食物摄入量都是指食物可食部分的生重。各类食物的质量不是指某一种具体食物的质量，而是一类食物的总量，因此在选择具体食物时，实际质量可以在互换表中查询。例如，建议每天摄入 300g 蔬菜，可以选择摄入 100g 油菜、50g 胡萝卜和 150g 圆白菜，也可以选择摄入 150g 韭菜和 150g 黄瓜。

中国居民平衡膳食宝塔（2022）中各类食物的建议量都有一个范围，下限为能量水平 6.69MJ 的建议量，上限为能量水平 10.04MJ 的建议量。

1. 谷薯类

谷类包括小麦面粉、大米、玉米、高粱等及其制品，如米饭、馒头、烙饼、玉米面饼、面包、饼干、麦片等。薯类包括红薯、马铃薯等，可替代部分粮食。杂豆包括大豆以外的其他干豆类，如红小豆、绿豆、芸豆等。

谷薯类是膳食中能量的主要来源，在 1 600～2 400kcal 能量需要量水平下的一段时间内，建议成年人每人每天摄入谷类 200～300g，其中包含全谷物和杂豆类 50～150g；另外，薯类 50～100g，从能量角度相当于 15～35g 大米。建议量是以原料的生重计算，如面包、切面、馒头应折合成相当的面粉量来计算，而米饭、大米粥等应折合成相当的大米量来计算。

谷薯类食物的选择应重视多样化，粗细搭配，适量选择一些全谷类制品、其他谷类、杂豆及薯类。每 100g 玉米糁和全麦粉所含的膳食纤维比精面粉分别多 10g 和 6g，因此建议每周吃 5～7 次粗粮或全谷类制品，每次摄入 50～100g。

2. 蔬菜类

蔬菜包括叶菜类、根茎类、瓜茄类、鲜豆类、葱蒜类及菌藻类。建议每天摄入 300～500g 新鲜蔬菜，其中深色蔬菜最好占一半以上。

3. 水果类

建议每天摄入新鲜水果 200～350g。在鲜果供应不足时可选择一些含糖量低的纯果汁。

4. 鱼、禽、肉、蛋等动物性食物

鱼、禽、肉、蛋等动物性食物是膳食指南推荐适量食用的食物。在 1 600～2 400kcal 能量需要量水平下，推荐每天鱼、禽、肉、蛋摄入量共计 120～200g。新鲜的动物性食物是优质蛋白质、脂肪和脂溶性维生素的良好来源，建议每天畜禽肉的摄入量为 40～75g，少吃加工类肉制品。目前，我国汉族居民的肉类摄入以猪肉为主，且增长趋势明显。猪肉含脂肪较高，应尽量选择瘦肉或禽肉。常见的水产品包括鱼、虾、蟹和贝类，此类食物富含优质蛋白质、脂类、维生素和矿物质，推荐每天摄入量为 40～75g，有条件可以优先选择。蛋类包括鸡蛋、鸭蛋、鹅蛋、鹌鹑蛋、鸽子蛋及其加工制品，蛋类的营养价值较高，推荐每天 1 个鸡蛋（相当于 50g 左右）。

5. 奶及奶制品

奶类有牛奶、羊奶和马奶等，最常见的是牛奶。奶制品是指液态奶、奶粉、发酵乳、干酪等，不包括奶油（黄油）。建议每天摄入液态奶300g或发酵奶360g或奶粉45g，有条件的可以多吃一些。

婴幼儿要尽可能选用符合食品安全国家标准的婴儿配方食品、较大婴儿和幼儿配方食品。饮奶多者、中老年人、超重和肥胖者建议选择脱脂或低脂乳。乳糖不耐受的人群可以选择食用发酵奶或低乳糖奶及其奶制品。

6. 大豆及坚果类

大豆包括黄豆、黑豆、青豆，常见豆制品包括豆腐、豆浆、豆腐干及千张等。坚果包括花生、葵花子、核桃、杏仁、榛子等，部分坚果的营养价值与大豆相似，富含必需脂肪酸和必需氨基酸。

7. 油

油分为植物油和动物油。植物油有花生油、豆油、菜籽油、芝麻油、调和油等，动物油有猪油、牛油、黄油等。建议每天烹调油的摄入量25～30g。烹调油应经常更换品种，尽量少食用动物油。

8. 食盐

健康成年人一天食盐（包括酱油和其他食物中的食盐）的建议摄入量不超过5g。一般20mL酱油中含3g食盐，10g黄酱中含盐1.5g，如果菜肴需要用酱油和酱类，应按比例减少食盐用量。

二、中国居民平衡膳食宝塔（2022）的应用

（一）确定适合自己的能量水平

中国居民平衡膳食宝塔（2022）中建议的每人每天各类食物适宜摄入量适用于一般健康成人，在实际应用时要根据个人年龄、性别、身高、体重、活动强度、季节等情况适当调整。

目前，由于人们膳食中脂肪摄入的增加和日常身体活动的减少，许多人的能量摄入超过了自身实际需要。体重是判定正常成人能量平衡的最好指标，每个人应根据自身的体重变化来调整食物的摄入，主要应调整的是含能量较多的食物。

（二）根据自己的能量水平确定食物需要

中国居民平衡膳食宝塔（2022）建议的每人每天各类食物适宜摄入量适用于一般健康成年人，按照7个能量水平分别建议了10类食物的摄入量，应用时要根据自身的能量需要进行选择（表3-1）。食物摄入建议量均为食物可食部分的质量。

表 3-1 不同能量水平建议的食物摄入量 （单位：g/d）

能量水平	6.69MJ（1 600kcal）	7.53MJ（1 800kcal）	8.37MJ（2 000kcal）	9.20MJ（2 200kcal）	10.04MJ（2 400kcal）	10.88MJ（2 600kcal）	11.72MJ（2 800kcal）
谷薯类	225	250	300	300	350	400	450
大豆及坚果类	30	30	40	40	40	50	50
蔬菜类	300	300	350	400	450	500	500
水果类	200	200	300	300	400	400	500
畜禽肉	50	50	50	75	75	75	75
奶及奶制品	300	300	300	300	300	300	300
蛋类	25	25	25	50	50	50	50
水产品	50	50	75	75	75	100	100
油	20	25	25	25	30	30	30
盐	5	5	5	5	5	5	5

中国居民平衡膳食宝塔（2022）建议的各类食物摄入量是一个平均值。每天膳食中应尽量包含中国居民平衡膳食宝塔（2022）中的各类食物，但没必要每天都严格按照中国居民平衡膳食宝塔（2022）建议的各类食物量吃。例如，不一定每天都吃 75～100g 鱼，可以改成每周吃 2～3 次鱼、每次 150～200g 较为切实可行。实际上人们日常喜欢吃鱼的就多吃些鱼，想吃鸡的就多吃些鸡，重要的是一定要经常遵循中国居民平衡膳食宝塔（2022）每层中各类食物的大体比例。在一段时间内，如一周，各类食物摄入量的平均值应当符合中国居民平衡膳食宝塔（2022）的建议量。

（三）根据建议的食物摄入量采购各种食物

食物采购是实现平衡膳食和合理营养的基础，一个家庭必须按照中国居民平衡膳食宝塔（2022）中对各个家庭成员建议的食物摄入量来采购各类食物［中国居民平衡膳食宝塔（2022）建议的食物量是“可食部”，有些食物要折算为“市品”量］，才能满足全家人合理营养的需要。

【例 3-1】一对中年夫妇，均为某公司管理人员，并有一个 8 岁男孩，应如何采购食物？

解：根据“中国居民膳食能量需要量表”确定轻体力活动水平男、女及 8 岁男童中体力活动水平的能量需要量，分别为 9 414kJ（2 250kcal）、7 531.2kJ（1 800kcal）及 7 740.4kJ（1 850kcal）。从表 3-1 查出相应（近）能量水平建议的食物摄入量；另外再根据男童的能量需要及各类食物合理搭配的原理，算出儿童需要的各类食物。按表 3-2 计算出其每周食物采购量。

表 3-2 该家庭建议食物摄入量

食物类别	成年男性（2 250kcal）/g	成年女性（1 800kcal）/g	儿童（1 850kcal）/g	全家日摄入量/g	全家周摄入量/kg	周食物采购量/kg
谷薯类	300	250	250	800	5.6	5.6
大豆及坚果类	40	30	30	100	0.7	0.7
蔬菜类	400	300	300	1 000	7	8

续表

食物类别	成年男性（2 250kcal）/g	成年女性（1 800kcal）/g	儿童（1 850kcal）/g	全家日摄入量/g	全家周摄入量/kg	周食物采购量/kg
水果类	300	200	200	700	4.9	6
畜禽肉	75	50	50	175	1.2	1.2
奶及奶制品	300	300	300	900	6.3	6.3
蛋类	50	50	50	150	1.1	1.2
水产品	75	50	50	175	1.2	1.5
油	25	25	20	70	0.5	0.5
盐	5	5	5	15	0.1	0.1

表3-2中最后一列“周食物采购量”是按照各类食物的市品与可食部差数，由“全家周摄入量”折算出来的。从摄入量折算成采购量时，谷薯类、大豆及坚果类不必增加，蔬菜类应增加10%～15%，水果类应增加15%～30%，蛋类应增加10%，水产品应增加20%。

在实际生活中，不会每周采购一次各类食物。米、豆、油、盐不需要每周采购，蔬菜、水果每周需要采购数次。因此，各类食物的周采购次数应当以保证食物新鲜卫生为标准。

（四）食物同类互换，调配丰富多彩的膳食

人们食用多种多样的食物，不仅是为了获得均衡的营养，还是为了使饮食更加丰富多彩，以满足人们的口味享受。假如人们每天都吃同样的50g肉、40g豆，难免久食生厌，那么合理营养也就无从谈起了。中国居民平衡膳食宝塔（2022）包含的每一类食物中都有许多品种，虽然每种食物都与另一种不完全相同，但同一类中各种食物所含营养成分基本上相近，在膳食中可以互相替换。应用中国居民平衡膳食宝塔（2022）可把营养与美味结合起来，按照同类互换、多种多样的原则调配一日三餐。

同类互换就是以粮换粮、以豆换豆、以肉换肉。如大米可与面粉或杂粮互换，馒头可与相应量的面条、烙饼、面包等互换；大豆可与相当量的豆制品互换；猪瘦肉可与等量的鸡肉、鸭肉、牛肉、羊肉、兔肉互换；鱼可与虾、蟹等水产品互换；牛奶可与羊奶、酸奶、奶粉或干酪等互换。

多种多样就是选用品种、形态、颜色、口感多样的食物和变换烹调方法。例如，每天吃40g大豆及豆制品，掌握了同类互换多种多样的原则就可以变换出多种吃法，可以全量互换，即全换成相当量的豆浆或豆干，今天喝豆浆、明天吃豆干；也可以分量互换，如1/3换豆浆、1/3换腐竹、1/3换豆腐。早餐喝豆浆，中餐吃凉拌腐竹，晚餐再喝碗酸辣豆腐汤。中国居民平衡膳食宝塔（2022）同类食物互换表中列举了几类常见食物的互换情况，见表3-3。

表 3-3　中国居民平衡膳食宝塔（2022）同类食物互换表

食物种类	食物名称	食物质量/g	食物名称	食物质量/g	食物名称	食物质量/g
谷薯类食物①（能量相当于50g 米、面的食物）	稻米或面粉	50	米粥	375	油条	45
	面条（挂面）	50	馒头	80	面包	55
	面条（切面）	60	花卷	80	饼干	40
	米饭（籼米）	150	烙饼	70	鲜玉米（市品）	350
	米饭（粳米）	110	烧饼	60	红薯、白薯（生）	190
蔬菜类食物②（市品相当于100g 可食部质量）	萝卜	105	冬瓜	125	大白菜	115
	四季豆	105	韭菜	110	芹菜	150
	番茄	100	菠菜	120	蒜苗	120
	青椒	120	油菜	120	菜花	120
	黄瓜	110	小白菜	120	莴笋	160
	茄子	110	卷心菜	115	藕	115
水果类食物②（市品相当于100g 可食部质量）	苹果	130	草莓	105	芒果	150
	梨	120	柿子	115	火龙果	145
	桃	120	柑橘	130	菠萝	150
	鲜枣	115	橙	130	猕猴桃	120
	葡萄	115	香蕉	170	西瓜	180
畜禽肉食物③（市品相当于50g 可食部质量）	猪瘦肉（生）	50	牛瘦肉（生）	50	鸡肉（生）	50
	猪排骨（生）	85	酱牛肉	35	鸡腿（生）	90
	猪肉松	30	牛肉干	30	鸡肉（生）	80
	广式香肠	55	羊肉（生）	50	炸鸡	70
	肉肠（火腿肠）	85	整鸡、鸭、鹅（生）	75	鸭肉（生）	50
	酱肘子	35	烧鸡、烧鸭、烧鹅	60	烤鸭	55
水产品食物②（市品相当于50g 可食部质量）	草鱼	85	鳊鱼（武昌鱼）	85	鱿鱼	60
	鲤鱼	90	鳙鱼（胖头鱼）	80	墨鱼	70
	鲢鱼	80	鲳鱼	70	蛤蜊	130
	鲫鱼	95	大黄鱼	75	虾	80
	鲈鱼	85	带鱼	65	蟹	105
大豆及坚果类食物④（相当于40g 大豆的大豆类食物）	大豆（黄豆、青豆、黑豆）	40	内酯豆腐	280	素鸡	85
	北豆腐	120	豆腐干	80	腐竹	30
	南豆腐	240	豆腐丝	65	豆浆	800
奶及奶制品食物⑤（相当于100g 鲜牛奶的奶类食物）	鲜牛奶（羊奶）	100	发酵乳	150		
	奶粉	15	干酪	10		

① 成品按照与原料的能量比折算。

② 按照市品可食部百分比折算。

③ 以可食部百分比及同类畜、禽生肉的蛋白质折算，烤鸭、肉松、大排等食物能量密度较高，与瘦肉相比，提供等量蛋白质时，能量是其 2～3 倍，因此在选择这些食物应注意总能量的控制。

④ 豆制品按照与黄豆的蛋白质比折算。

⑤ 奶制品按照与鲜奶的蛋白质比折算。

（五）要因地制宜充分利用当地资源

我国地域辽阔，各地的饮食习惯及物产不尽相同，只有因地制宜充分利用当地资源才能有效地应用中国居民平衡膳食宝塔（2022）。例如，牧区乳业资源丰富，可适当提高奶及奶制品的摄入量；渔区可适当提高鱼及其他水产品的摄入量；农村山区则可利用山羊奶及花生、瓜子、核桃、榛子等资源。在某些情况下，由于地域、物产或经济有限无法采用同类互换时，也可以暂用豆类代替奶类、肉类，或用蛋类代替鱼、肉类；也可用花生、瓜子、榛子、核桃等坚果代替大豆或肉、鱼。长期坚持良好的饮食习惯对健康的影响十分深远。平衡膳食不仅关系到当前人们的营养和健康，而且能惠及下一代。孕妇的膳食营养不仅影响胎儿的发育，还会影响出生后的婴儿，甚至长大成人后的健康。

饮食对健康的影响是长期积累的结果，所以不能期望合理营养产生立竿见影的保健效果，必须持之以恒才能出现显著的效果。我们应当努力养成良好的饮食习惯，根据中国居民平衡膳食宝塔（2022）建议的膳食模式安排好一日三餐，坚持不懈，贯彻一生。

课堂导入 3-4

旺火快炒才能锁住营养

很多营养素容易在70～85℃的区间流失，旺火快炒能迅速提高锅内温度，并能加快烹饪过程，减少食物处于高温的时间，可减少营养流失。旺火快炒的菜肴色美味香，维生素C损失小于20%，如果烹饪过程中再加点醋，则更有利于维生素C、维生素B_1、维生素B_2等喜酸怕碱营养素的保存。需要注意的是，锅底不要放太多油，以免温度过高，反而加快营养流失。

任务四 各类营养素在食品加工过程中的变化

一、营养素在食品加工过程中的变化

各类营养素在食品加工过程中的变化

（一）蛋白质在食品加工中的变化

1. 蛋白质变性

凡是能引起蛋白质天然构象变化而不涉及肽键断裂的过程都叫蛋白质变性。蛋白质变性之后结构更加松散，更容易为人体所消化。食品加工过程中，主要利用加热使蛋白质发生变性。

在食品加工过程中采用爆、炒等方法，进行快速地高温加热，加快了蛋白质变性的速度，原料表面因变性凝固、细胞孔隙闭合，从而减少原料内部的营养素和水分外流，可使菜肴的口感鲜嫩，并能减少营养成分的损失。经过初加工的鱼、肉在烹饪前有时先用沸水汆烫一下，或在较高的油锅中速炸一下，也可达到上述目的。

2. 蛋白质的水解作用

在食品加工过程中，蛋白质分子受热、酸、碱等因素影响分解为肽或氨基酸的过程，称为蛋白质水解。水解生成的许多氨基酸具有明显的味感，呈现出甜味、酸味或鲜味等。低聚肽，特别是二聚肽，能使食品中各种呈味物质变得更突出、更协调。例如，炖制牛肉过程中因产生肌肽、鹅肌肽等低聚肽，形成了牛肉汁特有的风味。烧制鱼时会产生天冬氨酸、谷氨酸及由这些氨基酸组成的低聚肽，所以鱼汤的味道特别鲜美。动物的骨、皮、筋和结缔组织中的蛋白质主要是胶原蛋白，经长时间煮沸，或在酸、碱介质中加热，可被水解为明胶，生成胶体溶液。胶原蛋白水解为明胶后容易消化吸收，菜肴也变得柔软爽滑，营养价值得到提高。

3. 蛋白质的胶凝作用

明胶冷却后即凝固成富有弹性的凝胶，即蛋白质的胶凝作用。可利用此特性制作水晶菜肴，如猪皮冻、鱼鳞冻、水晶肴肉等。胶凝是蛋白质的一种聚合反应。凝胶体是由展开的蛋白质肽链相互交织、缠绕，并以部分共价键、离子键、疏水键及氢键键合而成的三维空间网状结构。凝胶体保持的水分越多，凝胶体就越软嫩。

4. 蛋白质的羰氨褐变

如果加热过度，在有糖（还原糖）存在的情况下，蛋白质或氨基酸分子中的氨基与糖分子中的羰基间发生反应，生成具有特殊香味的棕色甚至是黑色的大分子物质类黑精或拟黑素，称为羰氨反应（美拉德反应）。羰氨反应不仅会引起制品褐变，还会破坏营养成分，特别是赖氨酸的损失较大，从而降低蛋白质的营养价值。

（二）碳水化合物在食品加工中的变化

碳水化合物的种类很多，在食品加工过程中较常用到的是淀粉和蔗糖。

1. 淀粉的糊化

在蒸煮等水热烹调中，淀粉分子因受水分子撞击，分子能量增加，分子间隙加大，并与水形成较稳定的分散系，使食物呈现出黏而松软的形态，这种变化称为淀粉的糊化。糊化后的淀粉口感更好，有利于消化吸收。在煮米饭、煮粥、蒸馒头等过程中，大米、面粉等含有的淀粉糊化，提高了食物的营养价值。在烹饪中给原料上浆、勾芡或挂糊，也利用了淀粉糊化的特性，增香去异味，保护原料中的营养素。

2. 淀粉的回生

淀粉的回生也称凝沉或老化，是指由淀粉糊化所形成的稀溶液或淀粉糊在低温静置一定时间，混浊度增加，在稀溶液中会有沉淀析出，淀粉糊会变成凝胶体，丧失黏糯特性的现象。回生后的淀粉因溶解性较差而影响了人体消化吸收，营养价值降低。直链淀粉比支链淀粉更易回生，如普通大米主要含直链淀粉，普通大米煮成的米饭更容易回生；

而糯米主要含支链淀粉，能长时间保持黏软的状态。

3. 淀粉的焦化

淀粉在炸、烤等高温烹调中因分子失水，部分炭化，导致食物的颜色变成黄褐色，这就是淀粉的焦化。像烤制的面包，表层淀粉由于受到高温作用发生焦化是其呈现黄褐色的原因之一；土豆条（马铃薯条）经过炸制后变成黄褐色，也是因为淀粉发生了焦化作用，焦化后淀粉的营养价值会降低。

4. 蔗糖的拔丝与焦糖化反应

当蔗糖在与少量的水混合加热熔化成糖稀后，经拉扯降温后，可重新固化形成丝状。烹饪中常用此原理制作拔丝类菜肴，此时尚未发生化学反应，蔗糖的营养不受影响。当被加热温度超过其熔点，糖会分解而发生降解作用，产生小分子物质，经过聚合、缩合后，生成褐红色的焦糖色素，这就是糖的焦糖化反应。形成焦糖色素后，糖的营养价值会降低。

（三）油脂在食品加工中的变化

1. 油脂的水解与酯化

在热加工过程中，一部分甘油三酯水解形成脂肪酸和甘油。当加入某些调味品，如酒、醋等时，相应的醇与酸就会分别与脂肪酸和甘油结合形成酯而产生特殊的香气。在热加工中学会运用酒和醋，掌握其用量和加入的时机能为菜肴赋予浓重的酯香。

2. 油脂的乳化

乳化是指在较高温度下或在乳化剂的作用下，原本与水不能融合的脂类物质以极小的颗粒均匀地分散在水中，形成乳浊液的过程。在加工过程中炖煮一些富含脂肪的食物原料通常可以看到乳化现象，如炖猪蹄、煮鲫鱼形成的汤，颜色呈奶白色，就是因为猪蹄和鲫鱼当中的脂类在高温和蛋白质等催化作用下发生了乳化反应。乳化后的脂肪更容易被人体消化吸收。

3. 油脂热聚合或过氧化

当温度达到250～300℃时，同一分子的甘油酯中的脂肪酸之间，或者不同分子的甘油酯之间，就会发生聚合反应。其结果是使油脂的稠度及黏度增高，过氧化脂质含量升高。油脂在煎炸过程中，随着温度升高黏度会加大，过氧化反应会加强。在煎炸食品时应尽量避免油温过高，一般控制在170～200℃就不会出现对机体有害的热聚合物和过氧化产物。反复高温油炸的脂肪，会产生色泽变深、变稠变黏、泡沫增加、发烟点下降，这种现象称为油脂的老化。老化脂肪的营养价值和食用安全性都会降低。为减少老化脂肪对食物的影响，煎炸用油应不断更新，不断增加新油，不要反复使用陈油。

4. 油脂的酸败

脂肪在特定的条件下会变质，产生不正常的令人厌恶的气味，这种变化叫作酸败。酸败是由空气中的氧、水分或微生物作用引起的。油脂含水量高、与空气接触面积大或微生物大量繁殖都会使油脂更加容易酸败。酸败后油脂含有过氧化产物、游离脂肪酸、酮及醛等，会造成油脂口感变差，甚至可能引起食物中毒。

（四）维生素在食品加工中的变化

在食品加工过程中，从原料的洗涤、初加工到烹制成菜，食物中的各种维生素会因水浸、受热、氧化、酶促反应等原因而流失或破坏，从而导致膳食的营养价值降低。

1. 维生素在食品加工中损失的原因

维生素在烹饪过程中的损失主要是由维生素的性质决定的。引起其损失的途径主要有以下几个方面。

（1）氧化反应。对氧敏感的维生素有维生素 A、维生素 E、维生素 K、维生素 B_1、维生素 B_2、维生素 C 等，它们在食品的烹饪过程中很容易被氧化破坏。尤其是维生素 C 对氧气很不稳定，在水溶液中更易被氧化。氧化的速度与温度和时间关系密切，烹饪时间越长，维生素 C 氧化损失就越多，因此在烹饪中应尽可能缩短加热时间，以减少维生素 C 的损失。

（2）溶解流失。热加工过程中，加水量越多或汤汁溢出越多，溶于菜肴汤汁中的维生素也就越多。汤汁溢出的程度与烹调方法有关，一般采用蒸、煮、炖、烧等烹制方法，汤汁溢出量可达 50%，因此水溶性维生素在汤汁中含量较大。采用炒、滑、熘等烹调法，成菜时间短，尤其是原料经勾芡下锅汤汁溢出不多，因此水溶性维生素从菜肴原料中溢出量不多。脂溶性维生素用油作传热介质时，部分脂溶性维生素会溶于油脂中。

（3）热分解作用。一般情况下，水溶性维生素对热的稳定性较差，而脂溶性维生素对热较稳定，但易氧化的除外。例如，维生素 A 在隔绝空气时对热稳定，但在空气中长时间加热的破坏程度会随时间延长而增加，尤其是油炸食品，会因油温较高而加速维生素 A 的氧化分解。

（4）酶的作用。在动植物性原料中存在多种酶，有些酶对维生素具有分解作用，如蛋清中的抗生物素酶能分解生物素，果蔬中的抗坏血酸氧化酶能加速维生素 C 的氧化。这些酶在 90～100℃下经 1～15min 的热处理即失去活性。例如，未加热的菜汁中维生素 C 因氧化酶的作用，氧化速度较快，而加热后菜汁中的氧化酶失活，维生素 C 氧化速度则相应地减慢。

此外，维生素的变化还受光、酸、碱等因素的影响。

2. 维生素在食品加工中的损失

（1）洗涤和焯水引起的损失。绝大多数烹饪原料在烹制之前要经过洗涤，有些原料还要进行焯水。在洗涤和焯水过程中，原料中的水溶性维生素，如维生素 B_1、维生素

B_2、维生素 B_3、烟酸和叶酸等，有一部分会溶于水中造成损失。原料的比表面积越大、水量越多、水流速越快、水温越高，则维生素的损失就越严重。例如，去皮的马铃薯，浸水 12h，未切碎情况下和切碎情况下维生素 B_1 的损失率分别为 8%和 15%，维生素 C 的损失率分别为 9%和 51%。蔬菜洗后再切比切后再洗，维生素的保存率要高得多，因此蔬菜宜先洗后切。另做菜时勿浸泡、挤汁，以减少维生素的损失。淘米时要合理洗涤，如反复使劲搓洗或长时间浸泡也会造成水溶性维生素的大量损失，如维生素 B_1 可损失 30%～60%，维生素 B_2、烟酸可损失 20%～25%。

（2）烫漂和沥滤引起的损失。果蔬在加工中常需要烫漂以满足其卫生要求。烫漂时的维生素损失可能较多，主要由食物的切面或其他易受影响的表面被萃取出来，以及水溶性维生素的氧化和加热破坏引起。

应当指出的是，尽管烫漂会引起维生素损失，但其又是保全维生素的一种方法。例如，把果蔬放在沸腾的水中进行高温瞬时烫漂处理，因为沸水中几乎不含溶解的氧，而且此时氧化酶很快失去活性，所以可以减少维生素 C 的损失。用这种方法烹制的马铃薯，其维生素 C 含量的损失较普通方法减少 50%。

（3）烹调加热过程中引起的损失。食物在烹调时要经受高温，并在加热条件下与氧气、酸、碱和金属炊具接触，导致许多维生素被氧化与破坏，造成不同程度的损失。多数水溶性维生素不耐热或光，在碱性条件下很容易遭受破坏。谷类中的维生素 B_1 经蒸或烤约损失 10%，经水煮则损失 25%，若受高温和碱的作用则损失更大，如炸油条时，B 族维生素几乎全部被破坏。在烹制中，加热时间越长，维生素 C 的损失就越严重，如蔬菜经旺火快炒 2min，损失率为 30%～40%，延长 10min，损失率达 50%～80%；维生素 C 在酸性介质中比较稳定，因此在烹调时加点醋，有利于保护维生素 C。

脂溶性维生素对热比较稳定，但容易被氧化分解，特别是在高温的条件及与酸败的油脂接触时，其氧化的速度会明显加快。脂溶性维生素在油炸食品时，有部分会溶于油中而损失；而与脂肪一起烹制，则可大大提高脂溶性维生素的吸收利用率。经过短时间的烹调，食物中维生素 A 和胡萝卜素的损失率不超过 10%。维生素 E 容易被氧化，尤其是在高温、碱性介质和有铁存在的情况下，其破坏率可达到 70%～90%。使用酸败的油脂，维生素 E 的破坏率更高。

（五）矿物质在食品加工中的变化

食物原料所含的矿物质在食品加工过程中也可能因为物理或化学因素导致损失。

1. 物理因素

许多矿物质以可溶性盐的形式存在于食物中，随洗涤、加汤、原料汁液流失而溶解流失。一般在酸性溶液里矿物质溶解量较大，溶解量还与原料切割尺寸、水的量、温度、水中浸泡或加热时间有关。普通大米淘洗 2～3 次后表层矿物质流失 15%左右。所以比较科学的淘米的方法是，淘米要用冷水，不要用热水和流水淘洗，并适当控制淘洗的次数，以能淘去泥沙杂屑为度，一般以 2 次为宜。淘米前不要把米放在水中浸泡，淘米时也不能用力搓洗，以防止米粒表层可溶性营养大量随水流失。

2. 化学因素

矿物质离子可以和食物中的草酸、植酸等弱酸形成难溶的盐，从而减少矿物质的吸收。如豆腐在与菠菜同时烹调时，豆腐中的钙和菠菜中的草酸可形成草酸钙，降低钙的吸收率，如果必须要做这样的搭配，则可以用焯水方法降低原料中草酸和植酸的含量。

二、食品加工中营养素的保护

烹饪中，菜肴制作的步骤一般可描述为：选料—原料的初步加工—原料的切配—糊浆处理—原料熟处理—加热调味—烹调成菜—出锅装盘。

食物在加工的每一个过程中，都会发生理化反应，使一些营养素损失。因此，要求烹饪工作者在食品烹制的全过程中，既要认真选料，又要有得当的初加工、合理的切配、正确的熟处理和科学的烹调等方法，以使食物营养素的流失降低到最低限度，使食物发挥最大的营养效能，从而提高菜肴的质量。

（一）合理的初加工

烹调前的初加工主要包括宰杀、摘剔、洗涤、剖剥等。在初加工时应尽可能保存原料的营养成分，避免不必要的浪费。例如，各种食品原料在烹饪前都要洗涤，蔬菜用流水冲洗，米粒不能用热水淘洗，更不可用力搓洗。各种蔬菜应先洗后切，这样可减少矿物质和维生素的流失。

（二）科学的切配

大部分的烹饪原料必须用刀切配后才可烹调和食用。切配的科学性将直接影响原料的营养价值。若将原料切得过碎，则原料中易氧化的维生素就损失得多，这是因为蔬菜切得碎，很多细胞膜被坏，氧化酶与水和空气的接触面增加，从而加速维生素的氧化。如小白菜，切段炒后维生素C的损失率为31%，而切成丝炒后维生素C的损失率为51%。另外，应现切现烹，现做现吃，以降低维生素的氧化损失。对烹调原料切配的数量要估计准确，若一次切配过多又不及时烹调或食用，则会使原料的维生素氧化，且放的时间越长其损失就越大。因此，要保存原料的营养素，就必须讲究切配的科学性和烹调的及时性，并及时食用。

（三）适时的焯水

焯水可以去除蔬菜中的草酸，使蔬菜色泽鲜艳，味美脆嫩；可使肉类排出血污，除去异味；也可调整不同性质原料的加热时间，使其正式烹调时成熟时间一致。食物原料在焯水时，一定要控制好时间，掌握好成熟度，一般应用大火沸水、原料分次下锅、沸进沸出的方法，加热时间宜短，操作宜快，这样不仅能减轻原料色泽的改变，还可减少维生素的损失。例如，蔬菜中含有维生素C氧化酶，经焯水可有效去除该氧化酶的影响，减少对维生素的破坏。另外，原料焯水后切勿挤去汁水，否则会使水溶性维生素大量流失。动物性原料也需用旺火沸水焯水法，因原料瞬间受到高温，会使蛋白质凝固，从而保护营养素不致外溢。

（四）使用糊浆保护烹饪原料

上浆挂糊可使其原料表面形成一层保护外壳。它的作用首先是使原料中的水分和营养素不致大量溢出；其次可避免营养素更多被氧化；另外，原料受糨糊层的保护不会因直接高温而使蛋白质过度变性，也可使维生素少受高温分解而被破坏。这样烹制出来的菜肴不但色泽好、味道鲜嫩、营养素保存得当，而且人体消化吸收率也高。

（五）烹调方法要得当

我国的烹调方法繁多，为使原料中营养成分少受损失，应尽量选用较科学的方法，如蒸、煮、熘、炒、爆等。这些烹调方法的加热时间短，可使原料中营养素损失大大降低。例如，猪肉切成丝，旺火急炒，其维生素 B_1 的损失率为13%，维生素 B_2 的损失率为21%；而切成块用文火炖，则维生素 B_1 的损失率为65%，维生素 B_2 的损失率为41%。叶菜类蔬菜要用旺火急炒的方法。

（六）适当加醋，不加碱

碱可以破坏绝大部分B族维生素，而酸可以起到保护维生素C，并增加矿物质的吸收作用。在菜肴烹制过程中，适当放些醋不仅能增加鲜味、解腻去腥，也能使维生素少受破坏，还能使食物中钙质分解，起到促进人体消化吸收的作用。

（七）勾芡保护

勾芡是指菜肴接近成热时，将调好的淀粉汁淋入锅内使卤汁稠浓，增加卤汁对原料的附着力的一种方法。原料在加热过程中，部分营养成分流失在汤汁中，勾芡可以使这些营养物质裹在原料上被一同食用，达到充分利用营养素的目的。因此，勾芡不仅可以使汤汁浓稠，既使菜肴味美可口，又保护了营养素。

课堂导入 3-5

营养强化面粉

我国的“7+1营养”强化面粉可以让我们不用改变任何饮食习惯、轻轻松松地补充人体必需的多种元素。营养面粉的主要成分是根据中国人的特点，参照国际上营养强化的经验确定的。其中含7种基础配方，包括铁、钙、锌、维生素 B_1、维生素 B_2、叶酸、烟酸和一种建议配方维生素A。

任务五　营养强化与保健食品

营养强化与保健食品

一、营养强化

（一）概述

1. 营养强化的概念

根据不同膳食人群的营养需要，向食品中添加一种或多种营养素或者某些天然食物成分的食品添加剂，以改善食品中各营养素之间的比例关系和提高食品营养价值的过程称为食品营养强化，或简称食品强化。

食品营养强化剂是指为增强营养成分而加入食品中的天然的或人工合成的属于天然营养素范围的食品添加剂。食品营养强化剂归属于食品添加剂管理。

食品营养强化常用的营养素包括蛋白质、氨基酸、脂肪、脂肪酸、碳水化合物、矿物质、维生素等。此外，常添加的其他营养物质是指除营养素以外的具有营养或生理功能的其他食物成分，如二十二碳六烯酸、牛磺酸、辅酶Q等。

2. 营养强化的目的

（1）弥补食品在正常加工、储存过程中造成的营养损失。

（2）在一定的地域范围内，有相当规模的人群出现某些营养摄入水平低或缺乏，通过营养强化可以改善其摄入水平低或缺乏导致的健康影响。

（3）某些人群由于饮食习惯或其他原因可能出现某些营养素摄入水平低或缺乏，通过营养强化可以改善其摄入水平低或缺乏导致的健康影响。

（4）补充和调整特殊膳食食品中营养素和其他营养成分的含量。

3. 营养强化的意义

（1）弥补天然食物的营养缺陷。除母乳外，自然界中没有一种天然食品能满足人体对各种营养素的需要。例如，米、面等谷类蛋白质缺乏赖氨酸；水果、蔬菜中虽然含有丰富的维生素C、膳食纤维等，但是缺乏蛋白质；肉、鱼、蛋等动物性食物虽然蛋白质含量丰富，但是缺乏维生素C。针对食品中缺乏的营养素进行强化，可以大大提高食品的营养价值，预防营养缺乏病。

（2）补充食品在加工、储存及运输过程中营养素的损失。例如，在碾米和小麦磨粉时有多种维生素的损失，而且加工精度越高，损失越大，有的维生素损失高达70%以上。又如，在水果、蔬菜的加工过程中，很多水溶性和热敏性维生素的损失均在50%以上。

（3）简化膳食处理，方便摄食。现在已有许多国家在面包、大米、面粉等主食中强化维生素B_1、维生素B_2、赖氨酸、色氨酸、铁、钙、锌等。在奶制品中强化维生素A、维生素D、维生素C、维生素B_1、维生素B_2、维生素B_6、维生素B_{12}及烟酸等，制成调制奶粉，以供应广大居民尤其是婴儿的需要。

（4）适应不同人群的营养需要。不同年龄、性别、工作性质及不同生理、病理状况的人，所需的营养是不同的，对食品进行不同的营养强化可分别满足其营养需要。例如，婴儿期、孕妇、乳母需要的营养素较多。

（5）预防营养不良。例如，对缺碘地区的人采取食盐加碘可大大降低甲状腺肿的发病率（下降率为40%～95%），用维生素 B_1 防治以大米为主食地区的维生素 B_1 缺乏病，用维生素 C 防治维生素 C 缺乏病等。与营养补充剂或保健（功能）食品比较，营养强化食品对于改善营养缺乏不仅效果良好，而且价格低廉，适于广泛推广。

食品经过营养强化后，人们可获得全面的营养，就可以减少多种营养缺乏所引起的其他并发症。另外，某些营养强化剂可提高食品的感官质量并改善食品的保存性能。

4. 对食品营养强化的基本要求

1）有明确的针对性

进行食品营养强化前必须对本国本地区的食物种类及人们的营养状况做全面细致的调查研究，从中分析缺少哪种营养成分，然后根据本国、本地区人们摄食的食物种类和数量，选择需要进行强化的食物载体，以及强化剂的种类和用量。例如，日本居民多以大米为主食，其膳食中缺少维生素 B_1，他们根据其所缺少维生素 B_1 的数量在大米中增补。我国南方也多以大米为主食，而且随着生活水平的提高，人们多食用精白大米，致使有的地区维生素 B_1 缺乏病流行。因此，除了提倡食用标准米以防止维生素 B_1 缺乏病外，在有条件的地区也可考虑对精米进行适当的维生素强化。对于地区性营养缺乏症和职业病等患者的强化食品更应仔细调查，针对所需的营养素选择好适当的载体进行强化。

2）符合营养学原理

人体所需各种营养素在数量之间有一定的比例关系，应注意保持各营养素之间的平衡。食品营养强化的主要目的是改善天然食物存在的营养素不平衡关系，强化的剂量应适当，避免造成某些新的不平衡。这些平衡关系主要有：必需氨基酸之间的平衡，脂肪酸之间的平衡，产能营养素之间的平衡，维生素 B_1、维生素 B_2、烟酸与能量之间的平衡，以及钙、磷平衡等。对于强化的营养素还需要考虑其生物利用率，尽量选用易于被人体吸收和利用的强化剂。

3）应符合国家的卫生标准

食品营养强化剂的卫生和质量应符合国家标准，如《食品安全国家标准 食品营养强化剂使用标准》（GB 14880—2012），同时还应严格进行卫生管理，切忌滥用。特别是对于那些人工合成的营养素衍生物更应通过一定的卫生评价方可使用。对于营养素的强化剂量，各国多根据本国人民摄食情况以及每日膳食中营养素推荐摄入量确定。由于营养素为人体所必需，往往易于注意其缺乏的危害，而忽视过多时对机体产生的不良作用，如脂溶性维生素可在体内积累，若用量过大则可使机体发生中毒性反应。每个营养素的适宜剂量和过量的限度都不相同，因此强化剂量应该参照各国居民的营养素推荐摄入量和 UL。

4）保持食品原有的色、香、味等感官性状

食品大多有其特有的颜色、气味和口味等感官性状，而食品营养强化剂也多具有本身特有的色、香、味。食品强化的过程，不应损害食品的原有感官性状而影响消费者的接受性。例如，用蛋氨酸强化食品时很容易产生异味，各国实际应用很少。用大豆粉强化食品时也易产生豆腥味，故多采用大豆浓缩白或分离蛋白。

5）尽量减少强化剂的损失，增加食品中的保存率

许多食品营养强化剂遇光、热和氧等会引起分解、转化而遭到破坏，因此，在食品的加工及储存等过程中会发生部分损失。为减少这类损失，可通过改善强化工艺条件和储藏方法，也可以通过添加稳定剂、保护剂来实现。同时，考虑到营养强化食品在加工、储藏等过程中的损失，进行营养强化食品生产时，需适当提高营养素的添加量。

6）经济合理、有利于推广

食品营养强化的目的主要是提高人们的营养和健康水平。通常，食品的营养强化需要增加一定的成本，但应注意营养强化食品的销售价格不能过高，否则不易向公众推广普及。要使营养强化食品经济上合理和便于推广，科学地选择载体食品是关键。食品营养强化时，应当选择广大居民普遍食用、经济上能够承受的食品作为载体。

（二）国内外食品营养强化发展的概况

1. 国外食品营养强化发展的概况

1936 年，美国医学会中的食品营养审议会建议在食物中加碘，在牛奶、人造奶油中加维生素 A 及维生素 D；1937 年公布了强化食品法规。美国食品药物管理局对强化食品的营养作用、加工和销售承担重要责任，通过制定食品标准、强化标准及限制使用食品添加剂来进行控制。美国食品药品监督管理局近年来规定，面粉、面包、通心粉、玉米粉、面条和大米等必须强化某些营养素；在低脂牛奶、脱脂牛奶、炼乳及人造奶油等食品经强化后，必须在简称上注明“强化”字样及强化内容。目前，美国常用的强化营养素有维生素 A、维生素 B_1、维生素 B_2、维生素 C、维生素 D、烟酸、碘、钙、铁、磷、蛋白质、赖氨酸、蛋氨酸等。

日本也是强化食品发展很快的国家，1949 年设立了专门研究强化食品的机构，1952 年制定了食品的强化标准。由于 19 世纪末精米工业的发展，日本人的主食逐步倾向于以精白大米为主，引起维生素 B_1、维生素 B_2、维生素 A 及钙等重要营养素的缺乏，特别是维生素 B_1 缺乏病。在 20 世纪 50 年代日本政府规定面粉中要添加维生素 B_1，豆浆中要添加维生素 B_2，豆浆、酱类、人造奶油、果酱、酱油及糖果等食品中要添加钙。目前，日本主要的强化食品包括大米、面粉、面包、干面包、酱类、人造奶油、果酱、酱油及糖果等，其中大米的强化主要是添加维生素 B_1 和维生素 B_2，而精白面粉的强化主要是添加维生素 B_1、维生素 B_2、丝氨酸及钙。

加拿大也是进行食品强化较早的国家之一。1944 年，加拿大政府根据美国的一般强化标准，在法令中强制规定在面包、面粉中强化维生素 B_1、维生素 B_2、维生素 B_6 及铁等物质。1953 年，国家法令又规定在面粉及面包中强化营养素。1978 年，加拿大卫生

及社会福利部门进一步加强了面粉的强化，在原来强化维生素 B_1、维生素 B_2、烟酸的基础上，允许有选择地在面粉中添加维生素 B_6、叶酸和泛酸。此外，还允许对人造奶油、牛奶及若干罐头食品进行强化。

欧洲国家普遍对食品进行了强化。有些国家法令规定对若干主要食品强制添加一些营养素，如英国规定，面粉中至少应加入维生素 B_1 2.4mg/1000g、烟酸 16.5mg/100g，人造奶油中必须添加维生素 A 及维生素 D，丹麦规定对人造奶油及精白面粉必须进行强化，瑞士规定在食盐中强化碘。

国际社会十分重视食品营养强化工作。国际食品法典委员会 1987 年制定了《食品中必需营养素添加通则》，为各国的营养强化政策提供指导。在国际食品法典委员会的指导下，各国通过相关法规来规范本国的食品强化。美国制定了一系列食品营养强化标准，实施联邦法规第 21 卷 104 部分中"营养强化政策"，对食品生产单位进行指导。欧盟 2006 年 12 月发布了 1925/2006《食品中维生素、矿物质及其他特定物质的添加法令》，旨在避免由于各成员国对于食品中营养素强化量不一致而造成的贸易影响。其他国家也通过标准或管理规范等途径对食品营养强化进行管理。

2. 我国食品营养强化发展的概况

从 20 世纪 80 年代末至今，商品化的营养素得到大幅度的增长。根据国家相关部门统计，中国 1990 年维生素产量为 7 859t，到 1995 年一跃为 2.5 万 t，2015 年达到 26 万 t。如今，维生素已经成为人们日常生活中不可缺少的医药和保健产品。在世界维生素市场中动物饲料工业需求量所占比重最大，约占 50%，其次是食品添加剂工业占 20%～25%，医药工业占 25%～30%。据报道，中国各类维生素总年产能力，2019 年约为 34.9 万 t，占全球维生素产量的 77%。

1982 年，《中华人民共和国食品卫生法（试行）》，第一次在法规中提到"食品强化剂"并进行定义；1986 年 11 月 14 日，我国卫生部首次公布了《食品安全国家标准 食品营养强化剂使用卫生标准（试行）》《食品营养强化剂卫生管理办法》，对赖氨酸、各种维生素及铁、钙、锌、碘等矿物质的使用范围和每千克食品中的使用量做出规定。1993 年卫生部对原有的《食品安全国家标准 食品营养强化剂使用卫生标准（试行）》进行了修改，1994 年 6 月 8 日发布实施《食品安全国家标准 食品营养强化剂使用卫生标准》（GB 14880—1994），在 1996 年又对其进行了补充。2012 年对《食品安全国家标准 食品营养强化剂使用卫生标准》（GB 14880—1994）中营养强化剂的使用规定和历年卫生部批准的食品营养强化剂使用情况进行汇总、梳理及科学分类，制定了《食品安全国家标准 食品营养强化剂使用标准》（GB 14880—2012），经食品安全国家标准审评委员会第六次主任会议审查通过，于 2012 年 3 月 15 日公布，自 2013 年 1 月 1 日正式施行。《食品安全国家标准 食品营养强化剂使用标准》（GB 14880—2012）是食品安全国家标准中的基础标准，旨在规范我国食品生产单位的营养强化行为。《食品安全国家标准 食品营养强化剂使用标准》（GB 14880—2012）属于强制执行的标准，其强制性体现在一旦生产单位在食品中进行营养强化，则必须符合该标准的相关要求（包括营养强化剂的允许使用品种、使用范围、使用量、可使用的营养素化合物来源等），但是生产单位可以自愿选择是否在产品中强化相应的营养素。

目前，我国在大米、面粉、面包、方便面、奶粉、酱油、牛奶等食品中进行了营养素的强化，并正在开发一系列营养保健（功能）食品，如儿童、老年人、各种疾病患者、特殊劳动作业者等食用的系列保健（功能）食品。

（三）食品营养强化的分类

根据不同目的，食品营养强化可分如下 4 类。

1. 营养素的强化

营养素的强化指向食品中添加原来不足的营养素，如向谷类食品中添加赖氨酸、向大米中添加维生素 B_1 等。

2. 营养素的复原

营养素的复原指补充食品加工中损失的营养素，如向出粉率低的面粉中添加维生素、矿物质等。

3. 营养素的标准化

营养素的标准化指使一种食品尽可能满足食用者全面的营养需要而按一定的标准加入各种营养素，如母乳化配方奶粉、航天食品等，使营养素达到某一标准。

4. 维生素强化

维生素强化指向原来不含某种维生素的食品中添加该种维生素，如对极地探险或在职业性毒害威胁下，特别强调食品中要富含某种维生素（如维生素 C）时应用。

（四）食品营养强化载体与营养强化剂

1. 食物营养强化载体的选择标准

（1）食物的消费覆盖率高。载体食物的消费覆盖率高主要体现在应用人群广泛程度较大，特别是能覆盖营养素缺乏最普遍的农村和贫困人群，而且这种食物可以工业化生产。

（2）食物的摄入量安全。稳定的或者相似的消费量是便于比较和方便准确地计算营养素添加量的基础，尤其是能避免由于大量摄入如软饮料和零食等食物而发生营养素过量的可能性。

（3）不同人群消费量的变异数小。地区间和个体间消费水平变异小，制作方式和食用方法的相对变化较小。

（4）不因强化而改变品质和口感。注意载体食物和强化营养素之间的匹配，防止由强化所造成的强化剂或者载体食物在质量上的改变。

2. 强化营养素常用的食物载体

（1）单一营养素常用的食物载体。单一食品强化是指在食物载体中强化维生素 A、维生素 D、铁、钙等中的任何一种。1996 年国际农业中心（International Agriculture Centre，IAC）编印的食品营养强化专辑，列出了常用的对单一营养素可选择的强化载体名单和评价，如牛奶、面粉、大米、食用油、果汁等。

（2）复合营养强化可选择的载体。复合强化是指在食物载体中加入两种或两种以上的微量营养素，如铁、钙、锌、碘、维生素 A 等。常见的复合营养素强化的载体主要有小麦面粉、大米、婴儿配方奶粉、食盐等。美国在面粉中强化的营养素包括维生素 B_1、维生素 B_2、赖氨酸、铁、钙、锌等。

3. 选择营养强化剂的基本要求

选择营养强化剂的基本要求如下：①能集中加工；②强化的营养素和强化工艺成本低、操作简便；③强化过程中不改变食物原有感官性状；④维生素和某些氨基酸等在食品加工及制品的保存过程中损失较少，终产品中微量营养素的稳定性高，储存过程中稳定性良好；⑤终产品中强化剂的生物利用率高；⑥强化剂与载体亲和性高；⑦营养素间不发生不良的相互作用；⑧食品强化的费用尽量降低。

4. 使用营养强化剂的要求

（1）营养强化剂的使用不应导致人群食用后营养素及其他营养成分摄入过量或不均衡，不应导致任何营养素及其他营养成分的代谢异常。

（2）营养强化剂的使用不应鼓励和引导与国家营养政策相悖的食品消费模式。

（3）添加到食品中的营养强化剂应能在特定的储存、运输和食用条件下保持质量的稳定。

（4）添加到食品中的营养强化剂不应导致食品一般特性（如色泽、滋味、气味、烹调特性等）发生明显的不良改变。

（5）不应通过使用营养强化剂夸大食品中某一营养成分的含量或作用，误导和欺骗消费者。

5. 常用的食品营养强化剂

《食品安全国家标准 食品营养强化剂使用标准》（GB 14880—2012）中列出的营养强化剂中单体种类达到 121 种。我国食品强化剂大致可分为蛋白质与氨基酸类、维生素类、矿物质类和多不饱和脂肪酸四大类，在强化时既可单一营养素强化也可复合营养素强化。

（1）蛋白质与氨基酸。谷类食物中最主要的限制氨基酸为赖氨酸，赖氨酸是世界上各国国家谷类食物中强化的主要氨基酸。常用的氨基酸强化剂有 *L*-盐酸赖氨酸、*L*-赖氨酸、天冬氨酸盐、*L*-色氨酸、*L*-酪氨酸、牛磺酸等。根据《食品安全国家标准 食品营养强化剂使用标准》（GB 14880—2012），赖氨酸用于强化面包、饼干、面条和面粉，使用量为 1～2g/kg。

常用的蛋白质强化剂包括乳铁蛋白、酪蛋白钙肽、酪蛋白磷酸肽等，可以用于婴儿配方食品、谷物、饮料类等食品中。

（2）维生素类。维生素强化剂是目前国际上应用最广泛的一类，也是在食品中应用最早的一类强化剂。按《食品安全国家标准 食品营养强化剂使用标准》（GB 14880—2012）规定，在调制奶粉中可强化的维生素包括维生素A、维生素D、维生素E、维生素K、维生素B_1、维生素B_2、维生素B_6、维生素B_{12}、维生素C、烟酸、叶酸、泛酸、生物素、胆碱、肌醇，固体饮料中还可以强化β-胡萝卜素及上述各种维生素。

（3）矿物质类。目前，食品中强化最多的是钙、铁、锌，地区性增补的有碘，近年来对硒、镁、钾等的强化也已引起注意。常用的钙强化剂有葡萄糖酸钙、乳酸钙、碳酸钙、磷酸氢钙等，常用的铁强化剂有硫酸亚铁、柠檬酸铁、焦磷酸铁、血红素铁和乙二胺四乙酸铁钠等，常用的锌强化剂有葡萄糖酸锌、硫酸锌、乳酸锌等。

（4）多不饱和脂肪酸类，主要有二十二碳六烯酸、γ-亚麻酸、亚油酸、花生四烯酸等，用于功能食品，以及婴幼儿食品、乳制品、营养饮料等强化食品。

（五）营养强化剂的用量依据

国际上对营养强化剂的适宜剂量没有统一的规定，但大多数国家提出了强化营养素使用范围和剂量的标准或法规。营养强化剂的用量标准受很多因素的影响，营养强化剂的用量主要依据下列资料制定。

1. 不同国家和地区对居民的膳食营养调查

膳食营养调查可以对不同国家和地区居民的膳食组成变化、营养素摄入水平进行全面的了解，为食物生产、加工及政策干预提供基本依据。特别是通过营养调查，得出某些人群营养缺乏的发生率，对于合理确定营养素强化用量具有重要的指导作用。

2. 不同人群的推荐摄入量

推荐摄入量是膳食营养素参考摄入量中的重要指标之一。推荐摄入量应是个体每天摄入该营养素的目标值。

各国营养素的推荐摄入量是营养素强化用量的主要依据。强化食品中，营养强化剂的用量与日常膳食中的营养素含量之和，应当以满足特定人群中绝大多数个体的推荐摄入量为目标。设计良好的营养强化剂用量，应该依据科学的营养调查资料，计算出目标人群的膳食，包括食物、饮水等来源营养素的全部摄入量，补充不足的部分，达到推荐摄入量的水平。人们通过长期摄入营养强化食品，满足身体对该营养素的需要，并维持人体组织中有适当的储备。

3. 营养素的可耐受最高摄入量

营养素摄入过量时有可能产生不良作用，对健康造成危害。UL是膳食营养素参考摄入量中另一个重要指标。中国营养学会制定的中国居民营养素UL数值对我国食品强化是一个良好的安全性指标。UL指的是平均每日可以摄入该营养素的最高限量，营养素摄入水平在此限量以下，对一般人群中的几乎所有个体都不会引起健康损害。如果某种营养素的摄入量超过 UL，其损害健康的危险性就随之增大。鉴于我国近年来营养素强化食品和膳食补充剂的快速发展，从安全性考虑，在确定营养强化剂用量时特别有必要考虑 UL 的水平。

4. 营养强化食品的目标人群对食物载体的消费量

营养强化剂最终要添加到食物载体中形成营养强化食品，人们每天对载体食物的食用量，直接影响其中添加的营养素的摄入量。例如，在食盐中强化碘，必须通过膳食调查，了解目标人群平均每天摄入食盐的多少，才能确定在一定量食盐中应该强化多少元素碘。

5. 强化剂在食物加工、运输、储存和食物制备过程中的损失率

为了避免营养强化剂在食物加工、运输、储存和食物制备过程中损失的影响，一般采用按比例增加营养素强化量和改进工艺、减少加工和储运损失的办法来保证强化营养素的有效含量。

（六）强化剂的用量与参考摄入量的关系

1. 强化剂用量与营养素的 UL 的关系

营养素摄入过量有可能产生不良影响，对健康造成危害。UL 是一个安全性指标，在确定营养强化剂用量时要考虑 UL 的水平。

2. 强化剂用量与推荐摄入量的管理

强化剂的用量以膳食营养素推荐摄入量的 1/3～1/2 为宜，如果某种食品中原有成分中含有的营养素含量达到推荐摄入量 1/2 时不得强化。

3. 强化剂量与载体食物食用量的关系

每千克食物中强化剂用量与居民每日食用量的乘积即为该居民每天实际摄入强化剂的量。在正常食物食用量的情况下，应保障人体对营养素总摄入量的安全。

知识链接

我国允许使用的食品营养强化剂

（1）维生素类，包括维生素 A、β-胡萝卜素、维生素 D、维生素 E、维生素 K、维生素 B_1、维生素 B_2、维生素 B_6、维生素 B_{12}、维生素 C、烟酸、叶酸、泛酸、生物素、胆碱、肌醇。

（2）矿物质类，包括铁、钙、锌、硒、镁、铜、锰、钾、磷。

（3）其他类，包括 *L*-赖氨酸、牛磺酸、左旋肉碱（*L*-肉碱）、γ-亚麻酸、叶黄素、低聚果糖、1,3-二油酸 2-棕榈酸甘油三酯、花生四烯酸、二十二碳六烯酸、乳铁蛋白、酪蛋白钙肽、酪蛋白磷酸肽等。

二、保健食品

（一）保健食品的概念与要求

保健食品是指声称并具有特定保健功能或者以补充维生素、矿物质为目的的食品，即适用于特定人群食用，具有调节机体功能，不以治疗疾病为目的，并且对人体不产生任何急性、亚急性或慢性危害的食品。

经国家食品药品监督管理总局批准的保健食品，才具备资格使用、也必须使用保健食品标志（图 3-3）和批准文号。

图 3-3　保健食品标志

1. 保健食品的技术要求

（1）原料和辅料应符合相应食品标准和有关规定。

（2）感官要求应符合下列规定。色泽，内容物、包衣或囊皮，具有该产品应有的色泽。滋味、气味，具有产品应有的滋味和气味，无异味。状态、内容物，具有产品应有的状态，无正常视力可见外来异物。

（3）理化指标应符合相应类属食品的食品安全国家标准的规定。

（4）污染物限量应符合《食品安全国家标准 食品中污染物限量》（GB 2762—2022）中相应类属食品的规定，无相应类属食品的应符合《食品安全国家标准 保健食品》（GB 16740—2014）中有关的规定。

（5）真菌毒素限量应符合《食品安全国家标准 食品中真菌毒素限量》（GB 2761—2017）中相应类属食品的规定和（或）有关规定。

（6）微生物限量应符合《食品安全国家标准 食品中致病菌限量》（GB 29921—2013）中相应类属食品和相应类属食品的食品安全国家标准的规定，无相应类属食品规定的应符合《食品安全国家标准 保健食品》（GB 16740—2014）中有关的规定。

（7）食品添加剂的使用应符合《食品安全国家标准 食品添加剂使用标准》（GB 2760—2014）的规定。营养强化剂的使用应符合《食品安全国家标准 食品营养强化剂使用标准》（GB 14880—2012）和（或）有关规定。

2. 保健食品的属性

保健食品不能代替药品，只能是对日常饮食的补充，针对特定的适宜人群有一定的保健功能。保健食品必须具有 3 种属性。①食品属性。保健食品属于食品，其基本属性决定了保健食品必须有营养。②功能属性。保健食品最重要的功用是调节人体生理活性，适用于特定人群，是与其他食品和物品的重要区别点。③非药品属性。保健食品不能直接用于治疗疾病，它只是人体机理调节剂、营养补充剂，不同于药品是直接用于治疗疾病目的。保健食品无论是哪种类型，它都有出自保健目的，不能速效，但长时间服用可使人身心健康受益的特点。

知识链接

保健食品的功效成分及其产品形态

大部分保健食品便于携带和食用，传统食品形态保健食品有奶粉、饼干、酒剂、饮料、糖果、乳酸剂等。非传统食品形态保健食品有胶囊、片剂、丸剂、散剂、溶液剂、乳剂、气雾剂、膏剂等。

3. 保健食品的功能范围

2012 年，国家食品药品监督管理总局发布的《保健食品功能范围调整方案（征求意见稿）》中，最后确定保健食品的 18 项功能为：有助于增强免疫力，有助于降低血脂，有助于降低血糖，有助于改善睡眠，有助于抗氧化，有助于缓解运动疲劳，有助于减少体内脂肪，有助于增加骨密度，有助于改善缺铁性贫血，有助于改善记忆，有助于清咽，有助于提高缺氧耐受力，有助于降低酒精性肝损伤危害，有助于排铅，有助于泌乳，有助于缓解视疲劳，有助于改善胃肠功能（通便、调节肠道菌群平衡、促进消化、对胃黏膜损伤有辅助保护），有助于促进面部皮肤健康（祛痤疮、祛黄褐斑、改善皮肤水分）。

对保健食品功能范围中的改善生长发育、对辐射危害有辅助保护、辅助降血压、改善皮肤油分 4 项功能，由于不宜采用保健食品进行干预、评价方法有局限性、功能定位不够准确、社会需求少等，建议取消。

4. 保健食品标签

保健食品标签是指保健食品包装上的文字、图形、符号及一切说明物。保健食品包装上应当按照规定印有或者贴有标签，可单独销售的包装应当附有说明书。如果标签内容包含了说明书全部内容，可不另附说明书。

保健食品标签应标注保健食品标志、产品名称、批准文号、主要原料、功效成分或者标志性成分及含量、保健功能、适宜人群、不适宜人群、食用量及食用方法、净含量（包装规格）、保质期、生产企业名称、生产企业地址、生产许可证编号、注意事项、储存方法、生产日期、生产批号。

进口保健食品标签应标注原产国或者地区名称，以及在中国境内的办事机构或者代理机构的名称、地址和联系方式。

（二）保健食品的管理

国家对声称具有特定保健功能的食品实行严格监管。我国已陆续发布多项与保健食品相关的规章、标准和规范性技术要求，主要有《保健食品管理办法》《保健食品注册管理办法（试行）》《保健食品评审技术规程》《新资源食品管理办法》《保健食品功能学评价程序和检验方法》《保健食品良好生产规范》等法规文件。

国家食品药品监督管理总局（现国家市场监督管理总局）主管全国保健食品的管理

工作，省级市场监督管理部门负责本行政区域内保健食品的管理工作。

企业未取得保健食品生产许可，不得从事保健食品生产活动。

保健食品生产企业，应当符合《保健食品良好生产规范》规定的基本条件，应当严格执行规范，坚持诚实守信，禁止任何虚假、欺骗行为，确保产品质量安全。

（三）营养素补充剂

营养素补充剂是指以补充维生素、矿物质等营养物质保健功能而不以提供能量为目的的产品，其作用是补充膳食供给的不足，预防营养缺乏的发生和降低发生某些慢性退行性疾病的风险。

营养素的种类和用量应当符合《营养素补充剂种类和用量》的规定。

营养素的化合物种类和质量要求应当符合《营养素补充剂化合物名单及质量要求》的规定。适宜人群为 3 岁以下婴幼儿的营养素补充剂，其所含的维生素、矿物质化合物种类和质量要求应当符合《营养素补充剂化合物名单及质量要求（婴幼儿类）》的规定。从食物的可食部分提取的营养素，不得含有达到作用剂量的其他生物活性物质。

辅料应仅以满足产品工艺和质量需要或改善产品色、香、味为目的。辅料及其用量应符合《保健食品备案产品可用辅料及其使用规定（2021 年版）》的规定。

营养素补充剂产品主要形式为片剂、胶囊、颗粒剂、粉剂或口服液等。固体制剂每日食用量不得超过 20g，液体制剂每日食用量不得超过 30mL。

（四）营养素补充剂、保健食品选购

1. 营养素补充剂的选购

（1）应关注营养素补充剂产品的适宜人群与不适宜人群，应明确不同人群具体推荐摄入量和食用方法。例如，补硒的产品不适宜高硒地区人群选购食用。

（2）一些人群由于某种原因对营养素吸收差，或者营养素吸收量增大时，通过膳食仍不能满足其营养需要，可根据自身生理特点和营养要求来选择适当的营养素补充剂。

（3）有营养素缺乏症状如脱发、复发性口腔溃疡、肌肉痉挛等，或患有营养缺乏性疾病的患者，应遵医嘱补充营养素。

（4）儿童在生长发育时期对营养素的需求增多，需要适当补充营养素，尤其是钙、铁、锌等微量元素，必需氨基酸等各类营养素。中小学生由于处在生长发育的关键时期，应适当补充钙、铁、锌，维生素 A、维生素 D、维生素 E 等营养素。

（5）孕妇和乳母需要较多的营养素，需要适当补充营养素，尤其是叶酸、铁和钙等。

（6）中老年人由于胃肠的吸收能力下降，营养素吸收率随之下降，应选购膳食纤维、维生素 D、钙剂。

（7）有很多营养素之间会发生相互拮抗作用，所以在选购营养强化食品和营养补充品时应注意营养品之间的搭配和剂量问题。例如，铁、锌、钙由于其吸收利用的途径基本相同，因此选择补充其中的一种营养素时，还应注意避免造成其他两种营养素缺乏。

（8）当使用大剂量营养补充剂时将会存在过量的危险，如维生素 A、维生素 D、碘

等是人体必需的营养素，但是如果摄入过多，就会造成中毒。

（9）还有一些人群不适宜选购食用营养素制剂，如尿路结石患者使用维生素C补充剂会加速结石的形成。

2. 保健食品的选购

（1）认清保健食品标志。认清保健食品的法定标志，是正确选购保健食品的重要环节。保健食品产品外包装上有蓝色草帽样标志，标志下方为批准文号和批准部门。卫生健康委员会批准的国产保健食品批准文号为“卫食健字+（年代号）+顺序号”，进口保健食品为“卫进食健字+（年代号）+顺序号”或“卫食健进字+（年代号）+顺序号”；国家市场监督管理总局批准的国产保健食品批准文号为“国食健字G+4位年代号+4位顺序号”，进口保健食品为“国食健字J+4位年代号+4位顺序号”。

（2）仔细阅读保健食品标签说明书。保健食品标签和说明书包含了产品的原辅料、功效成分或者标志性成分及含量、保健功能、适宜人群、不适宜人群、食用方法及食用量、注意事项、保质期、产品注册和生产等相关信息。

消费者应根据产品声称的保健功能，结合自己的身体健康状况，有针对性地选择保健食品，尤其是老年体弱者、慢性病患者、儿童及青少年、孕妇等特定人群，在选择保健食品时要谨慎。任何保健食品都有一定的适宜人群，有的还标注不适宜人群，消费者在选择时也应加以注意。

（3）选择正规销售渠道购买保健食品。应到信誉好、证照齐全的正规销售场所购买，购买时不仅要认准保健食品标志和批准文号外，还要仔细查看保健食品标签全部信息，并妥善保管购物发票和相关凭证。不要盲目参加任何以产品销售为目的的健康知识讲座、专家报告等；不要盲目通过会议销售、电话销售、免费试用等活动购买保健食品；不要购买无保健食品标识的非法保健食品。

思考训练题

一、名词解释

1. 膳食平衡
2. 膳食结构
3. 膳食指南
4. 膳食宝塔
5. 营养强化
6. 保健食品

二、简答题

1.《中国居民膳食指南（2022）》有哪6个条目？

2. 简述中国居民平衡膳食宝塔（2022）中各层食物的种类和数量。
3. 中国居民平衡膳食宝塔（2022）的应用需注意哪些问题？
4. 对自己的膳食结构进行分析与评价。
5. 保健食品的选购原则是什么？

第二部分　营养配餐

项目四　膳食调查与膳食评价

知识目标

1. 了解膳食调查与膳食评价的意义。
2. 掌握膳食调查的方法。
3. 了解24h膳食回顾法、记账法、称重记账法的基本特点和适用范围。

能力目标

1. 能针对目标人群选择合适的膳食调查方法。
2. 能针对目标人群的膳食给予合理的膳食评价。
3. 能结合膳食调查数据进行膳食结构分析与评价。

课堂导入 4-1

有的人为什么怎么吃都不胖

小琳和小红是一对好朋友，两人年龄相当，工作性质相似，都是办公室职员，工作之余都喜欢看电影、逛街。让小红非常苦恼的是，明明她和小琳“吃的一样多”，甚至小琳还非常喜欢吃零食，为什么小琳不发胖，而她就偏偏发胖呢？是不是真的有人怎么吃都不胖，有的人喝水都能长肉？眼看自己越来越胖，小红陷入了深深的忧虑中。

问题：真的有人怎么吃都不胖吗？如何进行一个科学的膳食调查？

膳食调查

任务一　膳 食 调 查

我国在1959年、1982年、1992年、2002年和2004年开展过大规模的膳食调查，并于2020年发布《中国居民营养与慢性病状况报告（2020年）》。通过开展全国性膳食调查和膳食评价，全面分析和了解了我国居民的膳食营养状况，发现国民在膳食营养中存在的问题，通过纵向分析我国居民膳食结构的变化趋势，提出了相关的政策建议，为政府制订营养改善策略和行动计划提供了依据。这些工作是在膳食调查的基础上进行的。膳食调查通常采用的方法有24h回顾法、记账法、称重记账法等。这些方法可单独进行，也可联合进行。准确地认识食品和估计食物的质量是提高膳食调查准确度的重要途径。

一、24h膳食回顾法

24h膳食回顾法是通过访谈的形式收集膳食信息的一种回顾性膳食调查方法，通过询问调查对象过去24h实际的膳食情况，可对其食物摄入量进行计算和评价，是目前获得个人膳食摄入量资料常用的一种调查方法。近年来，我国全国性的住户调查中个体食物摄入状况的调查均采用此方法，即采用24h膳食回顾法对所有家庭成员进行连续3d个人食物摄入量调查，记录消费的所有食物种类和数量，借此分析调查对象的膳食与营养素的摄入量及其与营养状况的关系。

（一）24h膳食回顾法的概念

24h一般是指从最后一餐吃食物开始向前推24h。食物量通常用家用量具、食物模型或食物图谱进行估计。具体询问获得信息的方式有多种，可以通过面对面询问，使用开放式表格或事先编码好的调查表通过电话、录音机或计算机程序等进行。

在实际工作中，一般选用与膳食史结合的方法，或者采用3d连续调查方法（每天入户回顾24h进餐情况，连续进行3d）。有研究显示，连续3d 24h回顾调查所得膳食摄入量的结果与全家食物称重记录法调查的结果相比较，二者之间的差别不显著。这说明只要做好质量控制，应用连续3d 24h膳食回顾法调查的食物摄入量基本接近真实的摄入量。

24h回顾法对调查者的要求较高，需要调查者掌握一定的调查技巧，如掌握某些引导方法以帮助被调查者回忆起一天内消耗的所有食物；要了解市场上主副食供应的品种和价格，食物生熟比值和体积之间的关系，即按食物的体积能准确估计其生重值；在家就餐时，一般是一家人共用几盘菜肴，因而在询问时要耐心询问每人摄入的比例，这样在掌握每盘菜所用原料的基础上，即能算出每人的实际摄入量。通常可以借助食物模型来获取常见食物的原料构成情况。

（二）24h膳食回顾法的特点

优点：所用时间短；调查对象不需要具备较高的文化水平，就能得到个体的膳食营养摄入情况，便于与其他相关因素进行分析比较；能得到个体的膳食营养素摄入状况；这种膳食结果对于人群营养状况的原因分析也是非常有价值的。

缺点：被调查者的回顾依赖于短期记忆；对调查者要严格培训，否则调查者之间的差别很难标准化。

（三）24h膳食回顾法的技术要点

询问时，调查员不但要专业技巧熟练，还要态度诚恳；回顾后可用记录的食物清单进行核对，因为一些食物或零食很容易被遗忘；询问一般要求在15～40min内完成；调查表的设计是关系到调查质量的关键因素。一年中可以进行多次回顾，便于结合个体健康状况、职业、教育水平来进行比较。

（四）24h膳食回顾调查表的设计

24h膳食回顾调查表一般包括6个方面的内容。

食物名称：主食、菜名、水果、小吃等名称。

原料名称：如米饭的原料是大米，馒头的原料是面粉。

原料编码：食物成分表中各种原料的编码。

原料质量：各种原料的实际摄入量（g）。

进餐时间：分为早餐、中餐、晚餐，以及上午小吃、下午小吃和晚上小吃。

进餐地点：家、单位、学校、公司、饭店等。

（五）24h膳食回顾法个人人日数换算

人日数是代表调查对象用餐的天数，一个人吃早餐、中餐、晚餐三餐为1个人日。个人人日数计算在家和集体就餐单位调查中很重要。利用24h膳食回顾法进行调查时在外就餐也要询问，并计算在餐次总数内。

个人人日数计算公式为

个人人日数=早餐餐次总数×早餐餐次比
+中餐餐次总数×中餐餐次比
+晚餐餐次总数×晚餐餐次比

全家总人日数：所有在家用餐个人的人日数之和。

全家总人日数=早餐人次总数×早餐餐次比
+中餐人次总数×中餐餐次比
+晚餐人次总数×晚餐餐次比

【例4-1】在某工厂做集体膳食调查时，早餐有200名工人用餐、午餐有300名工人用餐、晚餐有180名工人用餐。人日数计算如下。

（1）确定餐次比。餐次比的确定一般为30%、40%、30%，也可按照工人的实际用餐餐次比来计算，餐次比例不是一成不变的数值。

（2）计算群体总人日数。按工人的三餐能量比各占30%、40%、30%计算，其总人日数为

$$200\times0.3+300\times0.4+180\times0.3=234\text{（人·d）}$$

（六）24h膳食回顾法的调查方法和步骤

（1）工作准备：准备好调查用的纸、笔、尺、计算器等。

（2）明确调查目的。

（3）工作程序如下：①确定表头，包括调查目的、地点等，如×××幼儿园集体膳食调查表；②确定调查对象基本内容，包括个人基本情况、住址和联系方式、调查日期等；③确定24h膳食回顾法调查表的内容。

24h膳食回顾法调查表的内容可以根据实际需要有所不同，一般应包括餐次、食物名称、摄入量等。不需询问进餐地点时则可以省略这部分内容。原料编码是食物成分表

上的编号，设计此项目是为了输入计算机和计算、统计时的需要。

（4）填写表格（表 4-1 为 24h 膳食回顾法调查表）。

表 4-1　24h 膳食回顾法调查表

序号：　　　　　　　　　　　　　　　　　　　　调查日期：

姓名：		性别：		住址：	电话：	
餐次	食品名称	原料名称	原料编码	原料重量	进餐地点	备注
早餐						
中餐						
晚餐						

注：进餐地点选择：1. 在家；2. 单位/学校/公司；3. 饭馆/摊点；4. 亲戚/朋友家；5. 幼儿园；6. 节日/庆典。

（5）解释说明编写。表格填写完成后，除了内容需要进一步完善外，还需要对原料统一规定重量单位（如 g），对进餐地点及加餐需要等进行说明，以便不同的人员在指导调查对象填表时起到提示作用。

（6）补充内容。为了修正仅调查一天可能出现的片面性，常常结合膳食调查史的方法，与 24h 调查一起记录膳食情况，这时就需要增加膳食史记录。

需要注意的是，3d 的 24h 膳食调查表与 1d 的调查表基本相同，只是需要连续调查 3d。对于回忆不清楚的老人和儿童，可以询问其看护人。

通常膳食史的调查是利用频率法来询问和记录的，因此表格设计常常与频率法相同，项目依据食品类别设立，一般询问一个月或三个月的常用食品摄入次数和消费量（表 4-2）。

表 4-2　近期膳食史调查（一个月内食品消耗情况）

序号	食品名称	消耗量	序号	食品名称	消耗量
1	谷薯类		6	禽肉类	
2	蔬菜类		7	畜肉类	
3	水果类		8	水产类	
4	豆类		9	蛋及蛋制品类	
5	食用油		10	奶及奶制品类	

注：进餐地点选择：1. 在家；2. 单位/学校/公司；3. 饭馆/摊点；4. 亲戚/朋友家；5. 幼儿园；6. 节日/庆典。

二、记账法

记账法是根据账目的记录得到调查对象的膳食情况来进行营养评价的一种膳食调查方法，它是最早、最常用的膳食调查方法，是其他膳食调查方法的发展基础，常和称重法一起应用。它是由调查对象或调查员称量记录一定时期内的食物消费总量，调查员通过这些记录并根据同一时期进餐人数，计算出每人每天各种食物的平均摄入量，即根据某团体在一定期限内的各种食物消耗总量和就餐者的人次数，计算出平均每人每天食物的消耗量，再根据食物成分表计算每人每天的能量和营养素的摄入量。

（一）记账法的原理

记账法多用于建有伙食账目的集体食堂等单位，根据该单位每日购买食物的发票和账目、就餐人数的记录，得到在一定时期内的各种食物消耗总量和就餐者的人日数，从而计算出平均每人每天的食物消费量，再按照《中国食物成分表》计算这些食物所供给的能量和营养素数量。

（二）记账法的优缺点

优点：记账法较称重法操作简单，所需费用低、人力少，适合于家庭调查，也适合于幼儿园、中小学校、公司或部队的调查。记账法可以调查较长时期的膳食，如1个月或更长。有些研究为了了解慢性病与饮食的关系，可采用长达一年的膳食记录方法，时间长短根据研究项目的需求而定。在记录精确和每餐用餐人数统计确实的情况下，能够得到较准确的结果。与其他方法相比较，不但可以调查长时期的膳食，而且适合于进行全年不同季节的调查。记账法较少依赖记账人员的记忆，食物遗漏少，而且，膳食单位的工作人员经过短期培训即可掌握这种方法，能够定期自行调查计算。

缺点：调查结果只能得到全家或集体中人均的膳食摄入量，难以分析个体膳食的摄入情况。

（三）记账法的调查方法和要点

记账法的基础是膳食账目，所以要求被调查者的伙食账目完整、数据可靠。对于家庭，一般没有食物消耗账目可查，如用记账法进行调查时，可在调查开始前登记其所有储存的及新购进的食物种类和数量，调查期间购入的食物，在调查结束时再次称量全部剩余食物的重量，然后计算出调查期间消费的食品总量。

食物消耗量记录=开始前食物结存量+每天购入各种食物量
−每天各种食物废弃量−结束后的剩余量(液体可用量)

注意食品、可食部、小杂粮、零食的记录。

例如，某家庭在进行调查开始前，有大米10kg，调查时间为1个月，期间共购入大米5kg，废弃大米500g，结束时，大米为1kg，这一个月内大米的消耗量为10+5−0.5−1=13.5（kg）。

家庭成员年龄、性别等相差较大，因此人数也需按混合系数计算其营养摄入量。

（四）记账法的调查步骤

1. 工作准备

（1）食物成分表、计算器或计算软件。
（2）相关的数据调查、计算表格。
（3）培训相关调查人员。对从事调查的人员进行统一培训，使其掌握调查的程序、方法和各种数据的计算程序，明确营养评价的指标和标准。

（4）确定调查单位和时间。与被调查单位相关负责人取得联系，约定调查日期和接待人员，阐明调查的目的和意义，取得积极配合。

2. 工作程序

（1）与膳食管理人员见面。调查现在到将来一段时间的膳食情况，可先向相关工作人员介绍调查的过程和膳食账目与进餐人员记录的要求，使其能够按照要求详细记录每天购入的食物种类、数量和进餐人数，同时也要登记调查开始时存余食物和调查结束时的剩余食物。

（2）了解食物结存。了解食物的结存情况，分类别称重或询问并估计所有剩余的食物。

（3）了解进餐人数。统计准确进餐人数，并按年龄、性别和工种、生理状态等分别登记（表 4-3），如果调查对象个体之间差异不大，如儿童膳食调查，因食物供给量不分性别、劳动强度，用餐人数登记表设计时可以简化。

表 4-3　某高校用餐人数登记表　（单位：g）

年级		大学一年级			大学二年级			大学三年级			大学四年级		
餐次		早餐	中餐	晚餐	早餐	中餐	晚餐	早餐	中餐	晚餐	早餐	中餐	晚餐
时间	××××年××月 …… ××××年××月												
用餐总人数													
总人日数													
折合成年男子系数													
折合成年男子总人日数													

（4）了解食物购进数量。对调查期间购进的各种食物的量进行记录。

（5）食物的消耗量情况计算和记录。食物的消耗量统计需逐日分类准确记录，具体写出食物名称，见表 4-4。根据调查得到的资料计算在调查期间伙食单位所消耗的各种食物的总量。

表 4-4　食物消费量记录表　（单位：g）

食物名称		大米	小米	猪肉	鱼	奶类	白菜	土豆	……
结存数量									
购入食物量	××月××日								
	××月××日								
剩余数量									
废弃数量									
实际总消费量									
备注									

（6）计算总人日数。例如，在调查某大专院校的膳食情况时，如果该院校三餐的能量分配为早餐30%、午餐40%、晚餐30%，某日三餐各有1 000名、1 500名、1 200名学生用餐，那么该日的总人日数为 1 000×30%+1 500×40%+1 200×30%=1 260（人·d）。调查期间总人日数等于调查期间各天人日数的总和。

若被调查单位用餐人员在年龄、劳动强度等方面参差不齐，则应该按照表4-5进行登记。

表4-5　调查期间总人日数登记表

年龄	体力活动水平	男			女			平均每日总人日数
		早餐	中餐	晚餐	早餐	中餐	晚餐	
成人	轻							
	中							
	重							
60岁以上	轻							
	中							
	重							

（7）核对记录结果。核对编号、项目，检查无误后，填写记录人和核对人。

（8）编号与归档。按照序号整理调查表，用档案袋装好，写好题目、单位、日期、保存人等封存待用。

3. 注意事项

（1）如果食物消耗量随季节变化较大，应在不同季节内开展多次短期调查，则结果比较可靠。

（2）如果被调查单位人员的劳动强度、性别、年龄等组成不同，不能以人数的平均值作为每人每天营养素的摄入水平，必须用混合系数的折算方法算出相应“标准人”的每人每天营养素的摄入量，再做比较与评价。

（3）在调查过程中，自制的食品也要分别登记原料、产品及其食用数量。

（4）记账法中注意要称量各种食物的可食部。如果调查的某种食物为市品重（毛重），计算食物营养成分应按市品重计算。根据需要也可以按食物成分表中各种食物可食的百分比转换成可食部数量。

（5）在调查期间，不要疏忽各种小杂粮和零食的登记，如燕麦、坚果、饼干等，调查期间若摄入这类食物，易被漏掉。

（6）记账法一般不能调查调味品（如油、盐、味精等）的摄入量，通常可结合膳食史法来调查调味品的消费种类和量。

三、称重记账法

称重记账法是称重法和记账法相结合的一种膳食调查方法。这种膳食调查方法兼具了称重法的准确和记账法的简便，是目前应用非常广泛的一种膳食调查方法。在我国开展的多次全国营养调查中，均采用了该种方法。对某一个膳食单位或个人一日各餐食物食用量进行称重记录，计算每人每天的营养素摄入量。称重记账法准确性高，可作为膳食调查的“金标准”，用以衡量其他方法的准确性。

（一）称重记账法的原理和优缺点

称重记账法是由被调查者或调查者称量记录一定时期内的食物消费总量，通常用于调查集体伙食单位或家庭中食物消费。研究者通过查阅这些记录，并根据同一时期进餐人数，计算每人每天各种食物的平均摄入量。

优点：称重记账法比称重法操作简单，所需费用低，人力少，适合于大样本的调查；记录较单纯，记账法精确，能够得到较准确的结果；较少依赖记账人员的记忆，食物遗漏少；膳食单位的工作人员经过短期培训即可掌握这种方法，能够定期自行调查；适合进行全年不同季节的调查。

缺点：只能得到全家或集体中的人均摄入量，难以分析个体膳食摄入情况。

（二）称重记账法的步骤

下面以调查家庭成员的膳食结构为例，详述称重记账法的调查步骤。

1. 工作程序

（1）确定调查对象的基本内容，包括个人家庭基本情况、住址和联系方式，以便调查后进行资料整理发现问题时的联系和修改。因为季节的不同，食物的种类存在差异，调查日期也是重要的记录内容，便于今后分析和建立健康档案。

（2）确定需要调查家庭食物的种类。家庭食物质量记录可以针对某几种主要的家庭食物（如大米、肉类、蔬菜等）来调查，也可以将开始调查时所有的家庭食物都进行登记。在进行调查表设计之前，应根据调查需要予以确定。

（3）确定需要调查的天数。根据调查需要，确定需要进行家庭膳食调查的天数，通常采用连续3d的称重记账法。

（4）记录每种食物数量，如结存量（各种食物现有量）、购进量、废弃量等，调查期的每天都要记录，计算出食物实际的消耗量。

家庭食物量登记表见表4-6。

表4-6 家庭食物量登记表（单位：g）

食物编码						
食物名称	大米		面粉		猪肉	
结存数量						
日期	购进量或自产量	废弃量	购进量或自产量	废弃量	购进量或自产量	废弃量
4月14日						
4月15日						
4月16日						
总量						
剩余总量						
实际消费量						

（5）设计家庭成员每人每天用餐登记表：①确定家庭成员人数，在登记表中要记录所有家庭成员在调查日期内是否在家中进餐，以便计算总人日数和平均摄入量；②记录家庭成员的基本情况，根据调查需要，调查时还要记录每个家庭成员的年龄、性别、劳动强度、生理状态等基本信息。

（6）确定调查天数和用餐人次总数，通常采用连续 3d 调查。记录每天每个家庭成员的用餐人次和餐次比。在家用餐填“1”，未在家用餐天填“0”，未就餐填“—”；餐次比根据被调查人的实际情况填写，一般为早餐、中餐、晚餐三餐分别为30%、30%～40%、30%～40%。

家庭成员每人每天用餐登记表见表 4-7。

表 4-7　家庭成员每人每天用餐登记表

姓名												
年龄/岁												
性别												
劳动强度												
生理状况												
时间	早餐	中餐	晚餐	早餐	中餐	晚餐	早餐	中餐	晚餐	早餐	中餐	晚餐
4月14日												
4月15日												
4月16日												
用餐人次总数												
餐次比												
折合人日数												
总人日数												

注：劳动强度，1—极轻体力劳动；2—轻体力劳动；3—中等体力劳动；4—重体力劳动；5—极重体力劳动；6—其他。
生理状况，0—正常；1—孕妇；2—乳母。
用餐状况，1—在家用餐；0—未在家用餐。

（7）修改表格的格式，把表中的文字、表头、字号等进行修改和格式调整，以达到美观和印刷要求。

（8）表格试用和完善，检查表格的完整性和方便性，如有不妥应进一步完善修改。

2. 称重记账法的相关计算方法

（1）进餐人数的登记。家庭调查时要记录每天每餐的进餐人数和进餐人的性别、年龄、劳动强度及生理状态。

（2）计算食物实际消耗量。

家庭每种食物实际消耗量=食物结存量+购进食物总量-废弃食物总量-剩余总量

（3）计算每人每天各种食物的摄入量。

家庭平均每人每天每种食物摄入量=实际消耗量/家庭总人日数

（4）计算每人每天各种营养素的摄入量。

食物中某营养素含量=(食物量/100×可食部分比例)×每 100g 食物中营养素含量

家庭某种营养素的总摄入量=家庭摄入所有食物中的营养素的量累加

平均每人每天某营养素摄入量=家庭某种营养素摄入量/家庭总人日数

（5）标准人的概念及计算方法。

因为调查对象的年龄、性别和劳动强度有很大的差别，所以无法用营养素的平均摄入量进行相互间的比较。因此，一般先将各个人群折合成标准人，再进行比较。

标准人系数：以体重 60kg 的成年男子从事轻体力劳动者为标准人，以其能量供给量 9.41MJ（2 250kcal）作为 1，其他各类人员按其能量推荐量与 9.41MJ 之比得出各类人的折合系数。

混合系数(该人群折合标准人的系数)=(一个群体各类人的折合系数×人日数之和)/总人日数

标准人日计算公式为

标准人日=标准人系数×人日数

总标准人日数为全家每个人标准人日之和。

该人群标准人的食物(营养素)摄入量=人均食物(营养素)摄入量/混合系数

在此基础上就能够在不同年龄、性别和劳动强度的人群之间进行比较。

平均每天某营养素摄入量=平均每人每天某营养素摄入量/混合系数

中国居民能量参考摄入量及标准人系数见表 4-8。

表 4-8　中国居民能量参考摄入量及标准人系数

年龄或生理阶段	男性 PAL				女性 PAL			
	轻（Ⅰ）/（kcal/d）	中（Ⅱ）/（kcal/d）	重（Ⅲ）/（kcal/d）	标准人系数	轻（Ⅰ）/（kcal/d）	中（Ⅱ）/（kcal/d）	重（Ⅲ）/（kcal/d）	标准人系数
0～	—	90	—	—	—	90	—	—
0.5 岁～	—	80	—	—	—	80	—	—
1 岁～	—	900	—	0.40	—	800	—	0.36
2 岁～	—	1 100	—	0.49	—	1 000	—	0.44
3 岁～	—	1 250	—	0.56	—	1 200	—	0.53
4 岁～	—	1 300	—	0.58	—	1 250	—	0.56
5 岁～	—	1 400	—	0.62	—	1 300	—	0.58
6 岁～	1 400	1 600	1 800	0.71	1 250	1 450	1 650	0.64
7 岁～	1 500	1 700	1 900	0.76	1 350	1 550	1 750	0.69
8 岁～	1 650	1 850	2 100	0.82	1 450	1 700	1 900	0.76
9 岁～	1 750	2 000	2 250	0.89	1 550	1 800	2 000	0.80
10 岁～	1 800	2 050	2 300	0.91	1 650	1 900	2 150	0.84
11 岁～	2 050	2 350	2 600	1.04	1 800	2 050	2 300	0.91
14 岁～	2 500	2 850	3 200	1.27	2 000	2 300	2 550	1.02
18 岁～	2 250	2 600	3 000	1.16	1 800	2 100	2 400	0.93
50 岁～	2 100	2 450	2 800	1.09	1 750	2 050	2 350	0.91
65 岁～	2 050	2 350	—	1.04	1 700	1 950	—	0.87
80 岁～	1 900	2 200	—	0.98	1 500	1 750	—	0.78
妊娠期（1～12 周）					1 800	2 100	2 400	0.93
妊娠期（13～27 周）					2 100	2 400	2 700	1.07
妊娠期（≥28 周）					2 250	2 550	2 850	1.13
哺乳期					2 300	2 600	2 900	1.16

注：“—”表示未制定。单位为 kcal/d。

3. 注意事项

（1）称重记账法中要注意称量各种食物的可食部。如果调查的某种食物为市品重（毛重），则需按照食物成分表中各种食物的可食的百分比转换成可食部数量。

（2）在调查期间，不要疏忽各种小杂粮和零食的登记，如绿豆、糖果等。需要特别注意的是，油、盐、酱、醋等调味品在调查时需要称量实际重量。

（3）人日数和总人日数的计算。称重记账法在实施过程中在外就餐不计入餐次总数。

（4）为了使调查结果具有良好的代表性和真实性，最好在不同季节分次进行调查，一般每年应进行 4 次，至少应在春冬季和夏秋季各进行一次。调查对象的选择和样本量的大小应具有足够的代表性。

（5）在集体伙食单位（如幼儿园、学校和部队）如果不需要个人的数据，只要平均值，可以不称量每人摄入的熟重，只称量总的熟食量，然后减去剩余量，再除以进餐人数，即可得出平均每人的摄入量。

课堂导入 4-2

合理评价膳食

小明是一个中学生，一日三餐都在学校吃。小明的家长担心小明得不到足够的营养，于是给小明买了很多零食，如巧克力、蛋糕、牛奶等。现在小明的体重增加了，小明的家长认为他的膳食很合理、营养充足，请问这样的认识一定正确吗？

问题：评价一个人的膳食有哪些方面？

任务二　膳食评价

膳食评价

对人群进行膳食调查后，要对其营养平衡状况进行评价，如有不妥之处，可根据建议进行膳食调整。膳食评价有定性分析与定量分析两大部分。定性分析包括：与中国居民平衡膳食宝塔（2022）相比，膳食中所含的食物类别是否齐全、多样化；主食中是否纳入了粗粮、薯类或淀粉、豆类；是否摄入足够的豆制品、水产品、奶制品、油脂是否过量等。定量分析则是查询相关营养数据，计算一天中的能量供应，能量摄入分配，三大产能营养素的供能比例，维生素、矿物质等摄入量是否合理。

一、食物分析

首先按《中国食物成分表：标准版》第 6 版第二册，找到食物编码和分类。

二、食物归类及摄入量计算和填写

查询中国居民膳食指南（2022），与其中的中国居民平衡膳食宝塔（2022）的理想膳食模式进行比较，把摄入的食物按膳食宝塔归类，计算几大类食物摄入量，即谷薯类、蔬菜类、水果类、畜禽肉、水产品、蛋类，奶类及奶制品类、大豆及坚果类、盐和油的摄入量。

根据调查对象24h膳食调查结果，将调查对象的劳动强度按低、中、高的不同水平与中国居民平衡膳食宝塔（2022）建议的不同能量膳食的各类食物参考摄入量进行比较，分析判断各类食物摄入量是否满足人体需要。注意：在归类时，有些食物要进行折算才能相加。

例如，计算奶类摄入量时，不能将鲜奶与奶粉的消费量直接相加，应按蛋白质含量将奶粉量折算成鲜奶量后再相加；各种豆制品也同样需要折算成大豆的量，然后才能相加。

奶类和豆类的品种多，在《中国食物成分表》中可能不会全部包括。在从豆浆到大豆、从奶粉到鲜奶进行折算时，可以乘以该产品100g的蛋白质含量，再除以大豆或鲜奶中蛋白质的含量。

（1）豆类及其制品以每100g各种豆类及其制品中蛋白质的含量与每100g大豆中蛋白质的含量（35.1g）的比作为系数，折算成大豆的量。

折算公式为

相当于大豆的量=摄入量×蛋白质含量/35.1

例如，一杯豆浆250g，查食物成分表可知，每100g豆浆含蛋白质1.8g，所以一杯豆浆相当于大豆的量：250×1.8÷35.1=12.8（g）。

（2）奶类及奶制品摄入量按照每100g各种奶类及奶制品中蛋白质的含量与每100g鲜奶中蛋白质的含量（3g）的比作为系数，折算成鲜奶的量。

折算公式为

相当于鲜奶的量=摄入量×蛋白质含量/3

例如，用25g全脂奶粉冲调了一杯牛奶，每100g奶粉中含蛋白质20.1g，所以这杯牛奶相当于鲜奶的量就为25×20.1÷3=167.5（g）。

【例4-2】以某女士在20××年4月15日的进餐情况为例（表4-9）进行膳食评价。

表4-9 某女士20××年4月15日进餐情况

某女士 女 25岁 身高：167cm 体重：78kg 劳动强度：轻体力劳动

饮食时间	食物名称和数量	原料名称	原料质量
早餐	鸡蛋灌饼1个	小麦粉	75g
		鸡蛋	60g
		色拉油	10g
		盐	2g
	牛奶1盒	牛奶	250mL
	苹果1个	苹果	175g

续表

饮食时间	食物名称和数量	原料名称	原料质量
中餐	米饭 1 碗	稻米	100g
	芹菜肉丝 1 份	芹菜	150g
		猪瘦肉	50g
		色拉油	15g
		盐	4g
	清炒土豆丝 1 份	土豆	150g
	杏仁（大）1 把	杏仁（大）	50g
	西瓜 2 大片	西瓜	625g
晚餐	米饭 1 碗	稻米	100g
	木耳山药 1 份	木耳（干）	10g
		山药	150g
	烤鸡腿 1 份	鸡腿	300g
		盐	3g

（1）将食物归类并计算摄入量。按《中国食物成分表》找到食物编码和分类，并把摄入的食物按中国居民平衡膳食宝塔（2022）归类，24h 各类食物的摄入量见表 4-10。

表 4-10　24h 各类食物的摄入量　（单位：g）

食物类别	谷薯类	蔬菜类	水果类	动物性食物
摄入量	275	460	800	130
中国居民平衡膳食宝塔（2022）推荐量	250～400	300～500	200～350	120～200
食物类别	大豆及坚果类	奶类及奶制品	油	盐
摄入量	50	250	40	9
中国居民平衡膳食宝塔（2022）推荐量	25～35	300～500	25～30	<5

表 4-10 中的数据显示，各类食物中蛋类、大豆及坚果类、油和盐摄入量过多，水产品、奶类及奶制品摄入不足，并且谷薯类中，全谷物摄入不足。

（2）计算各种营养素的摄入量并与推荐摄入量比较。

根据食物成分表，分别计算各类食物提供的能量和营养素。将计算结果与中国居民膳食营养素参考摄入量进行比较。各种营养素摄入量评价表见表 4-11，从营养元素分析来看，能量摄入过多，其中蛋白质摄入量过多，而钙元素摄入不足。

表 4-11　各种营养素摄入量评价表

食物名称		进食份量/（g/d）	能量/kcal	蛋白质/（g/d）	碳水化合物/（g/d）	脂肪/g	钙/mg	铁/mg	锌/mg	维生素 C/mg
早餐	苹果	175	94.5	0.35	23.62	0.35	7	1.05	0.33	7
	鸡蛋	60	82.8	7.62	0.9	5.4	28.8	1.2	0.6	NA
	牛奶	250	135	7.5	8.5	8	260	0.75	1.05	2.5
	色拉油	10	89.8	ND	0	9.98	1.8	0.17	0.02	NA
	小麦粉（标准粉）	75	261.75	8.4	55.2	1.12	23.25	2.62	1.23	NA
	早餐总量	570	663.85	23.87	88.22	24.86	320.85	5.79	3.24	9.5

续表

食物名称		进食份量/（g/d）	能量/kcal	蛋白质/（g/d）	碳水化合物/（g/d）	脂肪/g	钙/mg	铁/mg	锌/mg	维生素 C/mg
午餐	杏仁	50	298	10.65	9.85	25.3	124	2.15	1.68	NA
	芹菜茎	150	33	1.8	6.75	0.3	120	1.8	0.36	12
	猪瘦肉	50	71.5	10.15	0.75	3.1	3	1.5	1.5	NA
	马铃薯（土豆，洋芋）	150	115.5	3	25.8	0.3	12	1.2	0.56	40.5
	稻米（均值）	100	347	7.4	77.9	0.8	13	2.3	1.7	NA
	色拉油	15	134.7	ND	0	14.97	2.7	0.26	0.04	NA
	西瓜（均值）	625	162.5	3.75	36.25	0.62	50	1.88	0.62	37.5
	午餐总量	1140	1162.2	36.75	157.3	45.4	324.7	11.08	6.45	90
晚餐	稻米（均值）	100	347	7.4	77.9	0.8	13	2.3	1.7	NA
	木耳（干）[黑木耳，云耳]	10	26.5	1.21	6.56	0.15	24.7	9.74	0.32	NA
	山药	150	177	2.29	41.82	0.26	25.5	0.81	0.36	25.65
	晚餐总量	260	550.5	10.9	126.28	1.21	63.2	12.85	2.38	25.65
全日总量		1970	2 376.55	71.52	371.81	71.45	708.75	29.72	12.06	125.15
每日推荐量		—	1800	55	50%～65%	20%～30%	800	20	7.5	100

注：NA，表示没有该项营养素资料；ND，表示未验出该项营养素的含量。

（3）计算三大营养素提供的能量占总能量的比例。

$$蛋白质供能比=\frac{蛋白质摄入量\times4}{总能量摄入量}\times100\%$$

$$碳水化合物供能比=\frac{碳水化合物摄入量\times4}{总能量摄入量}\times100\%$$

$$脂类供能比=\frac{脂肪摄入量\times9}{总能量摄入量}\times100\%$$

三大营养素供能百分比计算表见表 4-12。

表 4-12　三大营养素供能百分比计算表

来源	能量/kcal	占总能量的比例/%	适宜能量摄入比例/%	评价
蛋白质	286	11.8	11～14	合理
脂肪	643	26.7	20～30	合理
碳水化合物	1 487	61.5	55～65	合理

（4）计算能量在三餐中的分配。分别把早餐、中餐、晚餐摄入的食物所提供的能量除以 1d 总摄入的能量再乘以 100%，就能得到三餐各提供能量的比例（表 4-13）。

表 4-13　三餐能量分配

能量分配	早餐	午餐	晚餐
能量/kcal	663.8	1 162.2	550.5
总能量/kcal	2 376.55		
能量比/%	27.9	48.9	23.2
推荐模式/%	30	40	30

从三餐能量分配来看，膳食安排不合理，午餐能量摄入过多，晚餐能量摄入过少。

总体来说，与中国居民平衡膳食宝塔（2022）相比，该女士所摄取的食物种类应进一步丰富。食物中蛋类、大豆及坚果类、油和盐摄入量过多，食物总能量摄入过多，不利于保持健康的体重。水产品、奶及奶制品摄入不足，并且谷薯类中，全谷物摄入不足，这可能会造成矿物质、膳食纤维的摄入不足。适当增加一些水产品，可能会有助于补充一些不饱和脂肪酸，从而有利于心血管的健康。一日三餐能量分配不均衡，一般要求午晚餐各占全日总能量摄入的30%～40%，午餐不过于简单，晚餐不过于丰盛。从事夜间工作时，可适量吃些夜点，以免能量与营养素不足。

对该女士的建议：

平衡膳食模式是最大限度地保障人体营养和健康的基础，食物多样是平衡膳食模式的基本原则。进食数量要适量增加，增加碳水化合物的摄入量。

适当补充奶类，经常吃各种奶制品，适当摄入水产品，如鱼、虾，并采用合适的烹调方法。

要合理分配三餐中能量的摄入量，一般早餐、晚餐各占30%、午餐占40%，特殊情况可适当调整。另外注意，适当的粗细搭配，提倡吃全谷物和杂豆类，包括小米、高粱、玉米、荞麦、燕麦、薏米、红小豆、绿豆、芸豆等；少吃一些加工精度高的米面。

此外，如果调查的是家庭的膳食情况，那么首先计算家庭混合系数，根据家庭混合系数，计算出标准人的每天每种食物摄入量，再计算平均每人每天营养素和能量摄入量，具体计算方法如下：

混合系数=(家庭成员1标准人系数×人日数+家庭成员2标准人系数×人日数+…)/全家总人日数

标准人的每日每种食物摄入量=平均每人每日各种食物摄入量/混合系数

根据《中国食物成分表》第6版第二册中各种食物的能量及营养素的含量，计算每人每天膳食总营养素摄入量。

家庭平均每人每天每种食物摄入量=实际消耗量(g)/家庭总人日数

三、膳食调查报告的撰写

撰写膳食调查报告以分析和发现该人群或多个人群的膳食营养问题或变化趋势为主要目标，一般包括标题、署名、正文等，篇幅为3 500～5 000字。

（一）标题

标题是文章的眼睛，起一目了然的作用，如“无锡市某中学膳食调查”，从中能了解地点、人群性质、内容3个主要方面的信息。

（二）署名

标题下面要署名，即撰写报告人的姓名、单位。

（三）正文

正文主要包括前言和调查报告的主体。

1. 前言

前言主要是简明扼要地说明调查的目的、时间、地点、对象或范围、做了哪些调查，所要报告的主要内容。这一部分主要是介绍基本情况和提出问题，写法可灵活多样。

2. 调查报告的主体

主体主要是对事实的叙述和议论。一般将调查所采用的主要方法、人员情况、调查结果归纳为几个方面。每个小部分有序码、小标题，有一个中心内容，使之层次清晰。膳食调查报告的结果主要包括以下几个方面。

（1）描述居民膳食能量和主要营养素摄入状况。对能量、蛋白质、脂肪、碳水化合物、维生素、常量与微量元素的摄入情况进行描述。

（2）将居民膳食结构现状与中国居民膳食指南（2022）进行比较。

（3）结论和建议。结论是对以上主要结果的重点描述，常常起到画龙点睛的作用，要求短小精悍、一目了然。建议则是对结果的分析判断，指出改善措施。

思考训练题

一、选择题

1．我国开展过（　　）次大规模的膳食调查。

A．3　　B．4　　C．5　　D．6

2．某中等体力劳动的妇女，身高 155cm，每日需能量 40kcal/kg，根据碳水化合物提供的能量占总能量的 60%计算，每日需碳水化合物（　　）g。

A．200　　B．300　　C．400　　D．500

3．为了充分发挥蛋白质的互补作用，膳食安排应遵循以下原则：膳食中搭配的食物种类越多越好，摄取的食物种属越远越好，即（　　）。

A．多食细量　　B．食物越精越好　　C．食不厌精　　D．提倡杂食

4．一般认为，每人每天摄入（　　）g 左右油脂就可满足机体要求。

A．20　　B．30　　C．40　　D．50

5．24h 膳食回顾法的优点不包括（　　）。

A．所用时间短

B．被调查者不需要较高的文化水平

C．能得到个体的膳食营养素摄入状况

D．被调查者的回顾依赖于短期记忆

6．主食在三餐中的合理比例一般为（　　）。

A．40%、30%、30%　　B．35%、40%、25%

C．30%、30%、40%　　D．30%、40%、30%

7. 在某学校做集体膳食调查时，早餐有 1 800 名学生用餐、午餐有 2 000 名学生用餐、晚餐有 1 900 名学生用餐，则人日数为（　　）。

A. 1 910　　B. 1 900　　C. 1 800　　D. 2 000

8. 为了使调查结果具有良好的代表性和真实性，最好在不同的季节分次进行调查，一般每年应进行（　　）次。

A. 3　　B. 4　　C. 5　　D. 6

二、填空题

1. 膳食调查通常采用的方法有____________、_______________、____________等。

2. 24h 膳食回顾法是通过访谈的形式收集膳食信息的一种回顾性膳食调查方法，通过询问_______________，可对其食物摄入量进行计算和评价，是目前获得个人膳食摄入量资料_______________一种调查方法。

3. 记账法是根据___________进行营养评价的一种膳食调查方法，它是__________的膳食调查方法，是其他膳食调查方法的发展基础，常和称重法一起应用。

4. 称重记账法是_____________膳食调查方法。这种膳食调查方法兼具了称重法的准确和记账法的简便，是目前______________一种膳食调查方法。

5. 幼儿园三餐的能量分别为早餐 30%，午餐 40%，晚餐 30%，某日三餐各有 20 名、30 名、20 名儿童用餐，计算该日的总人日数为_______人·d。

6. 某一天摄入的蛋白质为 55g，脂肪为 67g，碳水化合物为 253g，则全天的总能量的摄入量为_____kJ。

7. 1d 摄入的蛋白质为 59g、脂肪为 65g、碳水化合物 255g，则他的膳食中脂肪的能量比例为_________。

三、简答题

1. 24h 膳食回顾法有哪些特点？

2. 食谱编制的方法有几种？各自有什么特点？

3. 某轻体力活动成年男性，一日三餐的食物摄入量如下。

早餐：全脂牛奶 250g、面包 50g。

午餐：米饭（粳米 200g）、炒香菇豆腐丁（鲜香菇 20g、北豆腐 120g）、凉拌西蓝花（西蓝花 150g）、鸡蛋 1 枚（60g）、植物油 15g。

晚餐：馒头 1 个（100g）、燕麦粥 1 碗（燕麦片 25g）、炒四季豆半盘（四季豆 120g）、清炖小排骨（小排 180g）、植物油 10g。

夜宵：苹果 1 个（200g）、全脂原味酸奶 180g。

计算这位成年男性膳食中的总能量、蛋白质、维生素 A、维生素 B_1、维生素 B_2、维生素 C、钙和铁的摄入量，并与膳食营养素参考摄入量的相应数值进行比较，评价该膳食的营养素供应情况，同时评价其三大营养素供能比例是否符合平衡膳食的要求。

项目五　特殊人群膳食食谱

知识目标

1. 了解肥胖症、糖尿病、痛风、高血压、高脂血症对人体的危害。

2. 了解肥胖症、糖尿病、痛风、高血压、高脂血症等各类慢性病与膳食营养的关系。

3. 掌握肥胖症、糖尿病、痛风、高血压、高脂血症人群饮食控制的原则。

能力目标

1. 能为肥胖症、糖尿病、痛风、高血压、高脂血症等各类慢性病人群选择合理的食物。

2. 能通过体质指数评价体重标准。

3. 能熟练运用两种方法进行肥胖症、糖尿病、痛风、高血压、高脂血症人群的食谱设计。

课堂导入 5-1

减肥期间的饮食控制

肥胖症与遗传、饮食、运动、生活方式和精神情绪等有关，其中饮食是能量不平衡的决定因素，长期摄入过量能量是体重增加的根本原因。因此，控制体重最重要的就是控制饮食。

问题：如何开展肥胖症人群的饮食控制？减肥期间如何做到平衡膳食？

任务一　肥胖症人群膳食食谱设计

肥胖症人群膳食食谱设计

肥胖症是体内脂肪积聚过多而呈现的一种状态。正常情况下，18 岁以上的男性体内脂肪量占体重的比例为 15%～18%，女性为 20%～25%。根据病因不同，肥胖症可分为：①原发性肥胖，又称单纯性肥胖；②继发性肥胖。根据脂肪在身体内的分布，肥胖症可分为：①普遍性肥胖，又称均匀性肥胖；②腹型肥胖，又称向心性肥胖、内脏型肥胖、男性型肥胖；③臀型肥胖，又称非向心性肥胖、女性型肥胖。

目前肥胖症在全球范围内广泛流行，在欧洲、美国和澳大利亚等发达地区，肥胖症的发生率非常高。在我国，肥胖人数也日益增多，肥胖症已经成为不可忽视的严重威胁国民健康的危险因素。

一、肥胖症的判断标准

目前判断肥胖程度常用的人体测量学指标是体质指数、体脂含量百分比，此外，腰臀比也是评价肥胖症的参考指标。具体内容详见项目一任务五。

二、肥胖症人群的饮食目标

能量摄入多于消耗是肥胖症的根本原因，因此减肥食谱的目标是控制总能量的摄入，使饮食供给能量低于机体实际消耗能量，促使以脂肪形式积蓄的多余能量被代谢掉，直至体重恢复到正常水平。蛋白质是人体代谢所需的重要营养素，因此降低能量供应的主要途径是降低脂肪和碳水化合物的摄入量。

减少能量绝不意味着减少蛋白质、维生素和矿物质的供应。节食减肥时，需要长期限制饮食量，在较低的能量水平上保证充足的维生素、矿物质和蛋白质的供应，对于减肥成功和维持健康状态非常重要。特别是对于正处于发育期的儿童和青少年肥胖症患者来说，更应保持营养充足，以强化日常体育锻炼为主，千万不可盲目减少饮食量，以免发生多种营养素的缺乏，甚至产生神经性厌食。

三、肥胖症人群膳食食谱的编制原则

1. 限制总能量

能量的限制要循序渐进，避免骤然降至安全水平以下，要辅以适当的体力活动，增加能量消耗，减轻体重。成年的轻度肥胖症人群，以每月减轻体重 0.5～1.0kg 为宜，而成年中度以上肥胖症人群，每周适宜减轻体重 0.5～1.0kg。每人每天饮食中供给能量应不少于 4 184kJ（1 000kcal），这是可以较长时间坚持的最低安全水平。

2. 适量摄入蛋白质

肥胖症人群蛋白质摄入量要保证达到膳食营养素参考摄入量的要求，并适当提高。蛋白质提供能量占总能量的比例以 15%～20%为宜，应选用生物价高的蛋白质食物，如牛奶、鱼、鸡肉、鸡蛋清和瘦肉等。

3. 限制脂肪

过多摄入脂肪可引起酮症，因此限制饮食能量供给时，必须限制饮食脂肪的供给量，尤其需限制动物脂肪的供给量。因为在肥胖状态下，过多脂肪沉积在皮下组织和内脏器官，常易引起脂肪肝、高脂血症及冠心病等并发症。此外，饮食脂肪高易引起饱腻感，使食欲下降。为使饮食含能量较低而又耐饿性较强，肥胖症人群饮食脂肪应控制为总能量的 25%～30%。

4. 限制碳水化合物

为防止出现酮症和负氮平衡，碳水化合物的量应略降低，其供给应控制在占总能量比例的50%～60%为宜。碳水化合物在体内能转变为脂肪，尤其是肥胖症患者摄入简单糖后，更容易以脂肪的形式沉积。因此，对含简单糖如蔗糖、麦芽糖、果糖等的食物，应尽量少吃或不吃，膳食纤维多的食物可适当多食。每人每天膳食纤维供给量应不低于12g。

5. 限制食盐和嘌呤的摄入量

盐能引起口渴和刺激食欲，并能增加体重，多食不利于肥胖症的治疗，肥胖症患者摄入食盐量以3～5g/d为宜。嘌呤可增进食欲，加重肝、肾的代谢负担，故应限制含高嘌呤动物内脏的摄入量，如动物肝、心、肾等。

6. 合理选择烹调方法及餐次

肥胖症人群可采用蒸、煮、烧、汆等烹调方法，忌用油煎、炸的方法。煎炸食物含脂肪较多，并能刺激食欲，不利于肥胖治疗。进食餐次应因人而异，通常为每天3～5餐。

7. 保证饮食中有足够的维生素和矿物质

肥胖症人群可多进食蔬菜，蔬菜中含有丰富的维生素、矿物质，且能量低，有饱腹感；食物应多样化，切忌偏食。

四、肥胖症人群的食物选择

1. 宜选食物

肥胖症人群应选择谷类、瘦肉、鱼、豆、奶、蛋类，但应限量。蔬菜和水果可多选用。粗杂粮含有较多的维生素、矿物质及膳食纤维，是较好的降脂减肥食品。魔芋因其含有的葡甘聚糖吸水性强、黏度大、膨胀率高而具有减肥效果，可以选用。黄瓜、冬瓜也都是肥胖症患者的宜选食物。

2. 禁忌食物

肥胖症人群应禁止食用富含饱和脂肪酸的各类食物，如肥肉、猪牛羊油、椰子油、可可油等，以及各类油炸、煎的食品；富含精制糖的各种糕点、饮料、零食和酒类。

五、肥胖症人群膳食食谱的编制举例

肥胖症患者，女性，25岁，身高160cm，体重75kg，轻体力活动，请为其编制日带量膳食食谱并进行营养分析与评价。

（一）计算理想体重及体质指数

$$女性理想体重（kg）=身高（cm）-100$$

则女性肥胖症患者理想体重：160-100=60（kg）。

$$理想体质指数=\frac{体重}{身高^2}=\frac{60}{1.6^2}=23.4$$

因该女性为肥胖症患者，根据表 5-1，日能量以理想体重给予 83.7～104.6kJ（20～25kcal）/kg 为标准，计算其日能量需要量。

表 5-1　不同体力劳动强度的成年人能量需要量

劳动强度	职业	所需能量/[kcal/(kg·d)]		
		消瘦	正常	超重
卧床		20～25	15～20	15
轻	办公室职员、教师、售货员、钟表修理工	35	30	20～25
中	学生、司机、电工、外科医生	40	35	30
重	农民、建筑工、搬运工、伐木工、舞蹈演员	45～50	40	35

注：年龄超过 50 岁者，每增加 10 岁，比规定值酌减 10%左右，1kcal=4.184kJ。

（二）计算日能量需要量

日能量需要量=理想体重×单位标准体重能量需要量

则女性肥胖症患者日能量：60×(20～25)=1 200～1 500（kcal）=5 021～6 276kJ。

女性肥胖症患者日能量需要量为 5 021～6 276kJ，为了方便数据的计算，女性肥胖症患者日能量需要量选取 5 858kJ（1 400kcal）。

（三）计算三大供能营养素的需要量

肥胖症患者饮食应选择低脂高蛋白的食物，脂肪、蛋白质、碳水化合物提供能量应分别占总能量的 25%～30%、15%～20%、50%～60%。为方便计算，我们将脂肪供能比确定为 25%，蛋白质供能比确定为 20%，碳水化合物供能比确定为 55%。

蛋白质需要量（g）=总能量（kcal）×20%÷4（kcal/g）

则女性肥胖症患者日蛋白质需要量：1 400×20%÷4=70（g）。

脂肪需要量（g）=总能量（kcal）×25%÷9（kcal/g）

则女性肥胖症患者日脂肪需要量：1 400×25%÷9≈39（g）。

碳水化合物需要量（g）=总能量（kcal）×55%÷4（kcal/g）

则女性肥胖症患者日碳水化合物需要量：1 400×55%÷4≈193（g）。

（四）计算口主食需要量

三餐（早餐、午餐、晚餐）能量按 30%、40%、30%的比例分配。

早餐：面包。

面包需要量：193×30%÷58.1%≈100（g）。

午餐：米饭。

粳米需要量：193×40%÷75.3%≈103（g）。

晚餐：馒头。

馒头需要量：193×30%÷43.2%≈134（g）。

（五）计算日副食需要量

女性肥胖症患者日副食蛋白质需要量=总蛋白质–主食中的蛋白质

=70–（100×8.3%+103×7.3%

+134×6.2%）

≈46（g）

动物性原料蛋白质需要量：46×2÷3≈31（g）。

鸡蛋 60g 产生蛋白质：60×88%（可食部分）×12.8%≈6.8（g）。

250mL 牛奶产生蛋白质：250×3%=7.5（g）。

动物性原料剩余蛋白质：31–6.8–7.5=16.7（g）。

动物性原料选择黑鱼、牛瘦肉，各占 25%、75%的蛋白质比例。

黑鱼需要量：16.7×25%÷19.5%÷57%（可食部分）≈38（g）。

牛瘦肉需要量：16.7×75%÷19.8%≈63（g）。

植物性原料蛋白质需要量：46×1÷3≈15（g）。

植物性原料选择豆腐丝（干）。

豆腐丝（干）需要量：15÷57.8%≈26（g）。

（六）列出日带量膳食食谱并进行营养分析与评价

女性肥胖症患者日带量膳食食谱见表 5-2，营养分析见表 5-3。

表 5-2 女性肥胖症患者日带量膳食食谱

餐次	食物用量
早餐	煮鸡蛋 60g、拌菠菜（菠菜）100g、芝麻油 5mL、牛奶 250mL、面包 100g
午餐	米饭（粳米）103g、黑鱼汤（黑鱼）38g、青菜豆腐丝（小青菜 100g、豆腐丝 26g）、色拉油 5mL、梨 100g
晚餐	馒头 134g、牛肉炒油菜（牛瘦肉 63g、油菜 200g）、色拉油 5mL

表 5-3 营养分析

营养素	实际值	参考值
能量/kJ（kcal）	5 887.3（1 407.1）	5 858（1 400）
蛋白质/g	73.8	70
脂肪/g	42.7	39
碳水化合物/g	182.2	193

从膳食食谱设计与营养分析可以看出，食物选择种类较多，营养素种类齐全；食物搭配合理，烹调方法运用得当。早餐保证了优质蛋白质供应，烹调过程中注意食盐一天用量不超过 5g。

知识链接

使用减肥药可靠吗

减肥药具有多种副作用。

许多减肥药含有麻黄素，它可以作用于中枢神经，从而加强身体热量的消耗和脂肪的分解，但长期服用可产生副作用，1999 年国家药品监督管理局就颁布了麻黄素的管理办法，对麻黄素的生产购销及出口做了严格的规定，所以麻黄素的潜在危险性远高于它带来的减重效果。

利尿剂也是减肥药中经常含有的成分，它引起的副作用主要是尿频、尿多、低血压、眩晕等。因为利尿剂会导致身体中的尿液大量排出，让体重暂时下降，但其实主要减少的是水分而不是脂肪，所以并不是真正意义上的减肥。

另外，有些减肥药中还含有番泻叶，此物虽为纯天然草药，但在医学临床上是不属于减肥药的，番泻叶的减肥原理是它可以减少食物停留在胃和肠道的时间，降低食物被吸收的概率，加快食物排出体外的过程，从而达到减肥的目的。如果使用番泻叶不当，轻者可能会引起腹痛、恶心呕吐，重者甚至会诱发女性月经失调、消化管出血等症状，严重影响身体健康。

课堂导入 5-2

糖尿病饮食疗法≠饥饿疗法

张大爷最近因为口渴、多食、消瘦而去医院检查，诊断结果是糖尿病。医生告诉他，糖尿病属于“富贵病”，与“吃”有很大关系，病人应该“少吃多动”。张大爷觉得这话有道理，回家以后，开始严格限食，即便有时饿得饥肠辘辘、心慌手抖也绝不多吃一口，直到一天夜里出现了低血糖昏迷……

问题：如何开展糖尿病人饮食防治？

任务二　糖尿病人群膳食食谱设计

糖尿病人群膳食食谱设计

糖尿病是常见的内分泌疾病，中医称为消渴症，是一种由胰岛素分泌和作用缺陷导致的碳水化合物、脂肪、蛋白质代谢紊乱，以长期高血糖为主要表现的综合征。它的主要特征是高血糖和糖尿，典型的糖尿病症是“三多一少”——多尿、多饮、多食、消瘦。糖尿病是个终身疾病，目前尚不能根治，只能控制，与高脂血症、动脉粥样硬化、冠心病、肥胖症、脂肪肝等一起被称为“富贵病”。糖尿病的类型分为：Ⅰ型糖尿病，在我国糖尿病患者中约占 5%，起病较急，“三多一少”症状明显，有遗传倾向，儿童发病较多，其他年龄也可发病。Ⅱ型糖尿病，多发于中老年，占我国糖尿病患者的 90%~95%，起病缓慢、隐匿，体态常肥胖，尤以向心型肥胖或超重多见。近年来，我国糖尿病的发病率逐年升高，40 岁以上人群增幅加快，60～70 岁最高。脑力劳动者糖尿病发病率增高最为明显。

一、糖尿病的判断标准

以血糖含量为基准，正常、糖尿病、糖耐量减退和空腹血糖调节受损的判断标准见表 5-4。

表 5-4 正常、糖尿病、糖耐量减退和空腹血糖调节受损的判断标准

项目	静脉血糖	
	空腹/（mmol/L）	餐后/（mmol/L）（口服葡萄糖 75g）
正常	<6.1	<7.8
糖尿病	≥7.0	≥11.1（或随机血糖）
糖耐量减退（IGT）	<7.0	7.8～11.1
空腹血糖调节受损（IFG）	6.1～7.0	<7.8

注："随机血糖"表示任何时候，不考虑距上一餐的时间抽取的血糖，若无典型症状，应在不同日期再测一次，均超过表 5-4 的标准，方可诊断为糖尿病。

二、糖尿病人群的饮食目标

糖尿病人群的饮食目标：①减轻胰岛负担，使血糖、血脂达到或接近正常值，并防止或延缓心血管疾病等并发症的发生与发展；②维持健康，能正常生长发育和进行各种正常的活动；③维持正常的体重。

为了达到以上目标，应在总能量确定的前提下适当提高碳水化合物的含量，保证足够的蛋白质、维生素及其他微量营养素的供应，减少脂肪特别是动物脂肪和胆固醇的摄入。预防和控制糖尿病及其并发症需要摄入较多的抗氧化成分和膳食纤维，糖尿病人群的膳食应以植物性食物为主，能量来源以粮食为主，增加植物纤维饮食，多摄入蔬菜和水果。食物品种应当多样化，可以用食物交换份法来增加食物品种。食物总能量以维持健康体重为目标。

三、糖尿病人群膳食食谱的编制原则

（1）控制总能量。Ⅱ型糖尿病患者大多有超重或肥胖问题，因此其摄入的能量应当比体重和活动量的正常要求略低，以逐步回归正常体脂肪状态，体重略低于理想体重。同时应配合运动处方，通过运动减少内脏脂肪，并改善糖代谢和脂肪代谢。

（2）供给充足的碳水化合物，占总能量比例的 50%～60%，尽量选择血糖生成指数（glycemic index，GI）较低的主食原料，少吃精、白、细、软、黏的主食品，避免甜食和甜饮料，以减少血糖的波动。

（3）供给充足的蛋白质，与健康人数量相当，占总能量比例的 10%～20%。如果肾功能已经受损，则应控制蛋白质数量和质量。动物性食物宜选低脂品种，如鱼贝类、低脂奶类、禽肉等。每天可食用半个到一个蛋。

（4）控制脂肪摄入量，占总能量的 30%以下，每天烹调油用量在 25g 以下。降低饱和脂肪酸的比例，尽量避免摄入反式脂肪酸，同时控制胆固醇低于 300 mg，以预防心血管疾病并发症。含肥肉、动物油、氢化植物油的食品均应尽量避免。

（5）供给充足的膳食纤维。膳食纤维可以帮助增大食物体积，降低能量密度，降低血糖上升的速度，并改善糖耐量。无论是主食还是蔬菜水果，尽量摄入富含纤维的天然食品。

（6）供应充足的维生素和矿物质。有研究表明，糖尿病患者尿中丢失大量水溶性维生素，因此要予以补充充足的水溶性维生素。

四、糖尿病人群的食物选择

糖尿病人群可以根据 GI 简单地划分食物。GI 高，表示食物进入胃肠后消化快、吸收完全，葡萄糖迅速进入血液；反之，则表示食物在胃肠内停留时间长，释放缓慢，葡萄糖进入血液后峰值低，下降速度慢。无论对健康人群还是对糖尿病人群来说，保持稳定的血糖浓度且没有大的波动才是理想状态。因此，食物 GI 可作为糖尿病患者选择多糖类食物的参考依据。糖尿病人群易食用的低 GI 食物如下。

（1）全谷类或极少加工的粗粮，如稻麸、硬质小麦粉面条、通心面等，黑米、荞麦、强化蛋白质的面条等。

（2）干豆类及制品，如绿豆、绿豆挂面、蚕豆、豌豆、扁豆、红小扁豆、绿小扁豆、利马豆、鹰嘴豆、青刀豆、黑豆、四季豆、黑眼豆等。

（3）薯类、淀粉及制品，如藕粉、苕粉、魔芋、芋头等。

（4）水果类，如苹果、梨、桃、杏、李子、樱桃、猕猴桃、柑、柚子、葡萄等。

（5）种子类，如花生等。

（6）奶及奶制品，如牛奶、全脂牛奶、脱脂牛奶、奶粉、酸奶、酸乳酪等。

（7）其他，如果糖、乳糖等。

五、糖尿病人群膳食食谱的编制举例

Ⅱ型糖尿病患者，女性，某公司文员，38 岁，身高 165cm，体重 70kg，轻体力劳动，请为其编制日带量膳食食谱并进行营养分析与评价。

（一）计算理想体重与体质指数（BMI）

$$女性理想体重（kg）=身高（cm）-100$$

则女性糖尿病患者理想体重：165−100=65（kg）。

$$体质指数（BMI）=体重（kg）/身高的平方（m^2）$$

则女性糖尿病患者体质指数（BMI）：$70/1.65^2 \approx 25.71$。

因此，该女性糖尿病患者属于肥胖。

（二）计算日能量需要量

计算女性糖尿病患者日能量需要量。

日能量需要量（kcal）=理想体重（kg）×单位标准体重能量需要量（kcal/kg）

女性糖尿病患者日能量：65×（20～25）=1 300～1 625（kcal）=5 439～6 799kJ。

女性糖尿病患者日能量需要量为 5 439～6 799kJ（1 300～1 625kcal），为了方便数据的计算，女性糖尿病患者日能量需要量选取为 6 276kJ（1 500kcal）。

（三）计算三大供能营养素需要量

碳水化合物、蛋白质、脂肪所占总能量的比例为57%、17%、26%。

蛋白质需要量（g）=总能量（kcal）×17%÷4（kcal/g）

女性糖尿病患者日蛋白质需要量：1 500×17%÷4≈64（g）。

脂肪需要量（g）=总能量（kcal）×26%÷9（kcal/g）

女性糖尿病患者日脂肪需要量：1 500×26%÷9≈43（g）。

碳水化合物需要量（g）=总能量（kcal）×57%÷4（kcal/g）

女性糖尿病患者日碳水化合物需要量：1 500×57%÷4≈214（g）。

（四）计算日主食需要量

三餐（早餐、午餐、晚餐）比例按25%、40%、35%分配。

早餐：荞麦馒头（苦荞麦粉与小麦面粉比例为1∶1）。

苦荞麦粉需要量：214×25%×50%÷60.2%≈44（g）。

小麦面粉（标准粉）需要量：214×25%×50%÷71.5%≈37（g）。

午餐：二米饭（黑米与粳米比例为1∶1）。

黑米需要量：214×40%×50%÷68.3%≈63（g）。

粳米需要量：214×40%×50%÷76%≈56（g）。

晚餐：通心面。

通心面需要量：214×35%÷75.4%≈99（g）。

（五）计算日副食需要量

女性糖尿病患者日副食蛋白质需要量=总蛋白质-主食中的蛋白质

=64-（44×9.7%+37×11.2%+63×9.4%+56×9.1%+99×11.9%）

≈31（g）

动物性原料蛋白质需要量：31×2÷3≈21（g）。

鸡蛋60g产生蛋白质：60×88%（可食部分）×12.8%≈6.76（g）。

250mL牛奶产生蛋白质：250×3%=7.5（g）。

动物性原料剩余蛋白质：21-6.76-7.5=6.74（g）。

动物性原料选择牛肉（瘦）。

牛肉（瘦）需要量：6.74÷20.2%÷98%（可食部分）≈34（g）。

植物性原料蛋白质需要量：31×1÷3≈10.3（g）。

植物性原料选择北豆腐。

北豆腐需要量：10.3÷12.2%≈84（g）。

（六）列出日带量膳食食谱并进行营养分析与评价

女性糖尿病患者日带量膳食食谱见表 5-5，营养分析见表 5-6。

表 5-5　女性糖尿病患者日带量膳食食谱

餐次	食物用量
早餐	荞麦馒头（苦荞麦粉 44g、小麦面粉 37g）、鸡蛋 60g、牛奶 250mL、炝芹菜（芹菜 60g）、拌海带丝（海带 60g）、芝麻油 5mL
午餐	二米饭（黑米 63g、粳米 56g）、洋葱炒牛肉（牛肉 34g、洋葱 100g）、青菜炖豆腐（小白菜 100g、北豆腐 25g、木耳 10g）、花生油 6mL
晚餐	通心面 99g、红烧茄子（茄子 100g）、韭菜豆腐（韭菜 70g、北豆腐 59g）、花生油 6mL、梨 50g

表 5-6　营养分析

营养素	实际值	参考值
能量/kJ（kcal）	6 451.7（1 541.99）	6 276（1 500）
蛋白质/g	65	64
脂肪/g	45	43
碳水化合物/g	220	214

从膳食食谱设计与营养分析可以看出，食物选择种类较多，营养素种类齐全，数量充足，比例适当。食物颜色上包括红、黄、绿、白、黑，早餐保证了优质蛋白质供应。因此，该食谱能量适中，为低脂肪膳食，可满足女性糖尿病患者的膳食要求。

知识链接

糖尿病人群可以吃水果吗

研究表明，即使是糖尿病人群，也可适当食用水果，而且科学食用水果，还可以改善血糖水平。糖尿病患者应优选 GI 低，且能量低的水果，如柚子、木瓜、火龙果、樱桃、草莓等。

课堂导入 5-3

痛风患者案例分析

王某，45 岁，男，2020 年起体检发现尿酸偏高，但未引起重视；2022 年突然踝关节红肿热痛，首次发病未治疗一周后康复；后反复发作，经确诊为痛风；后每次发作口服秋水仙碱或静脉滴注糖皮质激素，从未系统进行降酸治疗；后反复发作，并引起膝盖、腕关节多处疼痛，行走困难，不能长时间站立及下蹲。2023 年体检发现低压高，总胆固醇超标，餐后血糖最高达到 11.1mmol/L 并感觉精神不佳，腿部酸痛明显，失眠。

患者自述从不吃海鲜，从不吸烟，几乎不饮酒，但饮水量较少，喜食火锅、浓汤、肥腻、甜饮料、甜食，从小偏食，少吃蔬菜和水果。

问题：根据患者自述，分析他存在哪些不合理的饮食习惯？

任务三　痛风人群膳食食谱设计

痛风人群膳食食谱设计

痛风是一种由于嘌呤生物合成代谢增加，尿酸产生过多或因尿酸排泄不良而致血中尿酸升高，尿酸盐结晶沉积在关节滑膜、滑囊、软骨及其他组织中引起的反复发作性炎性疾病。它是由单钠尿酸盐结晶或尿酸在细胞外液形成超饱和状态，使其晶体在组织中沉积而造成的一种异源性疾病。痛风的典型症状：常于深夜因关节痛而惊醒，疼痛进行性加剧，呈撕裂样、刀割样或咬噬样，受累关节及周围组织红、肿、热、痛和功能受限。部分患者可有发热、寒战、头痛、心悸和恶心等全身症状。痛风多发生于出入饭店酒楼，晚间大吃大喝的人群；或长期大量摄入高蛋白、高嘌呤食物的群体，男性患者居多，女性患者占比仅为5%。

一、痛风人群的饮食目标

痛风急性发作时要尽快终止其发作症状，控制住急性痛风性关节炎；积极减少食物中嘌呤的摄入，以减少尿酸的来源；加快促进尿酸从体内排泄。饮食控制原则为“三低一高”，即低嘌呤或无嘌呤饮食，使尿酸生成减少；低能量摄入，以消除超重或肥胖；低脂低盐饮食；摄入水量高，以达到每天尿量在2 000mL以上。同时建立良好的生活习惯，避免饮酒及乙醇饮料，忌暴饮暴食。

在限制总能量的前提下，蛋白质的供能比为10%～20%，或每千克理想体重给予0.8～1.0g。脂肪供能比小于30%，全日脂肪包括食物中的脂肪及烹调油控制在50g以内。充足的碳水化合物可防止组织分解及产生酮体，供能比为50%～65%。维生素与微量元素的摄入量要满足膳食营养素推荐摄入量的需要。

二、痛风人群膳食食谱的编制原则

（1）限制总能量。对于体重标准的痛风患者每天每千克体重提供84～105kJ（20～25kcal）能量，对于肥胖者需要分阶段减重，每阶段减少能量摄入2 092kJ（500kcal），直到达到标准体重。在限制总热量的同时，切忌减得过度，因为突然减少能量摄入会导致酮血症，酮体和尿酸相继排出，使尿酸排出减少，能够促进痛风的急性发作。

（2）限制高嘌呤食物。要根据不同的病情，决定膳食中的嘌呤含量，限制嘌呤含量高的食物。急性发作期间，每天嘌呤量应控制在150mg以下。禁止食用含嘌呤高的食物，如沙丁鱼、鲭鱼、凤尾鱼、肉汁、小虾、肉汤、扁豆类。慢性痛风或缓解期的痛风患者，可以适当放宽嘌呤摄入的限制，应给予平衡饮食，可自由选食含嘌呤少的食物（选择嘌呤0～100mg/100g的食物），每天嘌呤含量应在300mg以内。

（3）供能营养素能量分配合理。糖类占总能量的50%～65%；蛋白质占总能量的10%～20%，畜禽鱼肉类每天限制在120g以下；限制脂肪摄入量，食用中等量或较低量的脂肪可促进尿酸的正常排泄，一般控制在每天50g左右为宜，脂肪供能不超过总能量的

30%。烹调肉时应先用水焯一下捞出，嘌呤可部分排出，从而降低肉中的嘌呤量。

（4）坚持以植物性食物为主。每天要进食足量的蔬菜和薯类等食物，以保持体液处于弱碱性状态，防止产生过多的尿酸。

（5）供给充足的维生素、水和碱性食物。平时应注意多饮水，每天液体的总摄入量不得少于 3 000mL 以促进尿酸的排泄。同时可选用碳酸氢钠等药物，使尿液碱性化，防止尿路结石。许多蔬菜和水果是碱性食物，既能碱化尿，又能供给丰富的维生素和矿物质。

（6）要严格控制饮酒量，拒绝饮用各种软饮料。禁止饮酒，可以适量饮茶。茶含有茶叶碱，是优良的天然碱性饮料，对防治痛风有一定效果。

（7）膳食清淡限盐，禁用强刺激性食物。痛风患者少用食盐和酱油。减少肉食，不吃胰、肝、肾、脑等动物内脏和骨髓，以及沙丁鱼、凤尾鱼、鲤鱼等和火鸡、鹅等。

（8）不暴饮暴食，按时进餐，少量多餐，不随意漏餐。

三、痛风人群的食物选择

食物按嘌呤含量分为以下四类。

1. 含嘌呤高的食物（每 100g 食物含嘌呤 150mg 以上）

鱼子，动物肝脏、胰脏、肾脏、肚、脑等，沙丁鱼、凤尾鱼，浓肉汤，久煮火锅汤，鸡精、肉精等。

2. 含嘌呤中等的食物（每 100g 食物含嘌呤 75～150mg）

大部分淡水鱼肉、鳗鱼、贝类、猪肉、牛肉、羊肉、鸭、鹅、火鸡、牛舌、黄豆、扁豆、其他干豆类等。

3. 低嘌呤食物（每 100g 食物含嘌呤 30～75mg）

芦笋、青豆、鲜豌豆、各种嫩豆荚、花生、黄豆芽、菜花、各类绿叶菜、蘑菇等。蛙鱼、金枪鱼、龙虾、鸡肉、发酵面食等。

4. 极低嘌呤的食物（每 100g 食物含嘌呤 30mg 以下）

奶类、蛋类、豆腐、豆腐干、豆浆、精白大米、精白面粉、玉米、除豆类之外的各种浅色蔬菜、薯类、各种水果。

痛风人群日常饮食应以第三类和第四类食物为主，缓解期可适当增加含嘌呤中等量的第二类食物，肉类摄入量每天不超过 120g，尤其不要在一餐中进食肉类过多。不论在急性期还是缓解期，膳食基本原则均应避免含嘌呤高的第一类食物，如动物内脏、凤尾鱼、沙丁鱼、鱼子、浓肉汤等。

四、痛风人群膳食食谱的设计原则

痛风人群食谱设计应符合以下原则。

（1）控制总能量，按温和减肥食谱设计，促进体重回归正常状态。

（2）优质蛋白质来源以牛奶、鸡蛋、豆制品为主，鱼、肉类和海鲜严格限量在 50g 以下，禁食动物内脏、鱼子、浓肉汤等极高嘌呤食品。

（3）控制脂肪摄入，动物性食品选择低 GI 食材，如去皮鸡肉、兔肉、里脊肉、白肉海鱼等，少用烹调油脂。

（4）主食以米、面、玉米等低嘌呤谷类和薯类为主，干豆类控制在 30g 以下。为了预防糖尿病和高脂血症，仍不宜选用精白细软的主食。不食用含精制白糖的食品。

（5）摄入大量蔬菜水果和薯类，增加钾、钙、镁等元素的供应，有利于碱化尿液。同时其中所含丰富的抗氧化物质有利于降低患其他慢性疾病的风险。

（6）烹调调味清淡，尽量不加鸡精、牛肉精、蘑菇精、强力味精、浓汤块等调味品。肉、鱼类尽量选炖煮方式，不饮汤。

（7）严禁饮酒，不饮咖啡和浓茶。

（8）多饮水，促进尿酸从尿液中排出。

五、痛风人群膳食食谱的编制举例

痛风患者，男性，50 岁，身高 175cm，体重 85kg，轻体力劳动者，请为其编制日带量膳食食谱并进行营养分析与评价。

（一）计算理想体重及体质指数

男性理想体重（kg）=身高（cm）-105

男性痛风患者理想体重：175-105=70（kg）。

BMI=85÷1.75^2≈27.75，属于肥胖。因此，日能量以理想体重给予 84～105kJ（20～25kcal）/kg 为标准，计算痛风患者日能量需要量。

（二）计算日能量需要量.

日能量需要量（kcal）=理想体重（kg）×单位标准体重能量需要量（kcal/kg）

男性痛风患者日能量：70×（20～25）=1 400～1 750（kcal）=5 858～7 322kJ。

男性痛风患者日能量需要量为 5 858～7 322kJ（1 400～1 750kcal），为了方便数据的计算，男性痛风患者日能量需要量选取为 6 694kJ（1 600kcal）。

（三）计算三大供能营养素需要量

碳水化合物、蛋白质、脂肪所占总能量的比例为 60%、15%、25%。

蛋白质需要量（g）=总能量（kcal）×15%÷4（kcal/g）

男性痛风患者日蛋白质需要量：1 600×15%÷4=60（g）。

脂肪需要量（g）=总能量（kcal）×25%÷9（kcal/g）

男性痛风患者日脂肪需要量：1 600×25%÷9≈44（g）。

碳水化合物需要量（g）=总能量（kcal）×60%÷4（kcal/g）

男性痛风患者日碳水化合物需要量：1 600×60%÷4=240（g）。

（四）计算日主食需要量

三餐（早餐、午餐、晚餐）比例按30%、40%、30%分配。
早餐：花卷。
标准粉需要量：240×30%÷71.5%≈101（g）。
午餐：米饭。
粳米需要量：240×40%÷75.3%≈127（g）。
晚餐：馒头。
标准粉需要量：240×30%÷71.5%≈101（g）。

（五）计算日副食需要量

男性痛风患者日副食蛋白质需要量=总蛋白-主食中的蛋白质
=60－（101×2×11.2%+127×7.3%）
≈28（g）

动物性原料蛋白质需要量：28×2÷3≈19（g）。
鸡蛋60g产生蛋白质：60×88%（可食部分）×12.8%≈6.76（g）。
250mL牛奶产生蛋白质：250×3%=7.5（g）。
动物性原料剩余蛋白质：19-6.76-7.5=4.74（g）。
动物性原料选择牛肉（瘦）、鱿鱼，各占50%的蛋白质比例。
牛肉（瘦）需要量：4.74×50%÷20.2%÷98%（可食部分）≈12（g）。
鱿鱼（水浸）需要量：4.74×50%÷18.3%÷98%（可食部分）≈13（g）。
植物性原料蛋白质需要量：28×1÷3≈9（g）。
植物性原料选择豆腐皮。
豆腐皮需要量：9.3÷44.6%≈21（g）。

（六）列出日带量膳食食谱并进行营养分析与评价

男性痛风患者日带量膳食食谱见表5-7，营养分析见表5-8。

表5-7　男性痛风患者一日带量膳食食谱

餐次	食物用量
早餐	花卷（标准粉101g）、鸡蛋60g、牛奶250mL、炝芹菜（芹菜100g）、葵花子油5mL
午餐	米饭（粳米127g）、洋葱炒牛肉（牛肉12g、洋葱100g）、白菜炒豆腐皮（白菜100g、豆腐皮21g）、葵花子油10mL、西瓜150g
晚餐	馒头（标准粉101g）、青椒炒鱿鱼丝（青椒100g、鱿鱼13g）、凉拌黄瓜（黄瓜100g）、葵花子油5mL

表 5-8 营养分析

营养素	实际值	参考值
能量/kJ（kcal）	6 295.8（1 504.73）	6 694（1 600）
蛋白质/g	64.7	60
脂肪/g	41.5	44
碳水化合物/g	218	240

从膳食食谱设计与营养分析可以看出，营养素种类齐全，数量充足，比例适当。食物选择种类较多（含嘌呤较少或很少的食物），以鸡蛋、牛奶为优质蛋白质的主要来源，蔬菜 500g、水果 150g，饮食中可适当减少碳水化合物的摄入量。早餐保证了优质蛋白质供应，午餐安排水果有助于消化，西瓜有助于利尿。因此，该食谱能量适中、脂肪含量低、嘌呤含量低，可满足痛风人群的膳食要求。

知识链接

痛风患者可以吃豆制品吗

很多人坚信，黄豆的嘌呤含量高达 160mg/100g，因而痛风患者不能吃任何豆制品。这种说法是片面的。这是因为，干豆类虽然嘌呤含量偏高，但经过水泡、磨浆、点卤、挤水等工艺之后，南豆腐中的嘌呤含量仅有 13mg/100g，属于低嘌呤食物。豆腐干因挤水充分，按单位质量计算的嘌呤含量也较低。豆浆因为加 20 倍水打制，其中的嘌呤也已经被大大稀释，1 杯 200mL 豆浆仅含嘌呤 16mg 左右。

相比之下鱼肉类的嘌呤含量在 75～150mg/100g，一般清蒸鱼、红烧肉等烹调处理并不能除去嘌呤，而鱼肉在膳食当中很容易食用到 100g 以上。

流行病学调查研究证明，摄入肉类和水产类较多与痛风危险之间有正向关联，而多吃豆类、绿叶蔬菜、菌类等植物性食品与痛风危险之间没有关联。因此，痛风患者的食谱对于鱼肉类应注意控制数量，而豆制品可以适量摄入，替代动物性食品作为蛋白质的补充来源。

课堂导入 5-4

低盐饮食与高血压

研究发现，高血压的发病与遗传、环境因素有直接的关系，而饮食是引起血压升高的主要因素之一，即不良的饮食习惯可能会导致高血压。摄入盐量低于 4g 的人群，平均血压非常低，而当这些人移居到每天摄入盐超过 7g 以上的地区时，血压会随之升高。我国北方人群饮食偏咸，每天食盐的摄入量一般在 10g 以上，南方地区人群摄入食盐量相对较低，一般在 5g 以下。

因此限制钠盐的摄入，对防治高血压有着重要的意义。那么，如何在日常饮食中注意钠盐的摄入呢？

任务四　高血压人群膳食食谱设计

高血压人群膳食食谱设计

高血压是指正常的成年人在安静状态下，三次非同日进行血压的测量当中，如果收缩压（即高压）≥140mmHg，或者舒张压（即低压）≥90mmHg，就可以诊断为高血压。常伴有脂肪和糖代谢紊乱，以及心、脑、肾和视网膜等器官功能性或器质性改变，即器官重塑为特征的全身性疾病。其可分为原发性高血压和继发性高血压。

其中，继发性高血压是指继发于其他疾病或原因的高血压，只占高血压人群的5%～10%。绝大多数患者为原发性高血压，属于缓进型高血压，其特点是起病隐匿，进展缓慢，病程长达10多年至数十年，因此初期很少症状，约半数患者因体检或因其他疾病就医时测量血压后，才偶然发现血压增高，不少病人一旦知道患有高血压后，反而会产生各种各样神经症样症状，如头晕、头胀、失眠、健忘、耳鸣、乏力、多梦、易激动等。

通常，收缩压随着年龄的增加而升高，故高血压发病率随年龄逐渐上升。我国在1958～1959年、1979～1980年、1991年和2002年进行过4次全国范围内的高血压抽样调查，15岁以上人群高血压的患病率分别为5.1%、7.7%、13.6%和17.7%，总体呈上升趋势。2023年6月30日国务院新闻办发布2023年国民营养与慢性病状况调查报告，中国18岁以上居民高血压患病率为25.2%。

一、高血压的判断标准

成年人血压水平的定义和分类见表5-9。

表5-9　成年人血压水平的定义和分类　（单位：mmHg）

类别	收缩压	舒张压
正常血压	<120	<80
正常高值	120～139	80～89
高血压：	≥140	≥90
1级高血压（轻度）	140～159	90～99
2级高血压（中度）	160～179	100～109
3级高血压（重度）	≥180	≥110
单纯收缩期高血压	≥140	<90

注：若患者的收缩压与舒张压分属不同的级别时，则以较高的分级为准。单纯收缩期高血压也可按照收缩压水平分为1级、2级、3级。

二、高血压人群的饮食目标

高血压人群的营养目标是控制血压在正常范围内，同时供应各种充足的营养成分，预防各器官的损害，降低脑卒中和心脏病的危险。

高血压人群膳食的首要任务是控制总能量，同时调整矿物质平衡，增加钾、钙、镁元素，减少钠摄入量，控制膳食脂肪，限制饮酒。肥胖人群中有一半左右是高血压患者。

特别是腰围粗、肚子大的向心性肥胖常常伴有高血压。调查表明，超重和肥胖者体重减少后，血压随之显著下降。

美国的终止高血压膳食疗法（dietary approaches to stop hypertension，DASH）研究中提出了一套有利于控制高血压的饮食模式，其中包括约200g全谷类食物，100g淀粉豆类，500g蔬菜（其中一半深绿叶菜），500g水果，60g水果干，60g坚果和油籽，600g奶类（其中一半是酸奶），85g鱼肉类，约25g液态油脂。其中几乎没有精白大米和精白面，也没有腌制食品，蔬菜烹调生熟并举。这个膳食结构可以供应充足的膳食纤维、钙、钾、镁、各种维生素、抗氧化成分、优质蛋白质和必需脂肪酸，与中国传统膳食模式的内容是高度一致的。

三、高血压人群膳食食谱的编制原则

高血压人群的饮食治疗，以减少钠盐、减少膳食脂肪并补充适量优质蛋白质，注意补充钙和钾，多吃蔬菜和水果，戒烟戒酒，科学饮水为原则。饮食中，三大供能物质分别占总能量的比例为：脂肪摄入量小于25%，蛋白质15%～20%，碳水化合物55%～65%，胆固醇限制在300mg/d以下。

1. 饮食宜清淡

提倡以素食为主，素食可使高血压患者的血压降低。因此高血压患者饮食宜清淡，宜高维生素、高纤维素、高钙、低脂肪、低胆固醇。提倡多吃粗粮、杂粮、新鲜蔬菜、水果等食物，提倡食用植物油，少吃油腻食品及白糖、辛辣物、浓茶、咖啡等。

2. 降低食盐量

食盐（钠盐）摄入过量是高血压的致病因素，而控制钠盐摄入量有利于降低和稳定血压。临床试验表明，高血压患者每天食盐量应控制在4g以内。

3. 戒烟、戒酒

烟、酒是高血压患者的危险因素之一，嗜烟、嗜酒有增加高血压并发心脑血管疾病的可能，酒还能降低病人对抗高血压药物的反应性。因此对高血压患者要求戒烟、戒酒，戒酒有困难的人也应限制饮酒。

4. 饮食有节

饮食做到一日三餐、定时定量，不暴饮暴食。

5. 科学饮水

水的硬度与高血压的发生有着密切的联系。研究证明，硬水中含有较多的钙离子、镁离子，它们是参与血管平滑肌细胞舒缩功能的重要调节物质，如果缺乏，易使血管发生痉挛，最终导致血压升高。因此，高血压患者要尽量饮用硬水，如泉水、深井水、天然矿泉水等。

四、高血压人群的食物选择

1. 多吃降压降脂的食物

多选用能保护血管、降血压及降脂的食物。能降压的食物有芹菜、胡萝卜、番茄、荸荠、黄瓜、木耳、海带、香蕉等。降脂食物有山楂、香菇、大蒜、洋葱、海鱼、绿豆等。

此外，草菇、平菇、蘑菇、银耳等蕈类食物营养丰富，味道鲜美，对防治高血压病、脑出血、脑血栓均有较好效果。

2. 禁忌食物

所有过咸食物及腌制品、贝类、虾米、皮蛋，含钠高的绿叶蔬菜等，烟、酒、浓茶、咖啡及辛辣刺激性食物均应禁忌。

五、高血压人群膳食食谱的编制举例

高血压患者，男性，50 岁，身高 180cm，体重 90kg，轻体力劳动者，请用食物交换份法为其编制日带量膳食食谱并进行营养分析与评价。

（一）计算理想体重及体质指数

男性理想体重（kg）=身高（cm）-105

男性高血压患者理想体重：180-105=75（kg）。

BMI=90÷1.80^2≈27.78，属于肥胖。因此，日能量以理想体重给予 84～105kJ（20～25kcal）/kg 为标准，计算高血压患者日能量需要量。

（二）计算日能量需要量

日能量需要量（kcal）=理想体重（kg）×单位标准体重能量需要量（kcal/kg）

男性高血压患者日能量：75×（20～25）=1 500～1 875（kcal）=6 276～7 845kJ。

男性高血压患者日能量需要量为 6 276～7 845kJ（1 500～1 875kcal），为了方便数据的计算，男性高血压患者日能量需要量选取为 7 531kJ（1 800kcal）。

（三）根据日能量需要量，计算出日所需的食物交换份数

根据所含类似营养素的量，把常用食物归为 4 类。

（1）谷薯类：含碳水化合物较丰富的谷薯类食物。

（2）蔬果类：含维生素、矿物质和膳食纤维丰富的蔬菜、水果类。

（3）肉蛋、豆奶类：含优质蛋白质丰富的肉、鱼、奶、蛋、豆及豆制品类。

（4）油脂类：含能量丰富的油脂、纯糖和坚果类食物。

已知该男性高血压患者每日所需总能量为 7 531kJ（1 800kcal），而每个食物交换份所含能量为 90kcal（表 5-10），则每日所需的食物交换份数=1 800÷90=20（份）。

表 5-10　每一交换份食品的产能营养素含量表

组别	食品类别	每份质量/g	能量/kJ（kcal）
谷薯类	谷薯类	25	377（90）
蔬果类	蔬菜类	500	377（90）
	水果类	200	377（90）
肉蛋、豆奶类	大豆类	25	377（90）
	奶类	160	377（90）
	肉蛋类	50	377（90）
油脂类	坚果类	15	377（90）
	油脂类	10	377（90）

注：食品交换份分为四大类（八小类），表中列出了有关名称和三大产能营养素。

（四）确定各类食物的交换份数

能量分配：碳水化合物占总能量的 55%～65%，脂肪占 20%～25%，蛋白质占 15%～20%。为方便计算，且考虑到男性高血压患者膳食中可适量增加蛋白质的摄入量、降低脂肪的摄入量，在此将碳水化合物、蛋白质、脂肪所占总能量的比例定为 60%、20%、20%。其中，碳水化合物主要由谷类供给，蛋白质主要由肉蛋类供给，脂肪主要由油脂类及肉蛋类供给。

该男性每日所需谷类食物交换份数=总份数×60%=20×60%=12（份）。

该男性每日所需肉蛋类食物交换份数=总份数×20%=20×20%=4（份）。

每份肉蛋类含脂肪 6g，因此由表 5-11 可见，该男性日摄入的肉蛋类所含脂肪为 24g；该男性日所需脂肪类食物克数=日所需总能量×脂肪供能百分数÷9=1 800×20%÷9=40（g）；该男性每天所需油脂类食物交换份数=（该男性日所需脂肪类食物克数-该男性日摄入的肉蛋类所含脂肪克数）÷每份油脂的脂肪克数≈1.5（份）。

该男性日所需蔬果类食物交换份数=总份数-该男性日谷类所需食物交换份数-肉蛋类所需食物交换份数-该男性日所需油脂类食物交换份数=20-12-4-1.5=2.5（份）。

（五）分配一日三餐各类食物的交换份数，并合理安排日膳食食谱

三餐（早餐、午餐、晚餐）比例按 30%、40%、30%分配，男性高血压患者日营养食谱见表 5-11。

表 5-11　男性高血压患者日营养膳食食谱

餐次	交换单位	食物内容	食谱
早餐	6	谷薯类 3.5 份（咸面包 122.5g）	面包 豆浆 凉拌黄瓜
		肉蛋类 1.5 份（豆浆粉 25g、鸡蛋清 75g）	
		蔬果类 0.5 份（黄瓜 250g）	
		油脂类 0.5 份（香油 5g）	

续表

餐次	交换单位	食物内容	食谱
午餐	8	谷薯类 5 份（米 125g）	米饭 芹菜肉丝 苹果
		蔬果类 1 份（芹菜 250g、苹果 100g）	
		肉蛋类 1.5 份（猪瘦肉 75g）	
		油脂类 0.5 份（花生油 5g）	
晚餐	6	谷薯类 3.5 份（生面条 122.5g）	牛肉面
		蔬果类 1 份（番茄 250g、苋菜 250g）	
		肉蛋类 1 份（牛瘦肉 50g）	
		油脂类 0.5 份（花生油 5g）	

注：安排食谱时应考虑到个人的喜好、身体状况及生活习惯，具体可参考表 5-12 至表 5-18 各类食物的等值交换表设计，同类食物可以互相交换。

各类食物能量等值交换份表见表 5-12 至表 5-18。

表 5-12　谷薯类食品的能量等值交换份表　（单位：g）

食品名称	质量	食品名称	质量
大米、小米、糯米、薏米	25	干粉条、干莲子	25
高粱米、玉米渣	25	油条、油饼、苏打饼干	25
面粉、米粉、玉米面	25	烧饼、烙饼、馒头	35
混合面	25	咸面包、窝窝头	35
燕麦片、小麦面	25	生面条、魔芋生面条	35
荞麦面、苦荞面	25	马铃薯	100
各种挂面、龙须面	25	湿粉皮	150
通心粉	25	鲜玉米（1 个，带棒芯）	200
绿豆、红豆、芸豆、干豌豆	25		

注：每份谷薯类食品提供蛋白质 2g、碳水化合物 20g、能量 377kJ（90kcal）。根茎类一律以净食部分计算。

表 5-13　蔬菜类食品的能量等值交换份表　（单位：g）

食品名称	质量	食品名称	质量
大白菜、圆白菜、菠菜、油菜	500	白萝卜、青椒、茭白、冬笋	400
韭菜、茴香、茼蒿	500	南瓜、菜花	350
芹菜、苤蓝、莴笋、油菜薹	500	鲜豇豆、扁豆、洋葱、蒜苗	250
西葫芦、番茄、冬瓜、苦瓜	500	胡萝卜	200
黄瓜、茄子、丝瓜	500	山药、荸荠、藕、凉薯	150
芥蓝、油菜	500	慈姑、百合、芋头	100
蕹菜、苋菜、龙须菜	500	毛豆、鲜豌豆	70
鲜豆芽、鲜蘑、水浸海带	500		

注：每份蔬菜类食品提供蛋白质 5g、碳水化合物 17g、能量 377kJ（90kcal）。每份蔬菜一律以净食部分计算。

表 5-14　大豆类食品能量等值交换份表　（单位：g）

食品名称	质量	食品名称	质量
腐竹	20	北豆腐	100
大豆	25	南豆腐（嫩豆腐）	150
大豆粉	25	豆浆	400
豆腐丝、豆腐干、油豆腐	50	豆浆粉	25

注：每份大豆及其制品提供蛋白质 9g、脂肪 4g、碳水化合物 4g、能量 377kJ（90kcal）。

表 5-15　畜禽肉、水产品、蛋类食品能量等值交换份表　（单位：g）

食品名称	质量	食品名称	质量
热火腿、香肠	20	鸡蛋（1 大个，带壳）	60
猪肉	25	鸭蛋、松花蛋（1 大个，带壳）	60
熟叉烧肉（无糖）、午餐肉	35	鹌鹑蛋（6 个带壳）	60
熟酱牛肉、熟酱鸭、大肉肠	35	鸡蛋清	150
猪瘦肉、牛肉、羊肉	50	带鱼	80
带骨排骨	50	草鱼、鲤鱼、甲鱼、比目鱼	80
鸭肉	50	大黄鱼、黑鲢、黑鱼	80
鹅肉	50	对虾、青虾、鲜贝	80
兔肉	100	蟹肉、水发鱿鱼	100
鸡蛋粉	15	水发海参	350

注：每份畜禽肉、水产品、蛋类食品提供蛋白质 9g、脂肪 6g、能量 377kJ（90kcal）。除蛋类为市品质量，其余一律以净食部分计算。

表 5-16　奶类食品能量等值交换份表　（单位：g）

食品名称	质量	食品名称	质量
奶粉	20	牛奶	160
脱脂奶粉	25	羊奶	160
乳酪	25	酸奶	130

注：每份奶类食品提供蛋白质 5g、碳水化合物 6g、能量 377kJ（90kcal）。

表 5-17　水果类食品能量等值交换份表　（单位：g）

食品名称	质量	食品名称	质量
柿子、香蕉、鲜荔枝	150	李子、杏	200
梨、桃、苹果	200	葡萄	200
橘子、橙子、柚子	200	草莓	300
猕猴桃	200	西瓜	500

注：每份水果提供蛋白质 1g、碳水化合物 21g、能量 377kJ（90kcal）。每份水果一律以市品质量计算。

表 5-18 油脂类食品能量等值交换份表 （单位：g）

食品名称	质量	食品名称	质量
花生油、香油（1 汤匙）	10	猪油	10
玉米油、菜油（1 汤匙）	10	牛油	10
豆油（1 汤匙）	10	羊油	10
红花油（1 汤匙）	10	黄油	10

注：每份油脂类食品提供脂肪 10g、能量 377kJ（90kcal）。

（六）营养分析与评价

查《中国食物成分表：标准版》第 6 版第二册，得表 5-19 至表 5-21。

表 5-19 一日食谱营养成分计算

餐次	食物名称	摄入量/g	能量/kcal	蛋白质/g	脂肪/g	碳水化合物/g	胆固醇/g
早餐	豆浆粉	25	105.5	4.925	2.35	16.15	0
	鸡蛋白	75	45	8.7	0.075	2.325	0
	面包（咸）	122.5	335.65	11.27	4.775	61.863	0
	黄瓜（胡瓜）	250	40.761	2.174	0.543	6.522	0
	芝麻油（香油）	5	44.9	0	4.985	0.01	0
	小计	477.5	571.811	27.069	12.728	86.870	0
午餐	稻米（早籼，特等）	125	432.5	11.375	0.75	95	0
	猪肉（后臀尖）	75	116.25	15.15	5.925	0.525	60.75
	芹菜（茎）	250	74.62	4.477	0.746	12.312	0
	苹果（红富士苹果）	75	52.941	0.824	0.471	11.294	0
	花生油	5	44.95	0	4.995	0	0
	小计	530	721.261	31.826	12.887	119.131	60.75
晚餐	面条（富强粉）（切面）	122.5	349.125	11.393	1.348	72.888	0
	番茄	25	4.897	0.232	0.052	0.902	0
	苋菜（青，绿苋菜）	250	84.46	9.459	1.014	9.459	0
	牛肉（后腿）	50	52.632	9.684	1.105	0.947	30.526
	花生油	5	44.95	0	4.995	0	0
	小计	452.5	536.064	30.768	8.514	84.196	30.526
合计		1 460	1 829.136	89.663	34.129	290.197	91.276

表 5-20 供能物质营养分析

营养素	实际值	参考值	评价标准	评价
能量/kcal	1 829.136	1 800	90%～110%	适量
蛋白质/g	89.663	90		适量
脂肪/g	34.129	40		略低
碳水化合物/g	290.197	270		适量

表 5-21 三餐能量比评价

项目	早餐	午餐	晚餐
比例	31.26%	39.43%	29.30%
评价	合理	合理	合理

从膳食食谱设计与营养分析可以看出，膳食能量充足，食物选择种类较多，营养素种类齐全，以鸡蛋白、牛肉、猪瘦肉为优质蛋白质主要来源，胆固醇含量低。早餐保证了优质蛋白质供应，蔬菜全天大于500g，另外，高血压患者需注意食盐一日用量不超过4g，需要选择营养品进行维生素D及钙制剂的补充，才能达到平衡膳食，均衡营养。

知识链接

常见降血压食物

降血压食物是一些有保护血管和降低血压、血脂，预防血栓形成功效的食品。但是这些食品并不能代替药品，在治疗高血压的过程中，只起到辅助作用。

能降血压的食物有以下几类。

（1）叶菜类：芹菜、茼蒿、苋菜、韭菜、黄花菜、荠菜、菠菜等。

（2）根茎类：茭白、芦笋、萝卜、胡萝卜、荸荠等。

（3）瓜果类：西瓜、冬瓜、番茄、山楂、柠檬、香蕉、苹果、红枣、桑葚。

（4）花、种子、坚果类：菊花、罗布麻、芝麻、豌豆、蚕豆、绿豆、玉米、花生、西瓜子、核桃、向日葵、莲子心。

（5）水产类：海带、紫菜、海蜇、海参、海藻、牡蛎、鲍鱼、虾皮、银鱼。

（6）动物类及其他：脱脂牛奶、牛黄、猪胆、蜂蜜、食醋、豆制品、黑木耳、白木耳、香菇、银耳。

课堂导入 5-5

体育锻炼和科学配餐=降血脂

36岁的李先生，身高1.75m、体重86kg，是一家贸易公司的经理。每天坐位活动（开会、计算机和电视前、开车）长达10h以上，基本不运动，也不控制膳食。在一次体检中发现，血脂中甘油三酯、胆固醇超过正常值，并有中度脂肪肝，体脂30%。医生诊断：肥胖、体脂超标、高脂血症、脂肪肝，有患冠心病的高危因素。

李先生决心在专家指导下执行健康促进计划，目标是减体重（减脂肪）、降体脂和血脂；原则是建立终身体育锻炼和科学配餐的基本理念；方法是中、低强度有氧运动锻炼，控制总能量，摄入低脂肪、低胆固醇膳食。

一年以后，李先生体重76.5kg、体脂25%，甘油三酯降至正常，胆固醇降低。他已养成好的运动和饮食习惯，为其终身健康生活带来好的开端。

任务五 高脂血症人群膳食食谱设计

高脂血症人群膳食食谱设计

脂肪代谢或运转异常使血浆一种或多种脂质高于正常水平的表征称为高脂血症，脂质不溶或微溶于水，必须与蛋白质结合，以脂蛋白形式存在，因此，高脂血症常为高脂蛋白血症，表现为高胆固醇血症、高甘油三酯血症或两者兼有，临床上分为两类：①原发性高脂血，罕见，属遗传性脂代谢紊乱疾病；②继发性高脂血，常见于控制不良糖尿病、饮酒、甲状腺功能减退症、肾病综合征、肾透析、肾移植、胆道阻塞、口服避孕药等。我国高脂血症患病率高达 18.6%，被认为是一种“现代文明病”。高脂血症与饮食不科学、进食过多含脂肪和胆固醇的肉蛋类等，或偏食、生活不规律、体力活动少、暴饮暴食、代谢疾病等关系密切。

血脂中的脂质（主要为甘油三酯、胆固醇、磷脂等）必须与特殊的蛋白质结合后，才能在血液中被运输，并进入组织细胞。脂蛋白可分为乳糜微粒、极低密度脂蛋白、中密度脂蛋白、低密度脂蛋白、高密度脂蛋白，其中低密度脂蛋白是所有血浆脂蛋白中首要的致动脉粥样硬化性脂蛋白，高密度脂蛋白是一种抗动脉粥样硬化的血浆脂蛋白，是冠心病的保护因子。

一、高脂血症的判断标准

临床上高脂血症判断标准一般为：成年人空腹血清中总胆固醇超过 5.72mmol/L，甘油三酯超过 1.70mmol/L，可诊断为高脂血症，而总胆固醇在 5.2～5.7mmol/L 者称为边缘性升高。

（1）高胆固醇血症：血清总胆固醇含量增高，超过 5.72mmol/L，而甘油三酯含量正常，即甘油三酯小于 1.70mmol/L。

（2）高甘油三酯血症：血清中甘油三酯含量增高，超过 1.70mmol/L，而总胆固醇含量正常，即总胆固醇小于 5.72mmol/L。

（3）混合型高脂血症：血清中总胆固醇和甘油三酯含量均增高，即总胆固醇超过 5.72mmol/L，甘油三酯超过 1.70mmol/L。

二、高脂血症人群的饮食目标

控制能量摄入，肥胖者需要控制体重；严格控制脂肪及胆固醇的摄入，调整脂肪类型，以多不饱和脂肪酸替代饱和脂肪酸；多摄入富含膳食纤维的植物性食物。脂肪摄入量控制在总能量的 15%～25%，每天胆固醇摄入量控制在 200mg 以下，忌用动物内脏等胆固醇含量高的食物，保证蔬菜水果的摄入量。

三、高脂血症人群膳食食谱的编制原则

高脂血症患者的主要膳食控制目标是降低血脂，预防发生心血管和脑血管疾病。其

中应特别强调通过控制膳食能量和加强运动来减轻体脂肪含量，控制膳食中的总脂肪和饱和脂肪，增加可溶性膳食纤维摄入，提高植物固醇和抗氧化植物化学物的摄入量。其主要膳食设计要点如下所述。

（1）控制总能量。对于超重患者，摄入能量应当使体重逐步回归正常体脂肪状态，对血脂指标的改善具有明显效应。研究证实，每减重4.5kg平均可使低密度脂蛋白下降5%～8%的效果。

（2）控制脂肪摄入量，饱和脂肪酸占能量的比例限制在7%以下，油脂选择与高血压要求一致。坚果有益心脏健康，但应限量在25g以下。膳食胆固醇限制在200mg以下。

（3）供给充足的碳水化合物，占总能量比例的50%～60%，但应优先选择粗粮、豆类等原料，避免甜食和富含简单糖类的加工食品。

（4）供给适量的蛋白质。其中一半以上来自于植物性蛋白质，降低肉类蛋白质比例。例如，大豆中的豆固醇、大豆异黄酮和大豆皂苷，以及谷胚中的谷固醇都有利于控制心血管疾病。

（5）供给充分的蔬菜、水果和薯类，以增加膳食纤维、多种维生素和矿物质的供应，还可提供充足的抗氧化成分。富含抗氧化成分的果蔬通常颜色浓重，如深绿色、橙黄色、红紫色、蓝黑色等。

（6）增加可溶性膳食纤维的供应，以帮助控制血脂，并预防血糖快速上升。可优先选用燕麦、大麦等富含葡聚糖的主食，富含果胶的山楂、柑橘、苹果、蓝莓、菜花、茄子、南瓜等果蔬，以及菌类、藻类、魔芋等食材。

（7）烹调清淡，每日摄入总盐量不超过5g。尽量不食用刺激性调味品和兴奋性食品，包括酒、咖啡、浓茶、辣椒等。

（8）高脂血症患者的食谱与高血压、糖尿病和减肥食谱有类似之处。同时，也需要增加体力活动，每日宜进行1h温和有氧运动，但一定要循序渐进，不宜做剧烈运动。

四、高脂血症人群的食物选择

高脂血症人群宜食用富含膳食纤维的蔬菜（如芹菜、韭菜、油菜）、粗粮等；富含多不饱和脂肪酸的深海鱼类、奶及奶制品、豆类及豆制品；食用油宜选用植物油，如豆油；若单独补充深海鱼油，应同时加服维生素E，以防止脂类过氧化；茶叶，尤其是绿茶，具有明显的降血脂作用，可常饮用；禁食或少食用动物性油脂（鱼油除外）；禁食胆固醇含量高的动物内脏、蛋黄、鱼子、蟹子、蛤贝类等。

五、高脂血症人群膳食食谱的编制举例

高脂血症患者，男性，50岁，身高175cm，体重80kg，中等体力劳动者，请为其编制日带量膳食食谱并进行营养分析与评价。

（一）计算理想体重及体质指数

$$男性理想体重（kg）=身高（cm）-105$$

男性高脂血症患者理想体重：175-105=70（kg）。

BMI=80÷1.75^2≈26.12，属于超重。因此，日能量以理想体重给予126kJ（30kcal）/kg为标准，计算高脂血症患者日能量需要量。

（二）计算一日能量需要量

日能量需要量（kcal）=理想体重（kg）×单位标准体重能量需要量（kcal/kg）

男性高脂血症患者日能量：70×30=2 100（kcal）=8 786（kJ）。

（三）计算三大供能营养素需要量

根据高脂血症患者低脂肪的饮食原则，碳水化合物、蛋白质、脂肪所占总能量的比例为60%、15%、25%。

蛋白质需要量（g）=总能量（kcal）×15%÷4（kcal/g）

男性高脂血症患者日蛋白质需要量：2 100×15%÷4≈79（g）。

脂肪需要量（g）=总能量（kcal）×25%÷9（kcal/g）

男性高脂血症患者日脂肪需要量：2 100×25%÷9≈58（g）。

碳水化合物需要量（g）=总能量（kcal）×60%÷4（kcal/g）

男性高脂血症患者日碳水化合物需要量：2 100×60%÷4=315（g）。

（四）计算日主食需要量

三餐（早餐、午餐、晚餐）比例按30%、40%、30%分配。

早餐：花卷（面粉选用标准粉）。

标准粉需要量：315×30%÷71.5%≈132（g）。

午餐：米饭（大米选用特级粳米）。

粳米需要量：315×40%÷75.3%≈167（g）。

晚餐：米饭（大米选用特级粳米）。

粳米需要量：315×30%÷75.3%≈125（g）。

（五）计算日副食需要量

男性高脂血症患者日副食蛋白质需要量=总蛋白质-主食中的蛋白质

=79－（132×11.2%+167×7.3%+125×7.3%）

≈43（g）

动物性原料蛋白质需要量：43×2÷3≈29（g）。

鸡蛋白60g产生蛋白质：60×11.6%≈7.0（g）。

250mL牛奶产生蛋白质：250×3%=7.5（g）。

动物性原料剩余蛋白质：29−7.0−7.5=14.5（g）。

动物性原料选择鸡肉、鳝鱼，各占50%的蛋白质比例。

鸡肉需要量：14.5×50%÷19.3%÷66%（可食部分）≈57（g）。

鳝鱼需要量：14.5×50%÷18%÷67%（可食部分）≈60（g）。

植物性原料蛋白质需要量：43×1÷3≈14（g）。

植物性原料选择黄豆。

黄豆需要量：14÷35.1%≈40（g）。

（六）列出日带量膳食食谱并进行营养分析与评价

男性高脂血症患者日带量膳食食谱见表5-22，营养分析见表5-23。

表5-22 男性高脂血症患者日带量膳食食谱

餐次	食物及用量
早餐	花卷（标准粉132g）、鸡蛋白60g、牛奶250mL、凉拌海带（海带100g）、柑50g
午餐	米饭（粳米167g）、黄豆焖鸡（黄豆40g、鸡肉57g）、炝西蓝花（西蓝花100g）、葵花子油10mL、苹果100g
晚餐	米饭（粳米125g）、青椒炒鳝丝（青椒100g、鳝鱼60g）、蒜蓉卷心菜（卷心菜100g、蒜蓉10g）、葵花子油10mL

表5-23 营养分析

营养素	实际值	参考值
能量/kJ（kcal）	8 976（2 145.32）	8 786（2 100）
蛋白质/g	98.1	79
脂肪/g	41.1	58
碳水化合物/g	345	315

从膳食食谱设计与营养分析可以看出，该食谱营养素种类齐全，数量充足，比例适当。膳食提供丰富的优质蛋白质，脂肪含量低，膳食纤维含量充足，食物搭配合理，兼有红、黄、绿等颜色的食物，提供了充足的抗氧化成分，可满足高脂血症患者的营养需求。

思考训练题

一、名词解释

1．理想体重
2．肥胖
3．体质指数
4．糖尿病
5．高血压
6．痛风

二、选择题

1．属于低GI的食物是（　　）。
A．黑米　　B．米饼　　C．西瓜　　D．土豆泥
2．属于高GI的食物是（　　）。

A．黑米　B．蜂蜜　C．四季豆　D．藕粉

3．呈碱性的食物是（　　）。

A．菠菜　B．梨　C．胡萝卜　D．洋葱

4．痛风患者在急性发作期，嘌呤摄入量应控制在（　　）mg/d 以内。

A．200　B．300　C．150　D．400

5．属于极高嘌呤的食物是（　　）。

A．鳝鱼　B．绿豆　C．猪肉　D．猪肝

6．鱼类能提供 ω-3 脂肪酸的是（　　）。

A．凤尾鱼　B．鲱鱼　C．鲭鱼　D．鲑鱼

7．关于糖尿病表现的选项中，错误的描述是（　　）。

A．多食　B．多尿　C．多饮　D．体重增加

8．身高为 165cm 的男性的理想体重是（　　）。

A．60kg　B．64kg　C．63kg　D．62kg

9. 采用低能量膳食减轻体重时，为使膳食中能量密度降低，在膳食中应增加（　　）的供应。

A．蛋白质　B．淀粉　C．膳食纤维　D．维生素

10．在体内代谢生成尿酸的危险因素是（　　）。

A．蛋白质　B．嘌呤　C．脂肪　D．乙醇

11．当成人体重增加时，血压的变化规律是（　　）。

A．降低　B．升高

C．无变化　D．收缩压降低，舒张压升高

12．可以判定为高血压的一项是（　　）。

A．收缩压 130mmHg　B．舒张压 90mmHg

C．收缩压 139mmHg　D．舒张压 80mmHg

13．高脂血症患者不饱和脂肪酸和饱和脂肪酸的比例控制在（　　）。

A．1.5～2.0　B．1　C．1～2.0　D．2.0～3.0

14．对改善糖耐量非常有作用的营养素是（　　）。

A．蛋白质　B．三价铬

C．复合碳水化合物　D．乙醇

15．某成年男性身高 170cm，则可判定他的理想体重是（　　）kg。

A．70　B．65　C．60　D．55

三、填空题

1．糖尿病患者“三多一少”症状明显，“三多一少”是指____、____、____、____。

2．糖尿病患者早餐、中餐、晚餐能量按____、____、____的比例分配为宜。

3．痛风患者每日总能量以理想体重____ kJ/kg 给予。

4．水摄入量充足能增加尿酸溶液，有利于尿酸排出，预防尿酸肾结石，每日应饮水____ mL 以上，伴肾结石者最好能达到____ mL。

四、简答题

1．如何计算理想体重？

2．肥胖症人群为什么要限制脂肪摄入？

3．简述高脂血症人群的食物选择原则。

4．矿物质摄入和高血压发病有关系吗？举例说明。

五、操作题

某公司经理，男性，轻体力劳动者，年龄 40 岁，身高 178cm，体重 85kg，高血压患者，请为其设计日带量膳食食谱，并进行营养分析与评价。

项目六　健康人群膳食食谱

知识目标

1. 了解各类健康人群的营养需求。
2. 理解各类健康人群的膳食特点。
3. 掌握健康人群与一般人群的营养配餐的原理。

能力目标

1. 能运用计算法为各类健康人群设计日膳食食谱。
2. 能结合中国居民平衡膳食宝塔（2022），合理选择各类食物。
3. 能运用《中国食物成分表：标准版》第6版第二册，对食谱的能量和营养素进行计算、分析与评价。

课堂导入 6-1

吃得好还是不好

小明和小红都是幼儿园大班的孩子，幼儿园每周都会把孩子们的午餐食谱告知家长。大人们相互沟通一下发现，有的幼儿园膳食食谱中有玉米、红薯等杂粮，有的幼儿园膳食食谱中有鱼、虾等水产品，有的幼儿园膳食食谱中有草莓、橘子等水果，并且不同的价位对应不同的食物，是不是价格低的配餐一定不好呢？什么样的食谱才适合孩子呢？

问题：如何针对学龄前儿童设计合理的膳食食谱？

任务一　学龄前儿童膳食食谱设计

学龄前儿童膳食食谱设计

学龄前儿童是指2周岁后至6周岁前的儿童。2～5岁是儿童生长发育的关键时期，也是良好饮食习惯培养的关键时期。足量食物，平衡膳食，规律就餐，不偏食、不挑食，每天饮奶、多饮水，避免含糖饮料是学龄前儿童获得全面营养、健康生长、构建良好饮食行为的保障。家长要有意识地培养孩子规律就餐，自主进食，不挑食的饮食习惯；鼓励每天饮奶，选择健康有营养的零食，避免含糖饮料和高脂肪的油炸食物。为适应学龄前儿童心理发育，鼓励儿童参加家庭食物选择或制作过程，增加儿童对食物的认识和喜爱。

此外，户外活动有利于增强学龄前儿童身心发育和人际交往能力，应特别鼓励。

一、学龄前儿童的营养目标与食物选择

（一）能量

学龄前儿童基础代谢的能量消耗为184kJ（44kcal）/（kg·d）。基础代谢的能量消耗约为总能量消耗的60%。学龄前儿童较婴儿期生长减缓，用于生长的能量需要相对减少，一般为21～63kJ（5～15kcal）/（kg·d）。好动儿童的能量需要量比安静儿童的能量需要量可能高3～4倍，一般为84～126kJ（20～30kcal）/（kg·d）。学龄前儿童能量参考摄入量根据《中国居民膳食营养素参考摄入量（2023版）》建议，见表6-1。

表6-1 学龄前儿童能量参考摄入量

年龄/岁	能量参考摄入量/（MJ/d）	
	中等强度身体活动水平	
	男性	女性
2～	3.77（900）	3.35（800）
3～	4.60（1 100）	4.18（1 000）
4～	5.23（1 250）	4.81（1 150）
5～	5.44（1 300）	5.23（1 250）
6	6.69（1 600）	6.07（1 450）

注：表中括号内数据的单位为kcal/d。

（二）供能营养素

学龄前儿童每增加1kg体重约需160g的蛋白质积累，以满足机体细胞与组织的增长。蛋白质供能占总能量的14%～15%。蛋白质中必需氨基酸需要量占总氨基酸需要量的36%。动物性食物蛋白质应占总蛋白质的一半以上，原料可选择鸡蛋、牛奶、鱼、鸡、瘦肉等，其余蛋白质可由植物性食物，如谷类、豆类等提供。在农村应充分利用大豆所含的优质蛋白质来预防儿童蛋白质营养不良引起的低体重和生长发育迟缓。根据《中国居民膳食营养素参考摄入量（2023版）》建议，学龄前儿童蛋白质参考摄入量见表6-2。

表6-2 学龄前儿童蛋白质参考摄入量

年龄/岁	蛋白质参考摄入量/（g/d）	
	男性	女性
2～	25	25
3～	30	30
4～	30	30
5～	30	30
6～	35	35

学龄前儿童生长发育所需的能量、免疫功能的维持、脑的发育和神经髓鞘的形成都需要脂肪，尤其是必需脂肪酸。每人每次正餐烹调油用量不多于1瓷勺（10mL）。应少选用饱和脂肪酸较多的油脂，如猪油、牛油、棕榈油等；多选用富含必需脂肪酸（亚油

酸和α-亚麻酸）的植物油，如大豆油、优质菜籽油等。学龄前儿童脂肪需要量在4～6 g/（kg·d）。亚油酸供能不应低于总能量的3%，亚麻酸供能不低于总能量的0.5%。烹调油可选用含有α-亚麻酸的大豆油、低芥酸菜籽油或脂肪酸比例适宜的调和油。动物性原料可选择富含 *n*-3 长链多不饱和脂肪酸的水产品。

学龄前儿童基本完成饮食从奶类食物为主到谷类食物为主的过渡。谷类所含的丰富碳水化合物是能量的主要来源，碳水化合物供能占总能量的50%～60%，宜以含有复杂碳水化合物的谷类（如大米、面粉、红豆、绿豆等）为主，不宜食用过多甜食。学龄前儿童也需要适量的膳食纤维，如粗面包、麦片粥、蔬果等是膳食纤维的主要来源。过量的膳食纤维在肠道容易膨胀，引起胃肠胀气或腹泻，影响食欲及营养素的吸收。根据《中国居民膳食营养素参考摄入量（2023版）》建议，学龄前儿童脂肪供能比见表6-3。

表6-3　学龄前儿童脂肪供能比

年龄/岁	脂肪占能量的比例/%
1～	35（AI）
3～	35（AI）
4～	20～30
6～	20～30

（三）维生素与矿物质

学龄前儿童，尤其是挑食及暴饮暴食的儿童，为了保证其生长发育，需要充足的维生素。学龄前儿童容易缺乏的维生素包括维生素D（缺乏引起佝偻病）、维生素A（参与机体生长、骨骼发育、维持视觉功能等）、维生素C（增强免疫力）及其他维生素。根据《中国居民膳食营养素参考摄入量（2023版）》建议，学龄前儿童维生素参考摄入量见表6-4。

表6-4　学龄前儿童维生素参考摄入量

<table>
<tr><th rowspan="3">年龄/岁</th><th colspan="2">维生素A/（μgRAE/d）</th><th>维生素D/（μg/d）</th><th>维生素E/（mga-TE/d）</th><th>维生素C/（mg/d）</th><th colspan="2">维生素B_1/（mg/d）</th><th colspan="2">维生素B_2/（mg/d）</th></tr>
<tr><th colspan="2">RNI</th><th rowspan="2">RNI</th><th rowspan="2">AI</th><th rowspan="2">RNI</th><th colspan="2">RNI</th><th colspan="2">RNI</th></tr>
<tr><th>男性</th><th>女性</th><th>男性</th><th>女性</th><th>男性</th><th>女性</th></tr>
<tr><td>0.5～</td><td colspan="2">350（AI）</td><td>10（AI）</td><td>4</td><td>40（AI）</td><td colspan="2">0.3（AI）</td><td colspan="2">0.3（AI）</td></tr>
<tr><td>1～</td><td>340</td><td>330</td><td>10</td><td>6</td><td>40</td><td colspan="2">0.6</td><td>0.7</td><td>0.6</td></tr>
<tr><td>4～</td><td>390</td><td>380</td><td>10</td><td>7</td><td>50</td><td colspan="2">0.9</td><td>0.9</td><td>0.8</td></tr>
</table>

学龄前儿童所需矿物质容易缺乏的主要有钙、铁、锌、碘等。根据《中国居民膳食营养素参考摄入量（2023版）》建议，学龄前儿童矿物质参考摄入量见表6-5。

表6-5　学龄前儿童矿物质参考摄入量

年龄/岁	钙/（mg/d）	钾/（mg/d）	镁/（mg/d）	铁/（mg/d）	锌/（mg/d）	碘/（mg/d）
0.5～	350（AI）	600	65（AI）	10	3.2（AI）	115（AI）
1～	500	900	140	10	4.0	90
4～	600	1100	160	10	5.5	90

（四）餐次与比例

2～5 岁儿童每天应安排早、中、晚三次正餐。在此基础上还应有至少两次加餐，一般安排在上午、下午各一次。晚餐时间比较早时，可在睡前 2h 安排一次加餐。加餐以奶类、水果为主，配以少量松软面点。晚间加餐不宜安排甜食，以预防龋齿。

学龄前儿童膳食安排应注意：两正餐之间应间隔 4～5h，加餐与正餐之间应间隔 1.5～2h；加餐份量宜少，以免影响正餐进食量；根据季节和饮食习惯更换和搭配食谱。

表 6-6 为学龄前儿童各类食物日建议摄入量。

表 6-6　学龄前儿童各类食物日建议摄入量

食物	2～3 岁	4～5 岁
谷类/g	75～125	100～150
薯类	适量	适量
蔬菜/g	100～200	150～300
水果/g	100～200	150～250
畜禽肉类/g 蛋类/g 水产品/g	鸡蛋 50 肉禽鱼 50～75	鸡蛋 50 肉禽鱼 50～75
大豆/g	5～15	10～20
坚果	—	适量
奶制品/g	350～500	350～500
食用油/g	10～20	20～25
食盐/g	<2	<3

（五）食物的选择与烹调

从小培养儿童清淡口味，有助于形成一生的健康饮食习惯。在烹调方式上，宜采用蒸、煮、炖、煨等烹调方式，尽量少用炸、烤、煎等方式。对于 3 岁以下儿童膳食应单独加工烹制，并选用合适的烹调方式和加工方法，应将食物切碎煮烂，易于儿童咀嚼、吞咽和消化，特别注意要完全去除皮、骨、刺、核等；大豆、花生等坚果类食物，应先磨碎，制成泥、糊、浆等状态进食。

在为 2～5 岁学龄前儿童烹调加工食物时，应尽可能保持食物的原汁原味，让儿童首先品尝和接纳各种食物的自然味道。口味以清淡为好，不应过咸、油腻和辛辣，尽可能少用或不用味精或鸡精、色素、糖精等调味品。长期过量食用钠盐会增加患高血压、心脏病等慢性疾病风险。为儿童烹调食物时，应控制食盐用量，还应少选含盐高的腌制食品或调味品。可选天然、新鲜香料（如葱、蒜、洋葱、柠檬、醋、香草等）和新鲜蔬果汁（如番茄汁、南瓜汁、菠菜汁等）进行调味。

二、学龄前儿童营养配餐的设计与评价

某学龄前儿童，女，年龄 2 岁半，体重正常，身体健康，请根据“中国学龄前儿童平

衡膳食宝塔”为其编制日带量膳食食谱并进行营养分析与评价。

（一）主食的用量及设计

根据“中国学龄前儿童平衡膳食宝塔”，全天主食共使用谷物90g，一日三餐按30%、40%、30%来计算。为方便计算，三餐谷物用量为25g、35g、30g。

早餐：大米20g，燕麦5g。

午餐：大米30g，红薯5g。

晚餐：富强粉30g。

（二）蔬菜和水果的用量及设计

根据“中国学龄前儿童平衡膳食宝塔”，全天共食用蔬菜200g，分别在午餐和晚餐提供；水果150g，分别在两次加餐中食用。

午餐：提供蔬菜100g，具体为西蓝花70g、青椒28g、木耳2g，均为可食部质量，折合成成品质量分别为西蓝花84g、青椒34g、木耳（水发）20g。

晚餐：提供蔬菜100g，具体为番茄80g，洋葱20g，均为可食部质量，折合成成品质量分别为番茄82g、洋葱22g。

加餐两次：香蕉100g、橘子50g，均为可食部质量，折合成成品质量分别为香蕉170g、橘子66g。

（三）动物性食物的用量及设计

根据“中国学龄前儿童平衡膳食宝塔”推荐，提供肉类50g，午餐中供应；蛋类50g，晚餐中供应；奶类500mL，分别在加餐和早餐中供应。

早餐：牛奶150mL。

午餐：猪血50g。

晚餐：鸡蛋50g，为可食部质量，折合成成品质量为23g。

加餐两次：酸奶100mL。

（四）大豆类的用量及设计

根据“中国学龄前儿童平衡膳食宝塔”，提供大豆制品5g。

早餐：豆腐干，5g大豆对应的豆制品豆腐干（香干）为10g。

（五）烹调油的用量及设计

午餐：一份炒菜、一份凉拌菜，共用油10g。

晚餐：一份炒菜，共用油8g。

一共用油18g。

（六）列出日带量膳食食谱并进行营养分析与评价

2岁半女学龄前儿童日带量膳食食谱见表6-7，营养分析见表6-8。

表 6-7　2 岁半女学龄前儿童日带量膳食食谱

餐次	食物及用量
早餐	牛奶大米燕麦粥（大米 15g、燕麦 10g、牛奶 150mL）、豆腐干一块（10g）
加餐	酸奶 100mL、香蕉 170g
午餐	红薯蒸米饭（大米 20g、红薯 45g）、青椒木耳炒猪血（青椒 34g、木耳 20g、猪血 50g、食用油 8g）、凉拌西蓝花（西蓝花 84g、芝麻油 2g）
加餐	酸奶 100mL、橘子 66g
晚餐	清汤面（富强粉 30g）、番茄洋葱炒鸡蛋（番茄 82g、洋葱 22g、鸡蛋 23g、食用油 8g）

表 6-8　营养分析

营养素	实际值	参考值
能量/kcal	958	1 000
蛋白质/g	39	37.5
脂肪/g	37	39
碳水化合物/g	124	120

从日带量膳食食谱设计与营养分析可以看出，各项功能营养素供应充足，食物选择种类较多，营养素种类齐全。与成人不同，儿童膳食中脂肪供能比较多，占 35%，选用食用油时要注意摄入多不饱和脂肪酸，并且要注意适当摄入一些海鱼、海虾等水产品，在补充蛋白质的同时，也可以提供一些如二十二碳六烯酸（DHA）在内的脂肪酸。

知识链接

改善儿童偏食的办法

由于儿童自主性的萌发，对食物可能表现出不同的喜好，出现一时性偏食和挑食，此时需要家长或看护人适时、正确地加以引导和纠正，以免形成挑食、偏食的不良习惯。家长良好的饮食行为对儿童具有重要影响，建议家长以身作则、言传身教，并与儿童一起进食，起到良好的榜样作用，帮助孩子从小养成不挑食、不偏食的良好习惯。对于儿童不喜欢吃的食物，可变更烹调方法或改变盛放容器（如将蔬菜切碎，将瘦肉剁碎，将多种食物制作成包子或饺子等），也可采用重复小份量供应，鼓励尝试并及时给予表扬，不可强迫喂食。通过增加儿童身体活动量，尤其是选择儿童喜欢的运动或游戏项目、能使其肌肉得到充分锻炼，增加能量消耗，增进食欲，提高进食量。此外，家长还应避免使用以食物作为奖励或惩罚的措施。

课堂导入 6-2

学龄儿童的膳食营养特点

中小学时期是人生中非常重要的阶段。这一阶段，既是身体生长发育的高峰时期，又是接受科学文化知识，形成基本思想和性格的重要时期。因此，中小学学生的健康、膳食营养问题值得重视。不少学龄儿童存在挑食、偏食等不良的饮食习惯，这些是当今学龄儿童膳食营养方面需面对的现实问题。

问题：学龄儿童如何做到科学饮食？

任务二　学龄儿童膳食食谱设计

学龄儿童膳食食谱设计

学龄儿童是指从 6 岁到不满 18 岁的未成年人。学龄儿童正处于在校学习阶段，生长发育迅速，对能量和营养素的需要量相对高于成年人。充足的营养是学龄儿童智力和体格正常发育，乃至一生健康的物质保障，因此，更需要强调合理膳食、均衡营养。

学龄儿童期是学习营养健康知识、养成健康生活方式、提高营养健康素养的关键时期。学龄儿童应积极学习营养健康知识，传承我国优秀饮食文化和礼仪，提高营养健康素养，认识食物、参与食物的选择和烹调，养成健康的饮食习惯。家长应学会并将营养健康知识融入学龄儿童的日常生活中，学校应开设符合学龄儿童特点的营养与健康教育相关课程，营造校园营养环境。家庭、学校和社会要共同帮助学龄儿童养成健康的生活习惯。

一、学龄儿童的营养目标与食物选择

（一）能量

学龄儿童体内合成代谢旺盛，以适应生长发育的需要，能量处于正平衡状态。这一时期，儿童经历了从家庭或幼儿园进入学校学习的变化，对能量的需求随年龄的增长而增加，后期随生长加速增加显著。根据《中国居民膳食营养素参考摄入量（2023 版）》建议，学龄儿童能量参考摄入量见表 6-9。

表 6-9　学龄儿童能量参考摄入量

年龄/岁	能量参考摄入量/（MJ/d）	
	中等强度身体活动水平	
	男性	女性
6～	7.53（1 800）	6.07（1 450）
7～	7.95（1 900）	6.49（1 550）
8～	8.79（2 100）	7.11（1 700）
9～	9.20（2 200）	7.53（1 800）
10～	9.62（2 300）	7.95（1 900）
11～	10.25（2 450）	8.37（2 000）
12～	12.13（2 900）	9.20（2 200）
15～	13.81（3 300）	9.83（2 350）
18～	12.55（3 000）	8.79（2 100）

注：表中括号内数据的单位为 kcal/d。

（二）供能营养素

学龄儿童食物蛋白质当中，一半以上来自优质蛋白质，即来自蛋、奶、肉、鱼、豆制品等。肉类（蛋白质含量为17%～20%）、蛋类（蛋白质含量为13%～15%）、奶类（蛋白质含量约为3%）、豆类（蛋白质含量为35%～40%，干重）等蛋白质含量丰富，氨基酸构成好，能促进人体生长发育。根据《中国居民膳食营养素参考摄入量（2023版）》建议，学龄儿童蛋白质参考摄入量见表6-10。

表6-10 学龄儿童蛋白质参考摄入量

年龄/岁	蛋白质参考摄入量/（g/d）	
	男性	女性
6～	35	35
7～	40	40
8～	40	40
9～	45	45
10～	50	50
11～	55	55
12～	70	60
15～	75	60
18～	65	55

学龄儿童一般不过度限制膳食脂肪摄入，脂肪种类要注意选择含必需脂肪酸的植物油。过多摄入动物脂肪会增加肥胖病的发生。根据《中国居民膳食营养素参考摄入量（2023版）》建议，学龄儿童年龄脂肪供能占总能量的20%～30%。

学龄儿童碳水化合物来源主要是谷薯类食物，蔬果类也含有一定量的碳水化合物，与蛋白质和脂肪相比，碳水化合物更容易被机体吸收和利用。学龄儿童碳水化合物供能占总能量的50%～65%。碳水化合物摄入充足，同时也增加了膳食纤维含量，可预防肥胖病的发生。要注意的是，学龄儿童应避免摄入过多的食用糖，特别是含糖的饮料。

（三）维生素与矿物质

学龄儿童为了保证生长发育，需要充足的维生素。学龄儿童容易缺乏的维生素包括维生素D（缺乏引起佝偻病）、维生素A（参与机体生长、骨骼发育、维持正常视觉功能等）、维生素C（抗氧化作用）及其他维生素。根据《中国居民膳食营养素参考摄入量（2023版）》建议，学龄儿童维生素参考摄入量见表6-11。

表6-11 学龄儿童维生素参考摄入量

年龄/岁	维生素A/（μgRAE/d）		维生素D/（μg/d）	维生素E/（mga-TE/d）	维生素C/（mg/d）	维生素B_1/（mg/d）		维生素B_2/（mg/d）	
	RNI		RNI	AI	RNI	RNI		RNI	
	男性	女性				男性	女性	男性	女性
7～	430	390	10	9	60	1.0	1.0	1.0	0.9
9～	560	540	10	11	75	1.1	1.2	1.1	1.0
12～	780	730	10	13	90	1.4	1.3	1.4	1.2
15～	810	670	10	14	100	1.6	1.2	1.6	1.2
18～	770	660	10	14	100	1.4	1.2	1.4	1.2

学龄儿童所需矿物质容易缺乏的主要有钙、铁、锌、碘等。根据《中国居民膳食营养素参考摄入量（2023 版）》建议，学龄儿童矿物质参考摄入量见表 6-12。

表 6-12　学龄儿童矿物质参考摄入量

<table>
<tr><th>年龄/岁</th><th>钙/（mg/d）</th><th>钾/（mg/d）</th><th>镁/（μg/d）</th><th colspan="2">铁/（mg/d）</th><th colspan="2">锌/（mg/d）</th><th>碘/（mg/d）</th></tr>
<tr><td>7～</td><td>800</td><td>1 300</td><td>200</td><td colspan="2">12</td><td colspan="2">7.0</td><td>90</td></tr>
<tr><td>9～</td><td>1 000</td><td>1 600</td><td>250</td><td colspan="2">16</td><td colspan="2">7.0</td><td>90</td></tr>
<tr><td>12～</td><td>1 000</td><td>1 800</td><td>320</td><td colspan="2">10</td><td>8.5</td><td>7.5</td><td>110</td></tr>
<tr><td>15～</td><td>1 000</td><td>2 000</td><td>330</td><td>16</td><td>18</td><td>11.5</td><td>8.0</td><td>120</td></tr>
<tr><td>18～</td><td>800</td><td>2 000</td><td>330</td><td>12</td><td>18</td><td>12</td><td>8.5</td><td>120</td></tr>
</table>

（四）餐次与比例

一日三餐应做到定时定量，进餐时细嚼慢咽。早餐提供的能量应占全天总能量的 25%～30%，午餐提供的能量应占全天总能量的 30%～40%，晚餐提供的能量应占全天总能量的 30%～35%。午餐在一天中起着承上启下的作用，要吃饱吃好，在有条件的地区，提倡吃“营养午餐”。晚餐要适量。要少吃高盐、高糖或高脂肪的快餐，如果要吃快餐，尽量选择搭配蔬菜、水果的快餐。

（五）食物的选择与烹调

学龄儿童应避免食用刺激性强和油腻的食物，食物原料应新鲜，以谷薯类为主，奶类、蛋类、鱼类、禽类、肉类、蔬果类为辅，做到膳食多样化，从而发挥出各种食物在营养上的互补作用，使营养全面均衡。

经常更换烹调方法，烹调方法上多采用炒、炖、焖、煮等，少用煎、炸的方法。

二、学龄儿童营养配餐的设计与评价

某学龄儿童，男，年龄 12 周岁，体重正常，身体健康，跑步、做家务，中等强度身体活动水平，请为其编制日带量膳食食谱并进行营养分析与评价。

（一）确定日能量需要量

根据表 6-9 可确定 12 岁男学龄儿童日能量需要量为 12 130kJ（2 900kcal）。

（二）确定三大供能营养素需要量

根据《中国居民膳食营养素参考摄入量（2023 版）》确定 12 岁男学龄儿童蛋白质、碳水化合物和脂肪的供能比分别为 15%、60%和 25%。

$$蛋白质需要量（g）=总能量（kcal）\times 15\% \div 4（kcal/g）$$

12 岁男学龄儿童日蛋白质需要量：$2\,900\times 15\% \div 4 \approx 108.8$（g）。

$$脂肪需要量（g）=总能量（kcal）\times 25\% \div 9（kcal/g）$$

12 岁男学龄儿童日脂肪需要量：$2\,900\times 25\% \div 9=80.6$（g）。

碳水化合物需要量（g）=总能量（kcal）×60%÷4（kcal/g）

12岁男学龄儿童日碳水化合物需要量：2 900×60%÷4=435.0（g）。

（三）计算日主食需要量

三餐（早餐、午餐、晚餐）能量按30%、40%、30%的比例分配。

早餐：面包。

面包需要量：435.0×30%÷58.1%≈225（g）。

午餐：米饭。

粳米需要量：435.0×40%÷76.8%≈227（g）。

晚餐：花卷。

小麦粉需要量：435.0×30%÷74.6%≈175（g）。

一日三餐主食提供的蛋白质为225×8.3%+227×7.7%+175×10.3%≈54（g）。

（四）计算日副食需要量

日副食蛋白质需要量=总蛋白-主食中的蛋白质=108.8-54=54.8（g）。

动物性原料蛋白质与植物性原料蛋白质分别为80%和20%。

动物性原料蛋白质需要量：54.8×0.8=43.8（g）。

鸡蛋60g产生蛋白质：60×88%（可食部分）×12.8%≈6.76（g）。

250mL牛奶产生蛋白质：250×3%=7.5（g）。

动物性原料剩余蛋白质：43.8-6.76-7.5≈29.5（g）。

动物性原料选择牛瘦肉（占30%的蛋白质比例）、鳜鱼（占40%的蛋白质比例）、鸡胸脯肉（占30%的蛋白质比例）。

牛瘦肉需要量：29.5×30%÷20.2%≈44（g）。

鳜鱼需要量：29.5×40%÷19.9%÷61%（可食部分）≈97（g）。

鸡胸脯肉需要量：29.5×30%÷19.4%≈46（g）。

植物性原料蛋白质需要量：54×0.2=10.8（g）。

植物性原料选择豆腐干。

豆腐干需要量：10.8÷16.2%≈66（g）。

（五）列出日带量膳食食谱并进行营养分析与评价

12岁男学龄儿童日带量膳食食谱见表6-13，营养分析见表6-14。

表6-13　12岁男学龄儿童日带量膳食食谱

餐次	食物用量
早餐	面包225g、煎鸡蛋（鸡蛋60g）、牛奶250mL、蚝油生菜（生菜150g）、植物油6mL
午餐	米饭（粳米227g）、蒜薹炒牛肉（牛瘦肉44g、蒜薹100g）、清蒸鳜鱼（鳜鱼97g）、洋葱炒豆腐干（洋葱100g、豆腐干66g）、植物油20mL
晚餐	花卷（小麦粉175g）、宫保鸡丁（鸡胸脯肉46g、胡萝卜25g、青椒25g）、凉拌黄瓜（黄瓜100g）、植物油10mL
加餐	香蕉100g

表 6-14　营养分析

营养素	实际值	参考值
能量/kJ（kcal）	10 535（2 518）	12 130（2 900）
蛋白质/g	94.4	88.1
脂肪/g	69.9	65.27
碳水化合物/g	377.7	352.6

从日带量膳食食谱设计与营养分析可以看出，膳食能量充足，食物选择种类较多，营养素种类齐全，蔬菜供应量充足，以肉、蛋、奶为优质蛋白质主要来源。早餐保证了优质蛋白质供应，食盐一日用量不超过 6g。学龄儿童要注意钙的摄入，奶类制品要供应充足，也可根据个人饮食习惯选择不同种类的奶制品，如奶酪、酸奶等。

知识链接

学龄儿童膳食营养注意事项

平衡膳食、合理营养是学龄儿童正常生长发育的物质基础。

我国学龄儿童营养知识缺乏，饮食行为不合理现象普遍。

我国农村地区，特别是经济落后地区近 1/5 的学龄儿童存在营养不良。

学龄儿童中超重肥胖的人数快速增加，增加了儿童期、成年期患慢性病的风险。

吃营养充足的早餐可以改善认知能力，降低发生超重肥胖的危险。

过多摄入含糖饮料可增加学龄儿童患龋齿、肥胖等的风险。

积极进行身体活动有利于促进生长发育、预防肥胖、减少近视，提高学习效率、促进心理健康。

课堂导入 6-3

孕妇的“胖”与“瘦”

在我国，孕期女性经常被灌输一种思想——必须吃好、必须多吃。除了要吃得营养，还要休息得好。所以，整个孕期几乎都在吃与睡中度过。孕妇体重较重、肥胖是导致妊娠并发症的原因之一，并且容易出现巨大儿。孕妇需要足够的营养，胎儿才能健康地发育这是必然。营养并不是越多越好，凡事适可而止，多则无用甚至会起到反作用。

问题：孕妇如何才能合理膳食，做到既不缺少营养又不过多增加体重？乳母如何进食，才能够为婴儿提供足够营养？

任务三　孕妇、乳母膳食食谱设计

孕妇、乳母膳食食谱设计

女性是社会和家庭的重要组成部分。成熟女性承载着孕育新生命、哺育下一代的重要职责。女性身体的健康和营养状况与成功孕育新生命、获得良好妊娠结局及哺育下一代健康成长密切相关。因此，育龄女性应在计划怀孕前开始做好身体准备（健康状况）、营养准备（碘、铁、叶酸等）和心理准备，以成功孕育新生命。

妊娠是个复杂的生理过程，为了妊娠的成功，孕期妇女的生理状态及代谢会发生较大的适应性改变，以满足孕期母体生殖器官和胎儿的生长发育，并为产后泌乳进行营养储备。孕期营养状况的优劣对胎儿生长发育直至成年后的健康可产生至关重要的影响。分娩后的哺乳期妇女要分泌乳汁、哺育婴儿，还要逐步补偿妊娠、分娩时营养的消耗，恢复各器官、系统功能。对能量及营养素的需要甚至超过妊娠期。乳母营养还直接关系到母乳喂养是否成功和婴儿的生长发育。

无论是孕妇还是乳母的膳食构成都应该是由多种多样食物组成的平衡膳食，只有多样化的平衡膳食才能获得足够而适量的营养。

孕妇是指处于妊娠特定生理状态下的人群。一般孕程平均持续 38～42 周，分为孕早期（怀孕 12 周）、孕中期（怀孕 13～24 周）、孕晚期（怀孕 25 周以后至分娩）。不同时期孕妇生理特点与代谢各有不同，主要表现为孕早期胎儿生长发育速度相对缓慢，所需营养与孕前无太大差别。孕中期开始，胎儿生长发育逐渐加速，母体生殖器官的发育也相应加快，对营养的需要增大，应合理增加食物的摄入量，孕期妇女的膳食应是由多样化食物组成的营养均衡的膳食。

孕期妇女生理代谢发生一系列变化，主要包括以下几个方面：一是胎儿及胎盘的发育成熟；二是孕期血浆甲状腺素水平升高，孕期胰岛素分泌增多；三是孕期子宫体的增大，乳房的进一步发育，血容量及组织间液的适应性增加，脂肪组织的增加及血脂水平的生理性升高。其中，血容量的增加多于红细胞的增加，血容量的增加为 50%，而红细胞的增加仅为 20%～30%，故在孕晚期容易出现生理性贫血。与非孕同龄妇女相比，孕妇身体及胎儿的生长和发育，都需要更多的营养。

哺乳期是母体用乳汁哺育新生子代使其获得最佳生长发育并奠定一生健康基础的特殊生理阶段。哺乳期妇女（乳母）比非哺乳妇女需要更多的营养。哺乳期妇女的膳食仍是由多样化食物组成的营养均衡的膳食，除保证哺乳期的营养需要外，还通过乳汁的口感和气味，潜移默化地影响较大婴儿对辅食的接受和后续多样化膳食结构的建立。

基于母乳喂养对母亲和子代诸多的益处，世界卫生组织建议婴儿 6 个月内应纯母乳喂养，并在添加辅食的基础上持续母乳喂养到 2 岁甚至更长时间。乳母的营养状况是泌乳的基础，如果哺乳期营养不足，将会减少乳汁分泌量，降低乳汁质量，并影响母体健康。此外，产后情绪、心理、睡眠等也会影响乳汁分泌。

一、孕妇及乳母的营养目标与食物选择

（一）能量

由于受胎儿、胎盘及母体体重增加与基础代谢增高等因素的影响，整个妊娠期间需要额外增加约 335MJ（80 000kcal）的能量，但实际上并非每个阶段都是平均增加的。孕早期由于胎儿尚处于发育初期，母体生理、体重变化不大，故此时期孕母的能量需要

基本与未孕时相近。根据《中国居民膳食营养素参考摄入量（2023 版）》建议，妊娠晚期不宜增重过多，以免巨大儿的发生而造成难产，但仍应保证妊娠中、晚期体重增加每周不低于 0.4kg。由于地区、民族、气候、生活习惯、劳动强度的差异，对能量的需求可根据体重变化进行调节。孕妇不同体力活动能量参考摄入量见表 6-15。

表 6-15　孕妇不同体力活动能量参考摄入量

生理阶段	能量参考摄入量/（MJ/d）		
	低强度活动水平	中强度活动水平	高强度活动水平
孕早期	7.11（1 700）	8.58（2 050）	10.04（2 400）
孕中期	8.16（1 950）	9.63（2 300）	11.09（2 900）
孕晚期	8.78（2 100）	10.25（2 450）	11.71（2 800）

注：表中括号内数据的单位为 kcal/d。

分娩后，乳母合成 1L 乳汁约需要 3 766kJ（900kcal）［1L 乳汁含能量 2 929kJ（700kcal），机体转化乳汁效率约为 80%］能量。虽然孕期的脂肪储备可为泌乳提供约 1/3 的能量，但仍有 2/3 的能量需由日常膳食提供。根据《中国居民膳食营养素参考摄入量（2023 版）》建议，乳母能量供给量是在未孕时能量摄入量基础上每天增加 1.67MJ（400kcal）。乳母不同体力活动能量参考摄入量见表 6-16。

表 6-16　乳母不同体力活动能量参考摄入量

活动水平	能量参考摄入量/（MJ/d）
轻体力活动	8.78（2 100）
中体力活动	10.25（2 450）
重体力活动	11.71（2 800）

注：表中括号内数据的单位为 kcal/d。

（二）供能营养素

妊娠期妇女摄入体内蛋白质的一半是胎儿生长发育所需要，另一半则是孕妇子宫、乳房、胎盘、羊水和血液中蛋白质的增长所需要。根据《中国居民膳食营养素参考摄入量（2023 版）》建议，孕妇的膳食蛋白质摄入量在未怀孕时供给量的基础上，妊娠早期增加 0g/d，妊娠中期增加 15g/d，妊娠晚期增加 30g/d。膳食蛋白质中优质蛋白应占蛋白质总量的 2/3。

孕妇分娩后，进行母乳喂养，母乳蛋白质平均含量为 1.16g/100mL，正常情况下每日泌乳量约为 750mL，所含蛋白质为 9g 左右，但是母体内膳食蛋白质转变为乳汁蛋白质的有效率为 70%，故分泌 750mL 的乳汁需要消耗膳食蛋白质约 13g。如果膳食蛋白质的生物价不高，则转变成乳汁蛋白质的效率更低。根据《中国居民膳食营养素参考摄入量（2023 版）》建议，乳母在未孕时蛋白质摄入量的基础上每日增加 25g，其中半数以上应为动物性优质蛋白质。

孕妇及乳母蛋白质参考摄入量见表 6-17。

表 6-17 孕妇及乳母蛋白质参考摄入量

生理阶段	蛋白质参考摄入量/（g/d）
孕早期	55
孕中期	70
孕晚期	85
母乳期	80

妊娠期妇女需要 3～4kg 的脂肪积累以备产后泌乳。膳食脂肪中的磷脂及长链多不饱和脂肪酸，对胎儿脑神经系统和视网膜等的发育有重要的作用，孕期对脂肪及多种脂肪酸有特殊的需要。根据《中国居民膳食营养素参考摄入量（2023 版）》建议，孕妇膳食脂肪供能应占总能量的 20%～30%。

母乳脂肪含量可受婴儿吸吮的影响而发生变化。每次哺乳过程中，后段乳脂肪含量比前段乳的脂肪含量高，这样有利于控制婴儿的食欲。乳母能量摄入和消耗相等时，乳汁中脂肪酸与膳食脂肪组成相近，乳中脂肪含量与乳母膳食脂肪摄入量有关。脂类与婴儿组织及器官发育有密切关系，尤其是长链多不饱和脂肪酸，如二十二碳六烯酸（DHA）与花生四烯酸（ARA）对婴儿脑及视网膜发育特别重要。

从理论上讲，孕期胎儿脑发育、哺乳期乳汁分泌对 *n*-3 多不饱和脂肪酸有更多的需求。我国孕妇和乳母的膳食 *n*-3 多不饱和脂肪酸摄入量推荐为 0.6%。

关于生命早期，胎儿、婴儿体内 DHA 聚集以及脑和视功能发育的研究显示，孕妇和乳母需要更多的 DHA。我国孕妇和乳母 EPA（二十碳五烯酸）+DHA 的适宜摄入量为 250mg/d，其中 200mg 为 DHA。用于胎儿和婴儿体内 DHA 的积累，以及补充母体内 DHA 氧化的损失。

葡萄糖为胎儿代谢所必需物质，母体血液中约 50%以上的葡萄糖通过胎盘被胎儿所利用。若孕妇摄入碳水化合物不足，机体将动员脂肪进行氧化来供给能量，可能发生酮症酸中毒。根据《中国居民膳食营养素参考摄入量（2023 版）》建议，孕妇膳食碳水化合物供能占总能量的 55%～60%。适量摄入膳食纤维丰富的食物可避免发生便秘。

乳母膳食中碳水化合物摄入量，建议占总能量比例的 55%～65%为宜。碳水化合物摄入量不影响乳汁中乳糖的比例，原因是血液中的糖可由碳水化合物、蛋白质和脂肪共同产生。

（三）维生素与矿物质

由于血液被稀释，妊娠期除部分脂溶性维生素外，大多数维生素在血液中的浓度会降低，特别需要考虑维生素 A、维生素 D、B 族维生素等的供给。乳母要从膳食中摄取充足的维生素，以维持自身及婴儿的生理需要，如维生素 A（促进婴儿发育）、维生素 D（预防婴儿佝偻病）、维生素 B_2（预防婴儿皮炎）、烟酸（防治癞皮病）、维生素 C、维生素 B_{12} 等。根据《中国居民膳食营养素参考摄入量（2023 版）》建议，孕妇及乳母维生素参考摄入量见表 6-18。

表 6-18　孕妇及乳母维生素参考摄入量

生理阶段	维生素 A/（μgRAE/d）	维生素 D/（μg/d）	叶酸/（μg-DFE/d）	维生素 C/（mg/d）	维生素 B_1/（mg/d）	维生素 B_2/（mg/d）
	RNI	RNI	RNI	RNI	RNI	RNI
孕早期	660	10	400	100	1.2	1.2
孕中期	420	10	600	115	1.4	1.3
孕晚期	420	10	600	115	1.5	1.4
母乳期	1 260	10	550	150	1.5	1.7

由于妊娠期生理的变化、血浆容量和肾小球滤过率的增加，血浆中矿物质的含量随妊娠的进展而逐步降低。妊娠期要注意钙、铁、锌、碘等矿物质的供给。

在哺乳期间，矿物质也要摄取充足，如钙（膳食中摄入不足，可用钙剂补充）、铁（预防缺铁性贫血）、碘（合成甲状腺素，若食用加碘食盐则不必额外补充）、锌等。根据《中国居民膳食营养素参考摄入量（2023 版）》建议，孕妇及乳母矿物质参考摄入量见表 6-19。

表 6-19　孕妇及乳母矿物质参考摄入量

生理阶段	钙/（mg/d）	钾/（mg/d）	镁/（μg/d）	铁/（mg/d）	锌/（mg/d）	碘/（mg/d）
孕早期	800	2 000	360	18	10.5	230
孕中期	800	2 000	360	25	10.5	230
孕晚期	800	2 000	360	39	10.5	230
母乳期	800	2 400	320	24	13	240

（四）餐次与比例

为保证孕妇及乳母营养，孕中期以后可在早餐、午餐两餐间，及午餐、晚餐两餐间加餐。乳母的餐次，一般不少于五餐，可分为三餐两点或三餐三点。

三餐比例分配为：早餐、早点占 25%～30%，午餐、午点占 40%，晚餐、晚点占 30%～35%，加餐点心占每餐总能量的 5%～10%。

（五）食物的选择与烹调

怀孕早期无明显早孕反应者可继续保持孕前平衡膳食，孕吐较明显或食欲不佳的孕妇不必过分强调平衡膳食，可根据个人的饮食嗜好和口味选用清淡适口、容易消化的食物，少食多餐，尽可能多地摄入食物，特别是富含碳水化合物的谷薯类食物。

进餐的时间、地点也可依个人的反应特点而异，可清晨醒来起床前进食，也可在临睡前进食。应对早孕反应可尝试以下饮食措施：①早晨可进食干性食品，如馒头、面包干、饼干、鸡蛋等；②避免油炸及油腻食物和甜品，以防止胃液逆流而刺激食管黏膜；③可适当补充维生素 B_1、维生素 B_2、维生素 B_6 及维生素 C 等以减轻早孕反应的症状。此外烹调方法要多样化，重视菜肴的色、香、味、形，以增加孕妇食欲。

有些产妇在分娩后的一两天内会感到疲劳无力或肠胃功能较差，可选择较清淡、稀软、易消化的食物，如面片、挂面、馄饨、粥、蒸或煮的鸡蛋及煮烂的肉菜，之后就可过渡到正常膳食。剖宫手术的产妇，手术后约24h胃肠功能恢复，应再给予术后流食1d，但忌用牛奶、豆浆、大量蔗糖等胀气食品。情况好转后给予半流食1～2d，再转为普通膳食。

产褥期可比平时多吃些鸡蛋、禽肉类、鱼类、动物肝脏、动物血等以保证供给充足的优质蛋白质，并促进乳汁分泌，但不应过量。此外还必须重视蔬菜、水果的摄入。

二、乳母营养配餐的设计与评价

某乳母，31岁，婴儿4个月，母子身体健康，乳量分泌正常，请为其编制日带量膳食食谱并进行营养分析与评价。

（一）确定日能量需要量

乳母为轻体力活动，根据表6-16可确定乳母日能量需要量为8.78MJ（2 100kcal）。

（二）计算三大供能营养素需要量

根据表6-17可确定乳母日蛋白质需要量为80g。

蛋白质供能比（%）=[蛋白质摄入量（g）×4（kcal/g）]/总能量（kcal）×100%

=80×4÷2 100×100%

≈15%

脂肪供能比占总能量的20%～30%。

碳水化合物供能比=1-15%-20%=65%。

碳水化合物供能比=1-15%-30%=55%。

碳水化合物供能比为55%～65%。

为了方便数据的计算，脂肪供能比确定为25%，碳水化合物供能比确定为60%。

脂肪需要量（g）=总能量（kcal）×25%÷9（kcal/g）

乳母日脂肪需要量：2 100×25%÷9≈58.3（g）。

碳水化合物需要量（g）=总能量（kcal）×60%÷4（kcal/g）

乳母日碳水化合物需要量：2 100×60%÷4=315（g）。

（三）计算日主食需要量

三餐（早餐、午餐、晚餐）能量按30%、40%、30%的比例分配。

早餐：黑米燕麦粥（占早餐主食的20%）、荠菜鸡蛋包子（占早餐主食的80%）。

黑米需要量：315×30%×10%÷68.3%≈14（g）。

燕麦需要量：315×30%×10%÷61.6%≈15（g）。

面粉需要量：315×30%×80%÷71.5%≈106（g）。

午餐：米饭。

粳米需要量：315×40%÷76.8%≈164（g）。

晚餐：馒头。

馒头需要量：315×30%÷43.2%≈219（g）。

（四）计算日副食需要量

日副食蛋白质需要量=总蛋白质-主食中的蛋白质

=80－（14×9.4%+15×15%+106×11.2%+164×7.7%+219×7.8%）

≈36（g）

动物性原料蛋白质需要量与植物原料蛋白质需要量设为28g和8g。

鸡蛋40g产生蛋白质：40×88%（可食部分）×12.8%≈4.5（g）。

400mL牛奶产生蛋白质：400×3%=12（g）。

动物性原料剩余蛋白质：28-4.5-12=11.5（g）。

动物性原料选择海虾和猪心，分别提供6g和5.5g蛋白质。

海虾需要量：6÷16.8%÷51%≈70（g）。

猪心需要量：5.5÷16.6%÷97%≈34（g）。

植物性原料选择北豆腐。

北豆腐需要量：8÷12.2%≈66（g）。

（五）列出日带量膳食食谱并进行营养分析与评价

乳母日带量膳食食谱见表6-20，营养分析见表6-21。

表6-20　乳母日带量膳食食谱

餐次	食物用量
早餐	黑米燕麦粥（黑米14g、燕麦15g）、荠菜鸡蛋包子（面粉106g、荠菜100g、鸡蛋40g、植物油5mL）
加餐	牛奶400mL
午餐	米饭（粳米164g）、冬瓜猪心汤（冬瓜100g、猪心34g）、蚝油生菜（生菜200g、植物油10mL）
加餐	橙子150g、杏仁10g
晚餐	馒头219g、菠菜豆腐汤（菠菜100g、北豆腐66g）、油焖大虾（海虾70g、植物油15mL）

表6-21　营养分析

营养素	实际值	参考值
能量/kJ（kcal）	10 222（2 362）	9 623（2 300）
蛋白质/g	88.6	80
脂肪/g	65.6	58.3
碳水化合物/g	354.3	315

从日带量膳食食谱设计与营养分析可以看出，食物选择种类较多，营养素种类齐全。三餐两点食物搭配合理，烹调方法运用得当。早餐保证了优质蛋白质供应，食盐日用量不超过5g。饮食要注意粗细搭配，全谷物的占比要适当增多，此外，乳母要注意含钙食品的摄入，除了奶制品以外，还应注意豆制品、深绿色蔬菜的摄入。

知识链接

孕期的膳食要点

孕妇应注意补充叶酸，常吃含铁丰富的食物，选用碘盐。

孕吐严重者，可少量多餐，保证摄入含碳水化合物的食物。

孕妇孕中晚期适量增加奶、鱼、禽、蛋、瘦肉的摄入。

课堂导入 6-4

成人要做到平衡膳食

人体必需的营养素有 40 余种，这些营养素需要从食物中获得。人类需要的基本食物一般可分为谷薯类、蔬菜类、水果类、畜禽肉、水产品、蛋类、大豆及坚果类和油、盐，不同食物中的营养素及有益膳食成分的种类和含量不同。只有多种食物组成的膳食才能满足人体对能量和各种营养素的需要。因此，食物多样化，是平衡膳食的必要条件。

问题：如何给一般人群（成人）进行平衡膳食设计？

任务四　一般人群（成人）膳食食谱设计

人群中，不同的性别、年龄、体型、活动状态和生活状态，都会使其对营养元素的需求存在差异；同一性别、年龄和状态的不同个体之间，也会存在差异。成人阶段一般是指 18～65 岁，此时机体比其他年龄组要稳定得多，但是孕妇、乳母的营养需求要特殊对待。

一般人群（成人）膳食食谱设计

一、成人的营养目标与食物选择

（一）能量

成人的能量代谢与基础代谢、食物热效应和劳动强度有关。能量供给允许在±10%以内浮动。

表 6-22 为成人能量参考摄入量。

表 6-22　成人能量参考摄入量

年龄/岁	能量 RNI/kJ（kcal）					
	男性			女性		
	轻体力活动	中体力活动	重体力活动	轻体力活动	中体力活动	重体力活动
18～49	9 414（2 250）	10 878（2 600）	13 389（3 200）	7 531（1 800）	8 786（2 100）	10 042（2 400）
50～64	8 786（2 100）	10 251（2 450）	12 552（3 000）	7 322（1 750）	8 577（2 050）	9 832（2 350）

（二）供能营养素

以植物性食物和谷类为主，高膳食纤维、低脂肪的饮食是中国传统膳食模式的特点。随着我国经济社会的发展和卫生服务水平的不断提高，居民人均预期寿命逐年增长，健康状况和营养水平不断改善，膳食结构和状况有了较大的改变。近年来，城乡居民谷类食物提供的能量减少，动物性食物和纯能量食物提供能量的比例增加。

蛋白质是人体生长发育的基础，根据人体研究结果，成人按每千克体重 1g/d 蛋白质作为膳食推荐摄入量计算依据。一般而言，动物性蛋白质的营养优于植物性蛋白质。动物性蛋白质和大豆蛋白质应占膳食蛋白质总量的 30%～50%。根据《中国居民膳食营养素参考摄入量（2023 版）》建议，成人蛋白质参考摄入量为男性 65g，女性 55g。

脂肪是成人能量的重要来源，脂肪在能量供给中所占的比例为 20%～30%，减少摄入含饱和脂肪酸和反式脂肪酸高的食物。用富含单不饱和脂肪酸和多不饱和脂肪酸的油类替代饱和脂肪酸油脂。

碳水化合物是我国居民的主要能量来源，谷类为主是指谷薯类食物所提供的能量占膳食总能量的一半以上，也是中国人平衡膳食模式的重要特征。谷类食物含有丰富的碳水化合物，是提供人体所需能量的最经济和最重要的食物来源，也是提供 B 族维生素、矿物质、膳食纤维和蛋白质的重要食物来源，在维持人体健康方面发挥着重要作用。坚持以谷类为主，特别是增加全谷物摄入，有利于降低Ⅱ型糖尿病、心血管疾病、结直肠癌等与膳食相关的慢性病的发病风险，以及减少体重增加的风险。一般成年人建议日摄入谷薯类 250～400g，其中全谷物和杂豆类 50～150g，薯类 50～100g，碳水化合物供能占总能量的 50%～65%。

（三）维生素与矿物质

成人一般不会有明显的矿物质缺乏，只有铁的膳食摄入量女性较男性高，主要是由于成年女性在月经周期铁会有损失。

根据《中国居民膳食营养素参考摄入量（2023 版）》建议，成人维生素和矿物质参考摄入量分别见表 6-23 和表 6-24。

表 6-23　成人维生素参考摄入量

年龄/岁	维生素 A/(μgRAE/d)		维生素 D/(μg/d)	维生素 E/(mga-TE/d)	维生素 C/(mg/d)	维生素 B_1/(mg/d)		维生素 B_2/(mg/d)	
	RNI		RNI	AI	RNI	RNI		RNI	
	男性	女性				男性	女性	男性	女性
18～	770	660	10	14	100	1.4	1.2	1.4	1.2
30～	770	660	10	14	100	1.4	1.2	1.4	1.2
50～	750	660	10		100	1.4	1.2	1.4	1.2
65～	730	640	15	14	100	1.4	1.2	1.4	1.2

表 6-24 成人矿物质参考摄入量

<table>
<tr><th rowspan="3">年龄/岁</th><th>钙/（mg/d）</th><th>钾/（mg/d）</th><th>镁/（μg/d）</th><th colspan="2">铁/（mg/d）</th><th colspan="2">锌/（mg/d）</th><th>碘/（mg/d）</th></tr>
<tr><th rowspan="2">RNI</th><th rowspan="2">AI</th><th rowspan="2">RNI</th><th colspan="2">RNI</th><th colspan="2" rowspan="2">RNI</th><th rowspan="2">RNI</th></tr>
<tr><th>男性</th><th>女性</th></tr>
<tr><td>18～</td><td>800</td><td>2000</td><td>320</td><td>12</td><td>18</td><td colspan="2">7.0</td><td>90</td></tr>
<tr><td>30～</td><td>800</td><td>2000</td><td>320</td><td>12</td><td>18</td><td colspan="2">7.0</td><td>90</td></tr>
<tr><td>50～</td><td>800</td><td>2000</td><td>320</td><td>12</td><td>10①
18①</td><td>8.5</td><td>7.5</td><td>110</td></tr>
<tr><td>65～</td><td>800</td><td>2000</td><td>310</td><td>12</td><td>18</td><td>11.5</td><td>8.0</td><td>120</td></tr>
</table>

① 月经。

（四）餐次与比例

成人餐次采用一日三餐制。早餐占总能量的30%，午餐占总能量的40%，晚餐占总能量的30%。

（五）食物的选择与烹调

食物原料要新鲜，避免刺激性强和油腻的食物。食物以谷类为主，辅以奶类、蛋类、鱼类、禽类、肉类、蔬果类。多食用含铁与维生素C的食物，预防缺铁性贫血。经常更换烹调方法，做到膳食多样化，从而发挥出各种食物在营养上的互补作用，使营养全面均衡。烹调方法上多采用炒、炖、焖、煨、烧、煮、蒸等，少用煎、炸的方法。

二、青少年营养配餐的设计与评价

某男士，年龄20周岁，体重正常，身体健康，轻体力劳动，请为其编制日带量膳食食谱并进行营养分析与评价。

（一）确定日能量需要量

根据表6-22可确定该20岁男士日能量需要量为9 414kJ（2 250kcal）。

（二）计算三大供能营养素需要量

20岁男士日蛋白质需要量为65g。

蛋白质供能比=[蛋白质摄入量×4]/总能量×100%

=65×4÷2 250×100%

≈12%

20岁男士脂肪供能比占总能量的20%～30%。

碳水化合物供能比=1-12%-30%=58%。

碳水化合物供能比=1-12%-20%=68%。

碳水化合物供能比为58%～68%。

为了方便数据的计算，脂肪供能比确定为28%，碳水化合物供能比确定为60%。

脂肪需要量（g）=总能量（kcal）×28%÷9（kcal/g）

20 岁男士日脂肪需要量：2250×28%÷9=70（g）。

碳水化合物需要量（g）=总能量（kcal）×60%÷4（kcal/g）

20 岁男士日碳水化合物需要量：2 250×60%÷4≈338（g）。

（三）计算日主食需要量

三餐（早餐、午餐、晚餐）能量按 30%、40%、30%的比例分配。
早餐：面包、红薯。
红薯设为 100g。
面包需要量：（338×30%）÷58.1%–100≈75（g）。
午餐：粳米饭。
粳米需要量：（338×40%）÷76.8%–20≈156（g）。
晚餐：黑米馒头。
黑米设为 40g。
小麦粉需要量：（338×30%）÷74.6%–40≈96（g）。

（四）计算日副食需要量

日副食蛋白质需要量=总蛋白质-主食中的蛋白质
=65-（100×1.1%+75×8.3%+156×7.7%+40×9.4%+96×10.3%）
≈32（g）

动物性原料蛋白质需要量为 24g；植物性原料蛋白质需要量为 8g。
250mL 牛奶产生蛋白质：250×3%=7.5（g）。
鸡蛋 40g 产生蛋白质：40×88%（可食部分）×12.8%≈4.5（g）。
动物性原料剩余蛋白质：24–7.5–4.5=12（g）。
动物性原料选择带鱼、猪瘦肉。
带鱼需要量：12×50%÷17.7%÷76%（可食部分）≈45（g）。
猪瘦肉需要量：12×50%÷20.3%≈30（g）。
植物性原料选择北豆腐。
北豆腐需要量：8÷12.2%≈66（g）。

（五）列出日带量膳食食谱并进行营养分析与评价

20 岁男士日带量膳食食谱见表 6-25，营养分析见表 6-26。

表 6-25　20 岁男士日带量膳食食谱

餐次	食物用量
早餐	面包 75g、红薯 100g、鸡蛋 40g、凉拌海带丝（海带 150g）、植物油 5mL
加餐	牛奶 250mL、山核桃 10g
午餐	米饭（粳米 156g）、红烧带鱼（带鱼 45g、葱花 10g）、家常豆腐（北豆腐 66g、青椒 20g、红椒 20g、干木耳 2g）、香菇炒油菜（干香菇 7g、油菜 150g）、植物油 15mL
晚餐	黑米馒头（小麦粉 96g、黑米 40g）、烧茄子（茄子 100g）、芹菜肉丝（猪瘦肉 30g、芹菜 75g）、植物油 10mL

表 6-26 营养分析

营养素	实际值	参考值
能量/kJ（kcal）	9 084（2 171）	9 414（2 250）
蛋白质/g	65	65
脂肪/g	67.5	70
碳水化合物/g	325.7	338

从日带量膳食食谱设计与营养分析可以看出，膳食能量充足，食物选择种类较多，营养素种类齐全，以肉蛋奶为优质蛋白质主要来源，早餐保证了优质蛋白质供应，蔬菜全天供应 500g，食盐日用量不超过 5g，油脂日用量不超过 30mL，脂肪总量符合要求。

知识链接

成年人吃动两平衡

各年龄段人群都应天天运动、保持健康体重。

食不过量，控制总能量摄入，保持能量平衡。

坚持日常身体活动，每周至少进行 5d 中等强度身体活动，累计 150min 以上；主动身体活动最好每天 6 000 步。

减少久坐时间，每小时起来动一动。

课堂导入 6-5

老年人不爱吃饭怎么办

随着年龄的增长，老年人开始出现牙齿缺损、咀嚼和消化吸收能力下降；视觉和听觉及味觉等感官反应迟钝，常常无法反映身体对食物、水的真实需求。另外，老年人身体活动能力减弱，对能量、营养素的需求发生改变，既容易发生营养不良、贫血、肌肉衰减、骨质疏松等与营养缺乏和代谢相关的疾病，又容易发生心血管疾病、糖尿病、高血压等慢性病。很多老年人多病共存，长期服用多种药物，很容易造成食欲不振，影响营养素吸收，加重营养失衡状况。

问题：老年人不爱吃饭，如何保证一天营养元素的摄入？

任务五 老年人膳食食谱设计

老年人膳食食谱设计

我国将 60 岁及以上人群定义为老年人，按照我国第七次人口普查的结果，60 岁及以上人口为 26 402 万人，占 18.70%（其中，65 岁及以上人口为 19 064 万人，占 13.50%）。与 2010 年相比，人口的比重上升 5.44%，人口老龄化程度进一步加深。膳食营养是保证老年人健康的基石，与老年人生活质量、家庭、社会经济、医疗负担都有密切关系，对实现成功老龄化、促进社会稳定、和谐发展也有着重要影响。

由于年龄增加，老年人器官功能出现不同程度的衰退，如消化吸收能力下降、心脑功能衰退、视觉和听觉及味觉等感官反应迟钝、肌肉萎缩、瘦体组织量减少等。这些变化可明显影响老年人摄取、消化、吸收食物的能力，使老年人容易出现营养不良、贫血、骨质疏松、体重异常和肌肉衰减等问题，也极大地增加了慢性疾病发生的风险。因此，老年人在膳食及运动方面更需要特别关注。

一、老年人的营养目标与食物选择

（一）能量

中国营养学会按65～75周岁、75周岁以上对老年人分为两种推荐量。活动水平上又分为轻体力与中体力活动两大类。对于老年人个体而言，生活模式和生活质量不同，对能量的需要又有较大的差异。根据《中国居民膳食营养素参考摄入量（2023版）》建议，老年人能量参考摄入量见表6-27。

表6-27 老年人能量参考摄入量

年龄/岁	能量参考摄入量/（MJ/d）					
	轻体力活动		中体力活动		重体力活动	
	男性	女性	男性	女性	男性	女性
65～	7.95（1 900）	6.49（1 550）	9.62（2 300）	7.74（1 850）	—	—
75～	7.53（1 800）	6.28（1 500）	9.20（2 200）	7.32（1 750）	—	—

注：表中括号内数据的单位为kcal/d。

（二）供能营养素

老年人体内代谢以分解代谢为主，需要质量较高的蛋白质来满足身体需要。根据《中国居民膳食营养素参考摄入量（2023版）》建议，老年人蛋白质参考摄入量为男性65g/d，女性 55g/d。为保证老年人摄取足够多的蛋白质主要应做到以下几点：首先，摄入足够的肉、鱼、虾、禽肉、猪牛羊肉等动物性食物，这些食物都含有消化吸收率高的优质蛋白质以及多种微量营养素，对维持老年人肌肉合成十分重要。其次，天天饮奶，牛奶中的乳清蛋白对促进肌肉合成、预防肌肉衰减很有益处。同时牛奶中钙的吸收利用率也很高。建议老年人多喝低脂奶及其制品。乳糖不耐受的老年人可以考虑饮用低乳糖奶或食用酸奶或舒化奶。最后，老年人每天应该进食一次大豆及其豆制品，增加蛋白质摄入量。

老年人体内脂肪组织随着年龄的增长而增加，脂肪过多对心血管和肝脏及消化器官都十分不利，但过多限制也会影响脂溶性维生素的吸收，从而影响健康。根据《中国居民膳食营养素参考摄入量（2023版）》建议，老年人脂类供能比为20%～30%。中国营养学会建议胆固醇摄入量小于300mg/d。

老年人对碳水化合物利用率较低，摄入过多易引起高脂血症和高胆固醇等疾病，也容易引起心肌缺血；摄入过少会使人体组织蛋白质分解。老年人碳水化合物供能占总能量的50%～70%为宜。

（三）维生素与矿物质

老年人由于体内代谢和免疫功能降低，需要充足的维生素以促进代谢、延缓衰老及增强抵抗力。根据《中国居民膳食营养素参考摄入量（2023 版）》建议，老年人维生素参考摄入量见表 6-28。

表 6-28　老年人维生素参考摄入量

年龄/岁	维生素 A/（μg RAE/d）		维生素 D/（μg/d）	维生素 E/（mga-TE/d）	维生素 C/（mg/d）	维生素 B_1/（mg/d）		维生素 B_2/（mg/d）	
	RNI		RNI	AI	RNI	RNI		RNI	
	男性	女性				男性	女性	男性	女性
65～	730	640	15	14	100	1.4	1.2	1.4	1.2
75～	710	600	15	14	100	1.4	1.2	1.4	1.2

老年人所需矿物质容易缺乏的主要有钙、铁等。因此老年人贫血比较常见，所以要积极采取措施预防老年人贫血，帮助老年人积极进食，如增加主食和各种副食品的摄入，保证蛋白质、铁、维生素 B_{12}、叶酸和维生素 C 的供给，提供人体造血的必需原料。一般来说，合理的膳食结构，应注意适量增加瘦肉、禽、鱼、动物的肝脏、血等摄入。此外，水果和绿叶蔬菜可提供丰富维生素 C 和叶酸，可促进铁吸收和红细胞合成，老年人应该增加这些植物性食物的摄入。浓茶、咖啡会干扰食物中铁的吸收，所以在饭前一小时应少喝这些饮料。

根据《中国居民膳食营养素参考摄入量（2023 版）》建议，老年人矿物质参考摄入量见表 6-29。

表 6-29　老年人矿物质参考摄入量

年龄/岁	钙/（mg/d）	钾/（mg/d）	镁/（μg/d）	铁/（mg/d）		锌/（mg/d）		碘/（mg/d）
	RNI	AI	RNI	RNI		RNI		RNI
				男性	女性			
65～	800	2 000	310	12	10	12.0	8.6	120
75～	800	2 000	300	12	10	12.0	8.5	120

（四）餐次与比例

对于高龄老年人和身体虚弱，以及体重出现明显下降的老年人，正餐摄入量可能有限，应特别要注意增加餐次，常换花样，保证充足的食物摄入。进餐次数可采用三餐两点制或三餐三点制。每次正餐占全天总能量 20%～25%，每次加餐的能量占 5%～10%。用餐时间应相对固定。

（五）食物的选择与烹调

考虑到不少老年人牙齿缺损，消化液分泌和胃肠蠕动减弱，容易出现食欲下降和早饱现象，造成食物摄入不足和营养缺乏，因此老年人膳食更应注意合理设计、精准营养。食物制作要细软，并做到少量多餐。对于有吞咽障碍的高龄老人，可选择软食，进食中要细嚼慢咽，预防呛咳和误吸；在烹饪时将食物切小切碎，或延长烹调时间；肉类食物可切成肉丝或肉片后烹饪，也可剁碎成肉糜制作成肉丸食用；鱼虾类可做成鱼片、鱼丸、鱼羹、虾丸等；坚果、杂粮等坚硬食物可碾碎成粉末或细小颗粒食用，如芝麻粉、核桃粉、玉米粉等；质地较硬的水果或蔬菜可粉碎榨汁食用；多采用炖、煮、蒸、烩、焖、烧等烹调方法，少煎炸和熏烤等。

高龄和咀嚼能力严重下降的老年人，饭菜应煮软烧烂，如软饭、稠粥、细软的面食等；对于有咀嚼吞咽障碍的老年人可选择软食、半流质或糊状食物。

二、老年人营养配餐的设计与评价

75 岁女性老年人，轻体力活动，体重正常，身体健康，请为其编制日带量膳食食谱并进行营养分析与评价。

（一）确定日能量需要量

根据表 6-27 可确定 75 岁女性老年人日能量需要量为 6.28MJ（1 500kcal）。

（二）计算三大供能营养素需要量

75 岁女性老年人日蛋白质需要量为 62g。

蛋白质供能比（%）=[蛋白质摄入量（g）×4（kcal/g）]/总能量（kcal）×100%

=62×4÷1 500×100%

≈17%

脂肪供能比占总能量的 20%～30%。

碳水化合物供能比=1-17%-20%=63%。

碳水化合物供能比=1-17%-30%=53%。

碳水化合物供能比为 53%～63%。

为了方便数据的计算，脂肪供能比确定为 25%，碳水化合物供能比确定为 60%。

脂肪需要量（g）=总能量（kcal）×25%÷9（kcal/g）

75 岁女性老年人日脂肪需要量：1 500×26%÷9≈43（g）。

碳水化合物需要量（g）=总能量（kcal）×60%÷4（kcal/g）

75 岁女性老年人日碳水化合物需要量：1 500×60%÷4=225（g）。

（三）计算日主食需要量

三餐（早餐、午餐、晚餐）能量按 30%、40%、30%的比例分配。

早餐：香菇瘦肉粥（占早餐主食的 30%）、馒头（占早餐主食的 70%）。

粳米需要量：225×30%×30%÷76.8%≈26（g）。

馒头需要量：225×30%×70%÷48.3%≈98（g）。

午餐：大米小米软饭。

粳米需要量：225×40%×50%÷76.8%≈59（g）。
小米需要量：225×40%×50%÷73.5%≈61（g）。
晚餐：花卷。
花卷需要量：225×30%÷45.6%≈148（g）。

（四）计算日副食需要量

日副食蛋白质需要量=总蛋白质-主食中的蛋白质
=62 -（26×7.3%+98×7.8%+59×7.3%+61×9%+148×6.4%）
≈33（g）

动物性原料蛋白质和植物性原料蛋白质比例为4∶1。
250mL 牛奶产生蛋白质：250×3%=7.5（g）。
动物性原料剩余蛋白质：33×80%-7.5≈19（g）。
动物性原料选择鸡蛋、猪瘦肉，分别占20%、80%蛋白质比例。
鸡蛋需要量：19×20%÷11.6%≈33（g）。
猪瘦肉需要量：19×80%÷20.3%≈75（g）。
植物性原料蛋白质需要量：33×1÷5=6.6（g）。
植物性原料选择豆浆。
豆浆需要量：6.6÷1.8%≈367（mL）。

（五）列出日带量膳食食谱并进行营养分析与评价

75 岁女性老年人日带量膳食食谱见表6-30，营养分析见表6-31。

表6-30 75 岁女性老年人日带量膳食食谱

餐次	食物及用量
早餐	香菇瘦肉粥（干香菇 2g、猪瘦肉 17g、粳米 26g）、馒头 98g
加餐	牛奶 250mL
午餐	大米小米软饭（粳米 59g、小米 61g）、青椒肉丝（猪瘦肉 58g、青椒 100g、干黑木耳 10g）、凉拌黄瓜（黄瓜 100g）、植物油 15mL
加餐	草莓 100g
晚餐	豆浆 367mL、花卷 148g、素炒油麦菜（油麦菜 75g）、鸡蛋羹（鸡蛋 33g、葱花 10g）、植物油 10mL

表6-31 营养分析

营养素	实际值	参考值
能量/kJ（kcal）	7 468（1 785）	6 280（1 500）
蛋白质/g	67	62
脂肪/g	50	43
碳水化合物/g	267.8	225

从日带量膳食食谱设计与营养分析可以看出，膳食能量充足，食物选择种类较多，营养素种类齐全，老年人要保证蛋白质的摄入，以肉蛋奶为优质蛋白质主要来源。老人

由于生理原因，可能会出现类似铁、钙和维生素 D、维生素 A 等营养缺乏的状况，这样一些人群，可以在专业人士的帮助下选择适合自己的营养强化食品。

知识链接

老年人膳食营养的目标

老年人咀嚼吞咽能力和消化功能减退，食物摄入量减少，营养风险增加，应少量多餐、食物细软，有助于增加食物摄入和消化。

主动足量饮水有助于减缓老年人隐性缺水和维持健康。

老年人体重过低和肥胖都可能增加死亡的风险，合理营养、增加抗阻运动是减缓老年肌肉衰减的主要措施。

课堂导入 6-6

素食是不是就等于长寿

世界卫生组织曾说“红肉致癌”，于是很多人认为素食才是健康的生活方式，肉应该少吃，甚至不吃。但事实上，不科学的素食并不利于健康，甚至可能致癌。素食存在误区，对于全素食者而言，如果只吃黄瓜、冬瓜、南瓜、苦瓜等少数几种“减肥菜”，会很难获得足够的营养物质。

问题：素食人群只吃植物性食物，是不是就不能摄取足够的蛋白质？青少年能不能推荐吃全素膳食？

任务六　素食人群膳食食谱设计

素食人群膳食食谱设计

一、素食人群的营养目标与食物选择

素食人群是指不食肉、家禽、海鲜等动物性食物的人群。按照所戒食物种类的不同，可分为全素、蛋素、奶素、蛋奶素人群等。完全戒食动物性食物及其产品的为全素人群；不戒食蛋奶类及其相关产品的为蛋奶素人群。

素食是一种饮食习惯或饮食文化，实践这种饮食文化的人称为素食主义者。目前我国素食人群的数量约为 5 000 万人。为了满足营养的需要，素食人群需要进行膳食食谱设计。如果膳食组成不合理，将会增加蛋白质、维生素 B_{12}、n-3 多不饱和脂肪酸、铁、锌等营养素缺乏的风险。因此，对素食人群的膳食提出科学指导是很有必要的。

全素和蛋奶素人群膳食应以谷类为主，食物多样化；每天摄入的食物种类至少为 12 种，而每周至少为 25 种。谷类食物是素食者膳食能量的主要来源，谷类可提供碳水化合物、B 族维生素、矿物质和膳食纤维等；全谷物保留了天然谷物的全部成分，营养素含量更为丰富，因此应适当增加谷类食物摄入，特别是全谷物的摄入。大豆是素食者的重要食物，大豆含有丰富的优质蛋白质、不饱和脂肪酸、B 族维生素等，发酵豆制品中含有一定量的维生素 B_{12}，因此素食者应比一般人群增加大豆及其制品的摄入量，并适当选用发酵豆制品。坚果中富含蛋白质、不饱和脂肪酸、维生素 E、B 族维生素、钙、铁等；蔬菜水果和菌菇类含有丰富的维生素和矿物质，藻类中含较多的二十碳和二十二碳 n-3 多不饱和脂肪酸。因此素食者应摄取充足的蔬果、坚果、海藻和菌菇类食物。食用油中的主要成分为脂肪，可为人体提供必需脂肪酸。推荐素食人群使用大豆油和（或）菜籽油烹饪，用亚麻籽油和（或）紫苏油拌凉菜。合理搭配膳食，避免因缺少动物性食物而引起蛋白质、维生素 B_{12}、n-3 多不饱和脂肪酸、铁、锌等营养素缺乏的风险。素食者需要补充维生素 B_{12}，因为植物性食物当中不含有这种维生素，即便是发酵食品，生物利用率也较低。同时，素食者还需要大量摄入豆类食品和坚果，在菜肴中摄入足够的豆制品，在主食中应食用豆类，以提高蛋白质和钙、铁、锌等矿物质的摄入量。在蔬菜摄入方面，需要供应更大比例的绿叶蔬菜。

二、素食人群营养配餐的设计与评价

某女士，年龄 28 岁，饮食习惯为全素，体重正常，身体健康，请根据素食人群膳食宝塔为其编制日带量膳食食谱并进行营养分析与评价。素食人群各类食物每天建议摄入量见表 6-32。

表 6-32　素食人群各类食物每天建议摄入量（单位：g/d）

食物	全素人群	蛋奶素人群
谷类	200～400	225～350
全谷物	120～200	100～150
薯类	50～125	50～125
蔬菜	300～500	300～500
菌藻类	5～10	5～10
水果	200～350	200～350
大豆及其制品	50～80	25～60
发酵豆制品	5～10	—
坚果	20～30	15～25
食用油	20～30	20～30
奶	—	300
蛋	—	40～50
食盐	5	5

（一）确定日主食用量及设计

根据中国居民平衡膳食宝塔（2022），谷薯类食品富含碳水化合物，故在制作食谱时一起考虑。日主食共使用谷物 300g、薯类 75g。三餐安排比例按照供能比为 30%、40% 和 30%。

早餐：全麦面粉 80g，富强粉 20g。

午餐：大米 100g、小米 50g（按食物交换表，50g 大米相当于 50g 小米）。

晚餐：玉米面 50g（按食物交换表，50g 大米相当于 50g 玉米面）、薯类 75g，具体为土豆 75g，折合成市品质量为 80g。

（二）日蔬菜、水果、薯类用量及设计

全天共食用蔬菜 405g，其中菌藻类 5g；食用水果 280g。三餐比例按照 30%、40% 和 30%进行分配，为方便计算，早餐 105g（包括 5g 菌藻类）、午餐 200g、晚餐 100g。水果作为加餐进行分配。

早餐：提供蔬菜 100g，具体为黄瓜 100g、菌藻类 5g，具体为木耳 5g，均为可食部质量，折合成市品质量分别为黄瓜 109g、木耳 50g（水发）。

午餐：提供蔬菜 200g，具体为荷兰豆 100g、菠菜 100g，均为可食部质量，折合成市品质量分别为荷兰豆 114g、菠菜 113g。

晚餐：提供蔬菜 100g，具体为青椒 20g、茄子 80g，均为可食部质量，折合成市品质量分别为青椒 24g、茄子 86g。

加餐两次：苹果 200g、草莓 100g，均为可食部质量，折合成市品质量分别为苹果 263g、草莓 103g。

（三）日大豆类用量及设计

大豆及其制品 75g，其中发酵豆制品 5g。

早餐：豆腐丝 44g，20g 大豆对应的豆制品豆腐丝 44g。

午餐：豆腐 106g，30g 大豆对应的豆制品豆腐 106g；腐乳 5g。

晚餐：黄豆粉、豆浆，10g 大豆对应的豆制品黄豆粉 10g，10g 大豆对应的豆制品豆浆 249g。

（四）日烹调油用量及设计

早餐：一份凉拌菜，共用油 5g。

午餐：两份炒菜、一份凉拌菜，共用油 15g。

晚餐：一份炒菜，共用油 8g。

一共用油 28g。

（五）列出日带量膳食食谱并进行营养分析与评价

28 岁素食女士日带量膳食食谱见表 6-33，营养分析见表 6-34。

表 6-33　28 岁素食女士日带量膳食食谱

餐次	食物及用量
早餐	全麦馒头（全麦面粉 80g、富强粉 20g）、凉拌三丝（黄瓜 109g、木耳 50g、豆腐丝 44g、亚麻籽油 5g）
加餐	苹果 263g
午餐	大米小米饭（大米 100g、小米 50g）、蒜蓉荷兰豆（大蒜 5g、荷兰豆 114g、菜籽油 6g）、凉拌菠菜（腐乳 5g、菠菜 113g、亚麻籽油 2g）、香煎豆腐（豆腐 106g、大葱 10g、菜籽油 7g）
加餐	草莓 103g、杏仁（大）20g
晚餐	窝窝头（玉米面 50g、黄豆粉 10g、葡萄干 10g）、地三鲜（青椒 24g、茄子 86g、土豆 80g、菜籽油 8g）、豆浆 249g

表 6-34　营养分析

营养素	实际值	参考值
能量/kJ（kcal）	8 065（1 925）	7 531（1 800）
蛋白质/g	57.2	55
脂肪/g	51.7	40～60
碳水化合物/g	307.5	225～292.5

注：表中参考值根据成年女士轻体力活动劳动者的宏观营养素推荐量所得，脂肪推荐量按照供能比为 20%～30%计算所得，碳水化合物按 50%～65%推算所得。

从日带量膳食食谱设计与营养分析可以看出，膳食能量充足，食物选择种类较多，营养素种类齐全。素食人群不摄入肉类，植物性食物中虽然也有富含铁元素的食材，但蔬菜中铁的吸收率远低于肉类，所以长期只吃素食有发生缺铁性贫血的风险。维生素 B_{12} 在发酵食品和菌类中也存在，但这些食物中维生素 B_{12} 的利用率较低，不足以满足人体所需，所以建议适当的额外补充维生素 B_{12} 增补剂。

知识链接

素食人群的膳食要点

素食人群的膳食以谷类为主，食物多样；可适量增加全谷物；增加大豆及其制品的摄入，每天保证摄入 50～80g；选用发酵豆制品；常吃坚果、海藻和菌菇；蔬菜、水果摄入应充足；合理选择烹调用油。

不主张婴幼儿、儿童、孕妇选择全素膳食。

思考训练题

一、选择题

1．针对学龄前儿童的膳食，烹调方法多采用（　　）。

A．炸　　B．蒸　　C．炖　　D．煮

2．2～3 岁学龄前儿童日奶制品推荐摄入量是（　　）mL。

A．200　　B．300　　C．300　　D．500

3．7～10 岁学龄儿童日钙的适宜摄入量为（　　）mg。

A．600　　B．900　　C．800　　D．1 000

4．轻体力活动孕早期孕妇日能量参考摄入量为（　　）kcal。

A．2 250　　B．2 100　　C．1 800　　D．2 300

5．17 岁青少年日铁的适宜摄入量为（　　）mg。

A．16～18　　B．25～30　　C．16～20　　D．20～25

6．为保证乳母的营养，一般餐次不少于（　　）餐。

A．4　　B．5　　C．3　　D．2

7．老年人应适当多摄入的食物包括（　　）。

A．油炸食物　B．熟肉　C．点心　D．浓肉汤

8．幼儿园儿童的食物烹调口味为（　　）。

A．辛辣　B．香甜　C．清淡　D．咸香

9．素食人群优质蛋白质主要来源于（　　）。

A．主食　B．蔬菜　C．坚果　D．豆制品

10．成人男性日盐的摄入量不超过（　　）g。

A．6　B．7　C．8　D．9

二、填空题

1．学龄前儿童的烹调油可选用含有__________的大豆油、低芥酸菜籽油或脂肪酸比例适宜的调和油。动物性原料可选择富含____________的水产品。

2．学龄前儿童亚油酸供能不应低于总量的______，亚麻酸供能不低于总能量的_____。

3．学龄儿童碳水化合物供能占总能量的______________________为宜。学龄儿童蛋白质供能占总能量的_____。

4．保证铁的供应，特别是学龄期女孩，每日应供应红肉___________g。

5．孕妇孕程分为____、____、____3 个时期。

6．乳母膳食中碳水化合物摄入量建议占总能量比例的_____为宜。

7．老年人日蛋白质参考摄入量为男性_____g，女性_____g。

8．一般成年人建议日摄入谷薯类_______g，其中全谷物和杂豆______g，薯类 50～100g，碳水化合物供能占总能量的 50%～65%。

9．素食人群是指以不食肉、家禽、海鲜等动物性食物为饮食方式的人群。按照所戒食物种类不同，可分为________、________、________、________人群等。

10．素食人群如果膳食组成不合理，将会增加蛋白质、________、n-3 多不饱和脂肪酸、_______、锌等营养素缺乏的风险。

三、简答题

1．一个年龄为 17 岁的女生，处于青春发育期，身高 160cm，体重 68kg，正常学习生活，无特殊锻炼，不做家务。请针对这个女生设计一个日带量膳食食谱，并进行营养分析。

2．用中国居民平衡膳食宝塔（2022）和《中国食物成分表》，为本班同学设计一份全日膳食食谱。

参 考 文 献

蔡智军，2020．食品营养与配餐[M]．2版．北京：化学工业出版社．

范志红，2022．食物营养与配餐[M]．2版．北京：中国农业大学出版社．

孙长颢，2017．营养与食品卫生学[M]．8版．北京：人民卫生出版社．

孙远明，2010．食品营养学[M]．2版．北京：中国农业大学出版社．

汪东风，徐莹，2024．食品化学[M]．4版．北京：化学工业出版社．

王其梅，王瑞，2024．营养配餐设计与评价[M]．3版．北京：中国轻工业出版社．

夏文水，2014．食品工艺学[M]．北京：中国轻工业出版社．

谢笔钧，2018．食品化学[M]．3版．北京：科学出版社．

杨月欣，2019．中国食物成分表：标准版　第二册[M]．6版．北京：北京大学医学出版社．

杨月欣，葛可佑，2019．中国营养科学全书（上册）[M]．2版．北京：人民卫生出版社．

张忠，李凤林，余蕾，2017．食品营养学[M]．北京：中国纺织出版社．

郑琳，2021．食品营养与健康[M]．北京：科学出版社．

中国就业培训技术指导中心，2012．公共营养师（国家职业资格三级）[M]．2版．北京：中国劳动社会保障出版社．

中国就业培训技术指导中心，2012．公共营养师基础知识[M]．2版．北京：中国劳动社会保障出版社．

中国营养学会，2020．2018～2019营养学学科发展报告[M]．北京：中国科学技术出版社．

中国营养学会，2022．中国居民膳食指南（2022）[M]．北京：人民卫生出版社．

中国营养学会，2023．中国居民膳食营养素参考摄入量（2023版）[M]．北京：人民卫生出版社．

朱圣庚，徐长法，2017．生物化学（上册）[M]．4版．北京：高等教育出版社．